Es ist kurz vor Mittagszeit, und ich stehe hinter dem Tresen der Apotheke. Das Studium habe ich kürzlich beendet. Im Moment bin ich alleine, was mich … nicht mehr ganz so beunruhigt wie noch vor kurzem. Als ich gerade die auf Rezept bestellten Medikamente kontrolliere, kommt eine Frau um die 50 herein. Sie schaut sich suchend um, bevor sie sich schließlich an mich wendet.

Kundin: «Sind Sie die Apothekerin?»

Pharmama: «Ja, bin ich.»

Kundin: «Aber … Sie sehen so jung aus.»

Pharmama: «Danke für das Kompliment, kann ich Ihnen irgendwie helfen?»

Kundin: «Ich brauche einen Apotheker mit mehr Erfahrung. Kann ich mit jemand anderem sprechen?»

Pharmama: «Ich bin im Moment die einzige Apothekerin hier – aber wenn Sie jemanden mit mehr Erfahrung wollen, kommen Sie doch in ein paar Jahren wieder.»

Eigentlich schade, dass die Dame mich damals nicht um Rat fragen wollte. So kurz nach dem Studium hat man eine Menge Wissen abrufbereit. Inzwischen, nach vierzehn Jahren in diesem Beruf, habe ich vieles davon vergessen. Dafür habe ich heute mehr Erfahrung. Viel mehr.

Pharmama, 1973 geboren, ist Apothekerin in der Schweiz. Sie bloggt sehr erfolgreich über ihren Arbeitsalltag unter www.pharmama.ch.

Pharmama

Haben Sie diese Pille auch in Grün?

Risiken und Nebenwirkungen einer Apothekerin

Rowohlt Taschenbuch Verlag

Originalausgabe

Veröffentlicht im Rowohlt Taschenbuch Verlag,

Reinbek bei Hamburg, September 2013

Copyright © 2013 by Rowohlt Verlag GmbH,

Reinbek bei Hamburg

Redaktion Tobias Schumacher-Hernández

Umschlaggestaltung ZERO Werbeagentur, München

(Illustrationsnachweis: FinePic, München)

Satz Utopia PostScript (InDesign) bei

Pinkuin Satz und Datentechnik, Berlin

Druck und Bindung CPI – Clausen & Bosse, Leck

Printed in Germany

ISBN 978 3 499 63031 6

Für alle, die Neugierde und Staunen nie verlernt haben

Inhalt

Ich habe zwar versprochen,
das Patientengeheimnis
zu wahren, aber nicht, für
immer zu schweigen!

Aller Anfang ist schwer

Um die Mittagszeit stehe ich hinter dem Tresen der kleinen Kiez-apotheke, in der ich auch mein Praktikum absolviert habe. Das Studium habe ich gerade erst vor ein paar Wochen beendet. Im Moment bin ich alleine in der Apotheke, was mich nicht mehr ganz so beunruhigt wie noch vor kurzem. Als ich gerade die auf Rezept bestellten Medikamente kontrolliere, kommt eine Frau um die 50 herein, im konservativen, hochgeschlossenen Kleid. Sie schaut sich suchend in der Apotheke um, bevor sie sich schließlich an mich wendet.

«Sind Sie die Apothekerin?»
«Ja, bin ich.»
«Aber … Sie sehen so jung aus!?»
«Danke für das Kompliment. Kann ich Ihnen irgendwie helfen?»
«Ich brauche einen Apotheker mit mehr Erfahrung. Kann ich mit jemand anderem sprechen?»
«Ich bin im Moment die einzige Apothekerin hier – aber wenn Sie jemanden mit mehr Erfahrung wollen, kommen Sie doch in ein paar Jahren wieder.»

Das wollte sie dann doch nicht. Aber weil sie mir ihr Problem offenbar nicht aufbürden wollte, entschied sie sich, am nächsten Tag wiederzukommen und es bei meinem Kollegen zu versuchen. Eigentlich schade, dass sie mich damals nicht fragen wollte. So kurz nach dem Studium hat man eine Menge aktuellstes Wissen abrufbereit. Inzwischen bin ich seit 14 Jahren Apothekerin, und ich habe vieles davon wieder vergessen. Dafür habe ich heute mehr Erfahrung, viel mehr. Zum Beispiel …

… darin, bei abhängigen Patienten standhaft zu bleiben: «Nein, das liegt nicht in Ihrer Verantwortung, sondern in meiner als Apothekerin, ob Sie das rezeptpflichtige Beruhigungsmittel als Vorbezug bekommen oder nicht. Ja, auch wenn Sie in der anderen Apotheke, die jetzt geschlossen hat, ein Dauerrezept dafür haben.»

… mit unbedarften Fragen in puncto Verhütung: «Nein, man kann nicht schwanger werden, nur wenn man einen Mann oral befriedigt hat. Auch dann nicht, wenn man versehentlich geschluckt hat.»

… bei der Beantwortung delikaterer Fragen: «Die Pille danach gibt es DANACH, nicht auf Vorrat.»

… wenn einen die verwirrte ältere Frau auf eine Odyssee schickt mit den einfachen Worten: «Ich suche diese Kapseln (hält mir eine gelb-weiße hin) … aber in Grün!»

… darin, herauszufinden, welches Medikament jetzt gemeint ist. Tricktrack? Triatec!

… oder darin, die regelmäßig das Solarium besuchende Stammkundin moralisch wiederaufzubauen, die gerade erfahren hat, dass die Hautflecken am Hals wahrscheinlich bösartiger Hautkrebs sind.

… oder darin, zu entscheiden, wann es sich um einen Notfall handelt. Wenn Sie abends entdecken, dass Ihr dreijähriges Kind den Trinkaufsatz der Flasche zerbissen hat, ist das kein Grund, sich nach Feierabend vom Notdienst beliefern zu lassen – speziell nicht, wenn Sie in einem anderen Viertel wohnen und bisher noch nie bei uns waren. Versuchen Sie es heute Abend mit einer Tasse und kommen Sie morgen vorbei. Als Mutter verstehe ich Ihr Problem, aber ein Notfall ist etwas anderes.

Um gleich zu Anfang zwei beliebte Missverständnisse auszuräumen: Apotheker sind keine verhinderten Ärzte. Mich interessieren Medizin, der Mensch und das, was in ihm vorgeht. Was mich allerdings weniger interessiert, ist der direkte Körperkontakt mit fremden Menschen – Anfassen, Abtasten, Aufschneiden, Ausweiden. Vieles davon finde ich einfach nur «eklig». Dafür habe ich ein ausgeprägtes Helfersyndrom und etwas, was meine Großmutter gegenüber meiner Mutter (die Drogistin war) einmal als «Verkäuferinnenmentalität» bezeichnete. Ich finde, damit hat sie gar nicht so unrecht. Allerdings hatte sie es nicht unbedingt als Kompliment gemeint. Ich glaube, in ihren Augen waren meine Mutter und ich immer viel zu nett zu anderen. Jedenfalls bin ich wohl aus diesen Gründen Apothekerin geworden.

Eine genauso weitverbreitete Fehlannahme ist, dass der Apothekerberuf eine Lehre wäre. Das ist er nicht. Es braucht fünf Jahre hartes Studium, in denen man von früh bis spät mit Physik, Chemie, Biologie, Physiologie, Pharmakologie, Galenik usw. gequält wird. Fünf Jahre, in denen man manchmal tagelang nicht die Sonne sieht, weil man entweder Vorlesungen hat oder im Labor ist oder von früh bis spät für Klausuren büffelt. Und wenn man diese fünf Jahre endlich hinter sich hat, kann man einen großen Teil von dem, was man gelernt hat, wieder vergessen. Denn wenn man mit dem Studium fertig ist, hat man es plötzlich nicht mehr mit grauer Theorie zu tun, sondern mit Menschen. Und Otto Normalverbraucher, Max Muster und Frau von Schießmichtot interessiert es überhaupt nicht, über welches Enzym das Blutdruckmedikament metabolisiert wird oder welchen Einfluss die Pressstärke auf die Zerfallszeit der Tablette hat. Otto Normalverbraucher und Co. haben ganz andere Fragen und Probleme. Und auf die hat einen leider keiner vorbereitet.

Sagen wir es ganz offen: Kunden sind seltsam. Seltsam, komisch, ungeduldig, besserwisserisch, ärgerlich, fordernd und manchmal ziemlich verwirrt – halt das ganze Spektrum menschlicher Ausdrucksweisen. Und natürlich sind auch alle Altersklassen dabei. Die meisten Kunden brauchen meinen Rat, manchmal allerdings auch gegen ihren Willen – wer hört zum Beispiel gerne, dass er die Nasentropfen schon viel zu lange anwendet und darum davon abhängig geworden ist?

Natürlich gibt es auch harmlosere Fälle: Aber was mache ich zum Beispiel mit dem Mann, der regelmäßig unsere Parfümerieabteilung besucht, statt sich mal zu duschen? Oder mit der Frau, die zum dritten Mal am Tag anruft, um zu fragen, für was denn das Medikament ist, das sie bekommen hat … Und was mache ich mit dem Kunden, der mir vorwirft, ich sei nicht sehr kundenfreundlich – weil ich mich weigere, sein Fenistil, das schon beim Kauf in seinen Thailandferien über das Verfallsdatum heraus war, gratis umzutauschen? Und wie reagiere ich, wenn mir der gutaussehende, etwa gleichaltrige Mann sein (ahhhh!) Pickel-auf-dem-Penis-Problem auf dem Smartphone zeigt?

Mal von den Kunden abgesehen, kann auch die Sache mit den Medikamenten ziemlich kompliziert werden. Medikamente greifen direkt in die Vorgänge in unserem Körper ein (das nennt man Wirkung), manchmal leider an mehr Orten, als sie sollten (das nennt man dann Nebenwirkung). Wenn man mehr als ein Medikament nehmen muss, kann es zu einer Wechselwirkung kommen. Und wenn man mehr als zwei Medikamente nehmen muss, wird das ganz schnell exponenziell unübersichtlich.

Mein Job als Apothekerin ist es, über all diese verschiedenen Wirkungen den Überblick zu behalten. Den Leuten die richtige Anwendung ihrer Medikamente beizubringen, damit sie sich mit dem Erkältungszäpfchen nicht die Brust einreiben oder den

Antibiotikasirup gegen die Mittelohrentzündung in die Ohren füllen. Die Leute zu beraten, abzuschätzen, ob ein gesundheitliches Problem noch selbst behandelbar ist (und wodurch) oder ob etwas zum Arzt gehört. Und mich daneben mit ihren Macken, Phobien, Beziehungs- und Alltagsproblemen herumzuschlagen.

Als Apotheker ist man eben ein schizophrenes Wesen. Ich bin Medizinerin, Verkäuferin, Lebensberaterin, Problemtante, Chefin in einer Person … und daneben auch noch Mama und Ehefrau.

Aber was soll ich noch lange reden? Lesen Sie einfach rein in dieses Buch! Und denken Sie daran: *Zu Risiken und Nebenwirkungen lesen Sie die Packungsbeilage und fragen Sie Ihren Arzt oder Apotheker.*

Beipackzettel

Informationen für Leserinnen und Leser zu «Haben Sie diese Pille auch in Grün?», im folgenden HaSidiPi® genannt.

1. Was ist *HaSidiPi*® und wofür wird es angewendet?

HaSidiPi® enthält Geschichten und Anekdoten aus dem Apothekenalltag. Die Geschichten wurden gekürzt oder so verändert, dass die Anonymität der Patienten gewahrt bleibt. Eventuelle Ähnlichkeiten mit lebenden oder verstorbenen Personen sind rein zufällig – und wenn du denkst, es handelt von dir, liegst du wahrscheinlich falsch.

HaSidiPi® dient der Unterhaltung und der Erweiterung des Horizonts, indem es Einblicke in den ganz normalen Alltagswahnsinn einer Apothekerin gibt. Es wird angewendet gegen akute Langeweile und chronische Miesepetrigkeit / Alltagsfrust, dient der Entspannung sowie der Anhebung des Serotoninspiegels.

Wirkstoffe: großer Erfahrungsschatz, schräger Humor, Selbstironie und eine gute Portion Menschenkenntnis.

2. Was sollte bei der Anwendung von *HaSidiPi®* beachtet werden?

Wenden Sie HaSidiPi® nicht an, wenn Sie
– gerade einen Sonntagsbraten im Ofen haben
– in Kürze zu einer Verabredung müssen
– Ihre Kinder beim Hochseilklettern beaufsichtigen.
Es besteht die Gefahr, dass Sie HaSidiPi® nicht mehr aus der Hand legen können, wenn Sie einmal angefangen haben zu lesen, und dabei alles um sich herum vergessen.
Wenn Sie unsicher sind, ob Sie HaSidiPi® anwenden dürfen, wenden Sie sich vertrauensvoll an Ihren Buchhändler.

Achtung: Die medizinischen Informationen, die in diesem Buch stehen, dienen allein der Unterhaltung. Sie sollten nicht als medizinische Ratschläge missverstanden werden.

2.1 Gegenanzeigen
HaSidiPi® darf nicht angewendet werden, wenn eine Allergie gegen Papier, Druckfarbe, haarsträubende Kundengeschichten oder hohe Pointendichte besteht.

2.1a Kinder und Jugendliche
Obwohl HaSidiPi® nicht speziell an Kindern getestet wurde, kann HaSidiPi® angewendet werden, sobald Lesefähigkeit und die Fähigkeit, Ironie zu erkennen, genügend ausgebildet sind.

2.1b Darf *HaSidiPi®* während einer Schwangerschaft oder in der Stillzeit verwendet werden?
Bei keiner der schwangeren Probandinnen sind Komplikationen oder Nebenwirkungen (außer den unten erwähnten) festgestellt worden. Im Gegenteil, Hormonhaushalt sowie das körperliche Wohlbefinden von Schwangeren konnten positiv beeinflusst werden.

2.1c Verkehrstüchtigkeit und das Bedienen von Maschinen
Während des Bedienens von Fahrzeugen darf HaSidiPi® nicht angewendet werden. Sie könnten sich selbst und die anderen Verkehrsteilnehmer in Gefahr bringen. Bitte halten Sie einen zeitlichen Abstand ein!

2.2 Wechselwirkungen mit anderen Arzneimitteln oder Genussmitteln, Speisen und Getränken
Wurden keine beobachtet. (Fachpersonen lesen dies als: Es wurden auch keine Studien in diese Richtung gemacht.) Es ist jedoch nicht auszuschließen, dass der Konsum von Alkohol, Süßspeisen oder anderen Genussmitteln der Anwendung von HaSidiPi® zuträglich ist.

3. Wie ist *HaSidiPi*® anzuwenden?

Am besten unzerkaut im Liegen oder Sitzen. HaSidiPi® kann auch über einen längeren Zeitraum angewendet werden. Empfohlen wird mindestens ein Kapitel pro Tag.

3.1 Wenn Sie eine größere Menge angewendet haben, als Sie sollten

Im Fall einer versehentlichen Überdosierung drohen schmerzhafter Zwerchfell-muskelkater oder anhaltende Lachanfälle! Sollten Sie diese Symptome bei sich beobachten, empfiehlt es sich, die Augen zu entspannen (schließen und eventuell Schwarztee-Kompressen auflegen), eine Bettflasche für die malträtierte Bauch-muskulatur aufzulegen und ein paar Stunden Ruhe einzuhalten.

3.2 Wenn Sie die Anwendung von *HaSidiPi*® vergessen haben

Holen Sie die Einnahme Ihrer Tagesportion schnellstmöglich nach. Sollten Sie die Einnahme einmal um mehr als 48 Stunden überschreiten, drohen Entzugs-erscheinungen.

4. Welche Nebenwirkungen kann *HaSidiPi*® haben?

Sehr häufig (mehr als 1 Behandelter von 10): akute Lachanfälle und heftige Schmunzelattacken.
Gelegentlich (1 bis 10 Behandelte von 1000) sind Verluste in das Vertrauen in den gesunden Menschenverstand beobachtet worden.
Selten (1 bis 10 Behandelte von 10 000) und bei gewissen Personenkreisen (spe-ziell Leuten im Gesundheitsdienst und im Einzelhandel) ist von retro-flashes (Er-innerung an ähnliche Situationen) berichtet worden.

5. Wie ist *HaSidiPi*® aufzubewahren?

HaSidiPi® soll bei Raumtemperatur aufbewahrt werden – dabei kann diese je nach Klimazone als zwischen –10 und + 45 Grad Celsius definiert werden.
Trocken aufbewahrt und mit Bedacht genossen, kann HaSidiPi® auch Jahre nach Kauf immer wieder gebraucht werden. HaSidiPi® unterliegt keinem Verfalls-datum.

6. Wo erhalten Sie *HaSidiPi*®?

HaSidiPi® ist in guten Buchhandlungen sowie im Internetversand erhältlich. Die Zulassung für die Apotheke ist noch ausstehend.

7. Stand der Information: Oktober 2013

Anwendungsfehler

Mein Junior hat der Kindergärtnerin an seinem ersten Tag auf die Frage «Was macht deine Mama denn so?» geantwortet: «Mama macht Tabletten.»

Na ja, richtige Richtung, aber nicht ganz. Immerhin arbeite ich ja in einer Apotheke und nicht in der Pharmaindustrie. In ein paar Jahren wird er meine Arbeit wahrscheinlich so umschreiben: «Mama verkauft Medikamente.»

Wenn *ich* meine Arbeit beschreiben müsste, so würde ich wahrscheinlich sagen: «Ich? Ach, ich löse Probleme.» Probleme aller Art, wenn es um Medikamente und die richtige Anwendung geht. Das fängt an bei der Abgabe: Welches Medikament ist das richtige? – Klar, der Arzt stellt die Diagnose und verschreibt, aber … ich kontrolliere das noch mal. Und das ist gut so. Ich schaue, dass die Dosierung korrekt ist, die richtige Anwendungsform für den Patienten gewählt ist (Tabletten, Retard-Kapseln, Tropfen, Zäpfchen). Ich gebe die Information, wie das Mittel richtig anzuwenden ist, an den Patienten weiter. Ich schaue, ob die Krankenkasse das Mittel übernimmt – und teilweise kann ich auch nach einem Ersatz schauen, falls es da Probleme gibt. Ich bin auch hier, wenn Fragen oder Probleme zur Medikation auftreten, und versuche zu helfen. Das betrifft Nebenwirkungen und Wechselwirkungen zwischen Medikamenten, aber auch ganz andere Probleme bei der Anwendung …

Auf dem Weg zur korrekten
Dosierungsanweisung – oder:
Man kann alles missverstehen

Man nehme zum Beispiel einfache Tabletten gegen Schmerzen und zur Entzündungshemmung. Angenommen, ich schreibe auf die Dosierungsetikette: *3 × täglich 1 Tablette.*

Dann kommt der Kunde und fragt: «Und wie nehme ich *dieselbe* Tablette dreimal am Tag?»

Alles schon gehört. Also schreibe ich an: *3 × täglich je 1 Tablette.*

Darauf der Kunde: «Okay, aber – was mache ich damit? Sie mir ins Ohr stecken? Ich nehme sie gegen Ohrenschmerzen.»

3 × täglich je 1 Tablette einnehmen.

«Ah, *einnehmen.* Gut, ich hoffe, ich bekomme sie runter, die Dinger sind so trocken und bleiben mir immer im Hals stecken.»

Ja, das ist ein Problem, das könnte die Speiseröhre ziemlich beschädigen: *3 × täglich je 1 Tablette einnehmen mit Wasser.*

«Dann genügt ein Schluck?»

3 × täglich je 1 Tablette einnehmen mit einem ganzen Glas Wasser.

«Ich denke, ich kaue sie einfach vorher!»

In dem Fall nicht, denn dummerweise haben diese hier einen magensaftresistenten Überzug, der dort bleiben soll, also: *3 × täglich je 1 Tablette unzerkaut einnehmen mit einem ganzen Glas Wasser.*

«Ist es okay, wenn ich alle 3 gleich hintereinander nehme?»

Nein, ist es nicht. Der Abstand ist auch wichtig: *Morgens, mittags und abends je 1 Tablette unzerkaut einnehmen mit einem ganzen Glas Wasser.*

Ich könnte noch weitergehen, zum Beispiel wenn es wichtig wäre, ob vor, mit oder nach dem Essen, oder nicht mit Alkohol, nicht mit Milchprodukten, nicht mit Grapefruitsaft, im Abstand von X Stunden …

So könnte am Schluss auf der Etikette stehen: *Bei Schmerzen:*

Morgens, mittags und abends mit dem Essen je 1 Tablette unzerkaut mit einem ganzen Glas Wasser einnehmen.

Wie dieses (fiktive) Beispiel gut zeigt: Jede Vorgabe oder Anweisung, die man macht, hat in sich schon die Möglichkeit, sie … kreativ auszulegen. Da kann man noch so ausführlich sein. Es ist wichtig, dass der Patient versteht, was er da nimmt und wie, und auch, dass er das richtig anwendet.

Das bedeutet (leider) auch, dass man dabei vom … äh, kleinsten gemeinsamen Nenner ausgehen muss. Oder anders: Ich muss praktisch davon ausgehen, dass nicht alle die Voraussetzung haben, eine Anweisung von «dreimal täglich eine Tablette einnehmen» richtig zu verstehen.

Mir ist auch klar, dass das wahrscheinlich auf die meisten Leute wirkt, als würde ich ihre Intelligenz in Frage stellen. Das will ich nicht. Ich will nur sichergehen.

In dem Sinn: Liebe 99 Prozent, es tut mir leid, wenn ich mich anhöre, als würde ich Sie beleidigen wollen, wenn ich zum Beispiel sage: «Bei Fieber führen Sie bis zu zweimal täglich ein Zäpfchen ein» (zusammen mit einer Mini-Pantomime, wo es hingehört). Es geht nicht um Sie. Es geht um die 1 Prozent, die es sonst falsch anwenden.

Zäpfchen

Auf dem Verkaufstisch liegt eine Packung Paspertin-Zäpfchen. Da ich nicht weiß, warum sie da liegen (Retoure? Neu an Lager? Noch nicht versorgt? Reserviert?), hebe ich sie in einer ruhigen Minute hoch und sage: «Für wo sind die?» Sagt doch meine Pharma-Assistentin Donna kichernd: «Ich dachte, *du als Apothekerin* wüsstest das …» Ja, ja. Ich hab's herausgefordert, nicht?

Zäpfchen. Ich brauche kaum mehr zu sagen, oder? Kaum eine andere Anwendungsform ist so … kontrovers. Obwohl Zäpfchen in unseren Gegenden nicht so beliebt sind, haben sie doch ihre Berechtigung.

Wenn einem so übel ist, dass man nichts im Magen behält. Oder bei kleinen Kindern, die Tabletten noch nicht schlucken können. Oder wenn der Wirkstoff durch eine Leberpassage zu rasch abgebaut werden würde und man das umgehen will.

Zäpfchen sind auch nicht ganz einfach anzuwenden. Man kennt vielleicht diesen Witz vom Patienten, der sich beschwert: «Diese Zäpfchen schmecken komisch, und gewirkt haben sie üüüüberhaupt nix. Das hätte ich mir sonst wohin stecken können!»

Das ist gar nicht so weit hergeholt. Leider. Zumindest einmal hatte auch ich jemanden, der sich darüber beschwerte, dass «die Dinger so wachsartig schmecken». Seitdem deute auch ich bei der Abgabe ziemlich direkt dahin, wo die Zäpfchen «eingeführt» werden müssen.

Es gibt aber noch andere Probleme mit Zäpfchen. Die folgende Geschichte hat uns ein Professor im Studium erzählt, anscheinend hat er sie selbst erlebt.

Seine Patientin beklagte sich: «Ich benutze diese Zäpfchen jetzt seit einer Woche, und mein Hintern ist wirklich rot und gereizt. Ich frage mich: Ist das eine Nebenwirkung der Zäpfchen?»

Der Professor, damals noch einfacher Apotheker: «Kann ich mal sehen, was für welche sie haben?» Die Patientin zeigte sie ihm.

«Nein, dieses Medikament sollte den Enddarm nicht reizen oder Schmerzen verursachen.» Er erklärte der Patientin noch mal die korrekte Anwendung der Zäpfchen, das heißt Zäpfchen nehmen, Folie abziehen, in den Enddarm einführen …

«Oh. Man nimmt den silbernen Überzug ab?»

«*Ja!* Ja, das ist *Alufolie*!»

«Ach so, das könnte der Grund sein, warum es schmerzt.»
Das könnte es tatsächlich. Die Dinger haben auch ziemlich scharfe Kanten.
Eine Woche später kam die Patientin noch mal vorbei und informierte ihn, dass sie die ganze Folie jetzt ausgeschieden hat …

Ob es wohl die Abneigung ist, sich die Zäpfchen hinten einzuführen, oder ob den Leuten wirklich nicht klar ist, wo sie hingehören, aber anscheinend gibt es da ein paar sehr einfallsreiche Leute:

Die Mutter, die die Zäpfchen gegen Entzündung und Schmerzen bei Mittelohrentzündung den Kindern direkt in die Ohren steckt …

Der besorgte Ehemann, der fragt: «Benützt meine Frau die richtig?»
Und auf eine Packung Zäpfchen gegen Husten zeigt und das Einreiben auf der Brust imitiert …

Die Kundin, die fragt: «Haben Sie eine Idee, wie ich meine Paspertin besser einnehmbar machen kann?» Und im Verlauf des Gesprächs findet man heraus, dass sie Paspertin-*Zäpfchen* hatte (Tabletten gibt cs da nämlich auch) und sie auf warmen Toast strich!

An Kreativität mangelt es den meisten Menschen nicht. Sehr schön war auch der Anruf einer Frau beim Notfalldienst:
«Meiner Mutter ist ziemlich übel. Normalerweise hat sie Paspertin-Zäpfchen dagegen, aber jetzt hat sie keine mehr. Sie hat aber noch Tabletten vom selben Medikament. Kann sie die nicht nehmen, zerstampfen, in Wasser auflösen und als flüssiges Zäpfchen verwenden?»
Ein Punkt für den Einfallsreichtum, daraus ein Klistier machen

zu wollen. Aber, ob das wohl geht? Der Wirkstoff ist praktisch un-
lösbar in Wasser – das gäbe eine Suspension, keine Lösung. Rei-
zungen des Darms wären dementsprechend auch möglich. Ich
habe ihr dann geraten, sie doch erst mal versuchen zu lassen, sie
normal einzunehmen. Ganz oder in Wasser. Aber oben rein.

Grundsätzlich bin ich froh, wenn die Leute nachfragen, weil sie
nicht ganz sicher sind. Auch wenn ich manche Fragen amüsant
finde:
Ein Kunde mit einer Packung Zäpfchen in der Hand: «Ich habe die
hier gekauft, aber man hat mir nicht gesagt, ob ich sie vor oder
nach dem Essen nehmen muss?»
Erstens: Nicht nehmen, sondern einführen (nur für den Fall erwähnen wir das wieder einmal). Zweitens: Weil die Aufnahme in
den Körper nicht über den Magen geht, ist das hier egal.

Eine besorgte Mutter: «Mein Kind hat Fieber. Wie lange lasse ich
das Fieberzäpfchen drin, bevor ich es wieder rausziehe?»
Zäpfchen bleiben drin. Die lösen sich auf und werden aufgenommen.

Der Patient bekommt auf Rezept Zäpfchen verschrieben.
Patient schaut die Packung an: «Das sind die Dinger, die man sich
in den Arsch schiebt, richtig?»
So kann man es natürlich auch ausdrücken.
«Ja, das sind Zäpfchen.»
«Gibt es die in verschiedenen Größen?»
«… Nein …» Das ist nicht so wie bei Tampons …

Ein junger Mann kommt mit einer Packung Voltaren zurück, die er
vor etwa einer Stunde auf Rezept bekommen hat:
«Ich hätte gerne lieber Tabletten, nicht Zäpfchen, wenn das geht.»

Ich werfe einen Blick auf die Packung: «Das *sind* Tabletten.»
«Oh, aber da steht drauf ANAL-getikum.»
Das heißt einfach nur: Schmerzmittel. Für Zäpfchen ist das Fachwort: Suppositorien.

Eine Frau ruft an mit der Frage, ob das normal sei:
«Jedes Mal, wenn ich ein Oestro-Gynaedron-Zäpfchen einführe, muss ich nachher auf die Toilette und habe Stuhlgang!»
Nun, ich nehme an, dass das eine normale Reaktion ist, wenn man das Vaginalzäpfchen in den Darm statt in die Scheide einführt.

Vaginalzäpfchen oder Ovula genannt, wirken aber – im Gegensatz zu den Zäpfchen – mehr lokal, also nur am Ort. Aussehen tun sie meist runder. Wenn ich an die denke, muss ich mich immer daran erinnern, wie ich einer der deutschen Sprache nicht mächtigen Kundin einmal versucht habe zu erklären, wie man die jetzt anwendet. In meiner Verzweiflung, mich klar zu machen, habe ich am Schluss eine Geburt gezeichnet. «Da, wo das Baby rauskommt, da kommt das Vaginalzäpfchen rein.»
Dann war der Mutter alles klar.

Kapseln

Man könnte jetzt denken: «Kapseln sind so viel einfacher als Zäpfchen, das kann kaum Probleme geben.» Man irrt.
«Ich habe da eine Reklamation», sagt der Kunde vorwurfsvoll. «Die Kapseln, die ich bei Ihnen gekauft habe, sind nicht ganz voll. Und es ist *ziemlich mühsam,* sie einzeln zu öffnen und dann mit dem Inhalt der einen Kapsel die andere ganz zu füllen!»
«Das sollten Sie wirklich *nicht* tun. In den Kapseln ist genau die

richtige Menge an Wirkstoff drin. Egal, wie voll eine einzelne Kapsel aussieht ...»

Das ist wie bei Cornflakes. Da steht dann auf der Packung: «Füllhöhe kann variieren. Produkt ist nach Gewicht abgepackt.» Vielleicht sollte man das auch noch auf die Medikamentenpackungen draufschreiben?

Eine Kundin hält eine Blisterpackung Kapseln in der Hand: «Mit diesen Kapseln stimmt was nicht! Schauen Sie, da hat es unterschiedliche drin. Manche sind blau oben und weiß unten – und die anderen sind weiß oben und blau unten. Warum sind die unterschiedlich?»

Sind sie nicht – sie fallen einfach beim Abfüllen nicht alle gleich herum in die Blisterlöcher! Ich konnte sie dann überzeugen, indem ich zwei «unterschiedliche» herausnahm und dann eine umgedreht habe.

Gut, dass *diese* Kundin ihre Kapseln mitgebracht hat. Bei der nächsten Kundin mit einem Kapselproblem hätte ich aber darauf verzichten können.

Die ältere Dame kam mit einer roten Adalat-CR-Kapsel in einer kleinen, durchsichtigen Plastiktüte zu mir in die Apotheke.

«Die hier habe ich so in meinem Stuhl gefunden. Heißt das, dass sie nicht gewirkt hat?»

Ich finde es immer wieder erstaunlich, wie wichtig der Stuhlgang für manche Leute ist. Da ist es fast schon eine Tragödie, wenn man nicht jeden Tag «kann». Und die Konsistenz wird auch ganz genau beobachtet und gelegentlich diskutiert. Dass sie aber tatsächlich eine so kleine Kapsel darin gefunden, also ausgegraben hat ... nein, so weit will ich jetzt gar nicht denken.

«Äh, nein. Das muss bei denen so sein. Diese Kapselhülle wird nicht vom Körper aufgenommen. Der Wirkstoff wird aber durch

ein kleines Loch in der Kapsel aufgenommen – dadurch dauert es länger, bis alles draußen ist, und sie wirken auch länger.»
In der Fachsprache heißt das übrigens: sie ist retardiert.
Die Tablette meine ich natürlich. Nicht die Frau.

Es ist schon ein paar Jahre her, da kam eine jüngere Kundin, die Antibiotika-Tabletten gegen ihre Blasenentzündung verschrieben bekommen hatte:
«Ich begreife das nicht. Jedes Mal, wenn ich Pipi machen muss, verliere ich meine Tablette!»
Da fragt sich die Apothekerin natürlich, *wo* sie die Tablette denn hingemacht hat. Man stellt die Frage mal vorsichtig.
«Wie haben Sie die Tabletten denn angewendet?»
«Na, unten rein … in meine Scheide – dorthin, wo es auch weh tut!»
Umm … Sie *hat* sich was dabei gedacht. Nur leider sind das Tabletten zum Einnehmen und keine Vaginaltabletten.

Am Blutdruckaktionstag kommt eine Frau um die 50 herein. Wie es meine Gewohnheit ist, frage ich: «Warum kommen Sie denn den Blutdruck messen?»
«Ich habe in letzter Zeit häufiger Kopfschmerzen.»
Das ist ein guter Grund zum Messen. Hoher Blutdruck ist zwar häufig die Ursache für weniger spürbare Beschwerden, aber Druck im Kopf, Kopfschmerzen oder Nasenbluten sind Anzeichen dafür, dass da etwas nicht ganz so ist, wie es sollte.
Ich erkläre ihr, dass sie erst ein paar Minuten in unserem Beratungsraum sitzen müsse, bevor ich messen kann, und dass ich das am Oberarm tun würde. Sie hat dafür aber ein zu langes Oberteil an – ich kann nicht durch den Stoff messen –, ausziehen will sie es aber nicht. Darum geht sie halt rasch nach Hause und zieht sich etwas anderes an.

Etwa 20 Minuten später kommt sie wieder. Ich setze sie in den Beratungsraum, sage, dass ich in etwa vier Minuten wiederkommen würde zum Messen und dass sie bis dahin sitzen bleiben müsse.

Es dauert *etwas* (vielleicht eine Minute) länger, weil ich noch einen Kunden mit Rezept habe.

Gerade als ich zur Tür hineinwill, steht sie auf – wohl um zu schauen, wo ich denn bleibe. *Das* war ein taktischer Fehler, denn jetzt muss sie sich noch mal hinsetzen und dieselbe Zeit warten. Endlich ist es so weit, und wir messen.

Der Blutdruck ist zu hoch. Systolisch über 165, diastolisch 97, beides nicht gut.

«Nehmen Sie irgendwelche Medikamente gegen Ihren erhöhten Blutdruck?»

«Letztes Jahr hat mir der Arzt eine Packung aufgeschrieben.»

«… Und?»

«Ich habe sie genommen. Wieso? Ich dachte, das sei gut damit?»

«Das war eine Packung?»

«Ja, 30 Tabletten.»

«Und was hat der Arzt danach gesagt?»

«Seitdem war ich nicht mehr beim Arzt.»

Sie hat das Medikament also einen Monat lang genommen und dann gedacht, damit habe es sich erledigt mit ihrem hohen Blutdruck. Schön wär's!

«Es ist nötig, dass Sie einen Termin mit dem Arzt machen, damit er Ihnen weiter ein Blutdruckmedikament verschreibt. Das müssen Sie dann wohl regelmäßig nehmen.»

«Aber ich fühle mich nicht so schlecht.»

«Ja, das glaube ich Ihnen. Einen hohen Blutdruck merken die meisten Leute nicht einmal. Das heißt aber nicht, dass es ungefährlich ist. Das ist wie bei einem Rohrsystem, wenn der Druck zu hoch ist, gehen die Rohre kaputt …» (ich versuche, es immer bildlich zu erklären).

«Aber an was liegt das denn, dass ich einen hohen Blutdruck habe?»

«Nun ... nach dem, was Sie mir bisher erzählt haben, ist es vermutlich genetisch – das haben Sie Ihren Eltern und Großeltern zu verdanken. Sie sind ja nicht übergewichtig und rauchen nicht. Mit dem Alter kann der Blutdruck etwas ansteigen, weil die Gefäße nicht mehr so elastisch sind.»

«Und da kann ich nichts tun?»

«Doch, Medikamente nehmen, die den Blutdruck senken. Das empfehle ich Ihnen bei Ihrem hohen Blutdruck auch dringend. Darum sollten Sie so bald wie möglich zu Ihrem Arzt.»

Wenn wir davon reden, dass ein Patient seine Medikamente nicht richtig nimmt, bedeutet das nicht nur die klassischen Anwendungsfehler wie die Zäpfchen zu schlucken, die Kapseln einzuführen oder den Antibiotikasirup in die Ohren zu füllen. Es bedeutet viel häufiger, dass die Leute ihre Medikamente nicht in dem richtigen zeitlichen Rhythmus nehmen. Sind die Abstände zu kurz, riskiert man Überdosierungen. Sind sie zu lang oder wurden Tabletten ausgelassen, wirken sie nicht mehr.

Uns in der Apotheke obliegt es auch, die Leute dabei zu unterstützen, die Tabletten auch zu nehmen, das heißt: Motivation!

Wir haben da eine sehr liebe Patientin, die ihre Medikamente aber nicht nimmt – oder zumindest nicht richtig, nämlich regelmäßig. Sie bekommt Blutdruckmedikamente, und diese Ansprache habe ich ihr schon ein paarmal gehalten:

«Was kann ich noch machen? Soll ich Ihnen ein Bild von mir geben, mit erhobenem Finger und richtig böse dreinschauend, damit Sie es an den Badezimmerspiegel kleben und daran denken, Ihre Medikamente richtig zu nehmen?» Wir lachen beide. «Sie müssen Ihre Medikamente nehmen. Mit *dem* hohen Blutdruck riskieren Sie nämlich einen Schlaganfall in nicht allzu ferner Zukunft.»

Eine Frau kommt zurück in die Apotheke mit den zwei Medikamenten, die der Arzt ihr gegen Bluthochdruck verschrieben hat: Valsartan und Amlodipin.
«Warum sehen die unterschiedlich aus?»
«Das sind zwei verschiedene Tabletten. Der Arzt hat Ihnen zwei verschrieben, weil eine allein nicht reicht.»
«Die hier (zeigt das Amlodipin) gefällt mir nicht. Geben Sie mir stattdessen noch eine Packung Valsartan, dann nehme ich sie.»
«Umm, ich bin nicht hier, um irgendwelche ‹Deals› zu machen – aber wenn Sie mit dem Medikament irgendein Problem haben, also eines, das über ‹gefällt mir nicht› hinausgeht, könnte ich das Ihrem Arzt mitteilen, und dann suchen wir einen Ersatz.»
Das war noch vor der Zeit, als die Generika (günstigere Nachahmungen von Markenmedikamenten) richtig aufgekommen sind. Inzwischen hätte ich vielleicht ein bisschen mehr Auswahl, was Form und Farben angeht …

Eine empörte Kundin kommt zurück, nachdem sie kurz zuvor ein Rezept bei uns eingelöst hatte:
«Warum haben Sie mir Prednison 5-mg-Tabletten mitgegeben? Der Arzt hat gesagt, ich soll 15 mg täglich einnehmen!»
«Das ist richtig, schauen Sie auf die Packung, da haben wir deutlich auf die Etikette geschrieben ‹morgens 3 Tabletten einnehmen›» ($3 \times 5 = 15$).
«Aber das können Sie doch nicht einfach machen, die 15-mg-Tabletten durch 5-mg-Tabletten ersetzen!»
«Es tut mir leid, aber es gibt keine 15-mg-Prednison-Tabletten. Es gibt 5 mg, 10 mg, 20 mg und 50 mg.»

«Aber, aber …», stammelt sie verwirrt. «Warum schreibt der Doktor dann 15 mg auf?»

«Weil das die Dosierung ist, von der er will, dass Sie sie nehmen?» Nein, ernsthaft. Dosierungen: So viel wie nötig, so wenig wie möglich. Und wenn es die gewünschte Dosierung nicht fertig gibt, dann müssen wir halt ein bisschen mit dem «spielen», was wir haben.

Es ist die letzte Woche im September, als mich die ältere Kundin fragt:

«Ich habe da ein Problem. Ich nehme meine Tabletten für die Knochen jeden Mittwoch.»

«Ja. Und?»

«Jetzt habe ich auf den Kalender geschaut, und es gibt diese letzte Woche keinen Mittwoch. Was soll ich tun?»

«Ja, aber es gibt einen Mittwoch in der ersten Oktoberwoche. Warum nehmen Sie es nicht einfach dann?»

Flüssige Arzneimittel

Dazu gehören Tropfen, Sirupe, Suspensionen. Bei Lösungen gibt es im Gegensatz zu Kapseln, Tabletten oder Zäpfchen das Problem, dass sie als Multidosis kommen, das bedeutet, man muss selber abmessen, wie viel man jetzt nimmt. Das hat den Vorteil der individuellen Dosierbarkeit, man kann von wenig bis viel nehmen und so einen größeren Bereich abdecken. Das hat aber auch den Nachteil, dass es oft schwierig ist, richtig abzumessen. Man muss Tropfen zählen, Löffel oder Becher verwenden … und das ist oft ungenau.

Eigentlich ist es falsch, bei den meisten Arzneisirupen überhaupt von «Sirup» zu sprechen. Erstens muss man sie – im

Gegensatz zu dem Sirup, den man aus dem Lebensmittelladen kennt – nicht verdünnen vor der Einnahme. Zweitens sind es häufig Suspensionen, also Aufschwemmungen von Wirkstoffen und nicht wirkliche Lösungen in Zuckersaft. Der Wirkstoff kann bei der Lagerung absinken (oder aufschwimmen) und ist dann nicht mehr gleichmäßig verteilt. Darum sollte man sie vorher schütteln. *Sollte ...*

Eine Kundin am Telefon: «Ich habe vergessen, den Antibiotikasirup vorher zu schütteln, wie Sie draufgeschrieben haben, bevor ich ihn meinem Jungen gegeben habe. Soll ich ihm jetzt sagen, er soll ein wenig auf und ab springen?»
Zu spät ... obwohl, wenn es ihm Spaß macht, warum nicht?

Auch die Flasche mit Lactulose auf Rezept gegen Verstopfung haben wir sauber mit einer Dosierungsetikette versehen: *5–10 ml abends einnehmen.*
Der Patient ruft am nächsten Morgen an, weil er nach fünf Löffeln fand, das sei schon «etwas viel». Merke: ml = **Milliliter**, NICHT **Messlöffel**

Apropos Löffel. Es herrscht bei uns inzwischen Konsens, dass man die Dosierungen nicht mehr in Form von Löffeln, also: X Esslöffel oder Y Kaffeelöffel anschreiben soll. Denn: nicht alle Löffel haben das gleiche Volumen. Und was genau ein Kaffeelöffel ist, wissen auch nicht alle.
Kollegin Donna zu einem männlichen Kunden: «Sie nehmen also zwei Kaffeelöffel davon vor dem Essen.»
«Aber ich trinke keinen Kaffee.»
«Ich meinte ja auch nicht zwei Löffel voll Kaffee, sondern zwei Kaffeelöffel voll.»
«Ja, aber wenn ich keinen Kaffee trinke, was mache ich dann?»

«Dann nehmen Sie einfach zwei kleine Löffel voll?»

«Okay, *das* kann ich.»

Moderne Antibiotikasirupe oder flüssige Schmerzmittel haben deshalb zum Abmessen nicht mehr Löffel oder Becher, sondern – zwecks besserer Genauigkeit – Spritzen. Manche sogar nicht nur mit der Angabe der Milliliter, sondern auch mit Angabe des entsprechenden Körpergewichts. Praktisch. Einfach. Klar. Oder?

Es ist Samstagmittag, und eine Mutter kommt mit ihrem kleinen Sohn zu uns. Sie erzählt mir von der Mittelohrentzündung ihres Sohnes, für das sie vom Arzt Antibiotikasirup verschrieben bekommen hat:

«Ich verstehe einfach nicht, warum es meinem Sohn nicht bessergeht.»

«Haben Sie ihm das Antibiotikum regelmäßig und die ganzen fünf Tage gegeben?»

«Ja, aber nach dem zweiten Tag sah es so aus, als ob es keinen Platz mehr hätte.»

«Keinen Platz?! Wie meinen Sie das?»

In Gedanken sehe ich vor mir, wie dem Jungen der Sirup schon wieder oben rauskommt.

«Ich habe wie verschrieben fünf Milliliter zweimal täglich in sein Ohr gegeben …»

Merke: Auch Antibiotika für Ohrenentzündungen sind zum *Einnehmen*!

Weil er immer noch Fieber und Schmerzen hatte, habe ich sie zwecks Abklärung (und zum Ohrenspülen) zum Notarzt geschickt.

«Ich hätte gerne Wick MediNait.»

«Ja, gerne. Kennen Sie die Anwendung schon?»

«Ja, sicher. Ich gebe jeden Abend einen Becher ins Wasser.»

«In welches Wasser?»

Wie gesagt, die meisten Arznei-«Sirupe» nimmt man unverdünnt.

«Wenn es mir nicht gutgeht, nehme ich abends ein Bad und gebe einen Becher voll hinein. Danach schlafe ich so gut und fühle mich viel besser!»

«Wie bitte???»

Oh, Erkältungsbäder vor dem Schlafen sind etwas Wunderbares – nur ist Wick MediNait eine Lösung zum Einnehmen. Auch wenn das Packungsdesign und die grellgrüne Farbe des Inhalts tatsächlich etwas an einen Badezusatz erinnern …

Man ist klar im Vorteil, wenn man die Packungsbeilage lesen kann … und das auch tut. Wir sollten uns nicht, wie angeblich manche Männer, vom Stolz davon abhalten lassen, Bedienungsanleitungen oder Straßenkarten zu lesen oder im Zweifel nachzufragen. Auch ich lese die Packungsbeilage, bevor ich etwas zu mir nehme. Ehrlich. Mach ich.

Auch wenn ich die meisten Fragen, die in der Apotheke auftreten, aus dem Stegreif beantworten kann. So wie:

«Wirkt die Tablette auch, wenn ich schlafe?» – Ja.

«Ich habe gerade ein Zäpfchen genommen – kann ich trotzdem schwimmen gehen?» – Ja.

«Ich nehme diese neuen (Blutdruck-)Tabletten seit etwa drei Wochen. Jetzt habe ich die Periode bekommen – muss ich jetzt damit aufhören?» – Nein.

Auch wenn wir diese Fragen gelegentlich amüsant finden, ist es uns doch lieber, man fragt und macht es dann richtig, als dass man einfach irgendetwas macht.

Die in meinen Augen am schwierigsten anzuwendenden Arznei-mittel – und gleichzeitig gehören sie zu den wichtigsten – sind die Asthmasprays und Inhalatoren. Der Wirkstoff gehört möglichst tief in die Lunge, man muss also das Gerät richtig handhaben und zum richtigen Zeitpunkt tief einatmen. Das ist die Ultrakurzfas-sung. Eigentlich zeigen wir Patienten mit unseren Demo-Geräten, wie das genau geht. Und trotzdem finden wir immer wieder Leute, die das nicht richtig machen – manche noch nach Monaten.

Gut, so eine wie bei «Dr. House», die sich das Asthmaspray par-fümzerstäubermäßig auf die Brust sprühte, hatten wir noch nicht. Aber es gibt immer wieder welche, die ihn mehr als Mundspray zu verwenden scheinen anstatt als Lungenspray. Manchmal hapert es auch an Kleinigkeiten – wie daran, dass man vorne erst den Deckel abnimmt.

Frau Schauinsland kommt erst seit ein paar Wochen zu uns und hat heute zum ersten Mal den Spiriva-Inhalator und ein Dosierae-rosol auf dem Rezept. Sie ist ein bisschen sehbehindert, weshalb ich mir besondere Mühe gebe, ihr die Medikamente zu zeigen: «Das sind Mittel gegen Atembeschwerden. Ich zeige Ihnen gleich noch, wie die funktionieren.»

«Ich habe die vorher schon gehabt, aber … ich bin nicht sicher, ob das auch wirkt. Merken tu ich nicht viel.»

«Nun, man spürt bei der Inhalation auch nicht viel. Aber ich zeige Ihnen trotzdem noch einmal, wie das geht.» Ich gebe ihr das neue Gerät und mache es gleichzeitig mit dem Demo-Gerät vor. «Zuerst oben die Klappe öffnen, dann das Mundstück zur Seite klappen …» Sie macht es gleichzeitig nach. Das geht. «Dann eine Kapsel aus der Verpackung nehmen und in die Vertiefung hier stecken …» Sie hat etwas Mühe mit den kleinen Kapseln, bekommt sie aber hinein. «Dann das Mundstück wieder darüberklappen … dann hier auf der Seite den großen Knopf fest drücken, dadurch werden in die Kapsel oben und unten Löcher gemacht …»

«Was? Das habe ich nie gemacht!»

«Was? Aber dann … haben Sie ja auch nie den Wirkstoff inhaliert …»

Frau Schauinsland drückt den Knopf entschlossen und inhaliert – offenbar das erste Mal – mit Wirkstoff. «Ja, jetzt spüre ich auch etwas! So was. Da habe ich das immer falsch gemacht bisher.»

Ich nehme die Kapsel wieder heraus, die jetzt oben und unten Löchlein drin hat – ich würde sie ihr gerne zeigen, aber wie gesagt, das sieht sie mit ihren schlechten Augen nicht.

Frau Schauinsland hat eigentlich schon lange begriffen, worum es geht. Nicht so die Frau – davon habe ich nur gehört –, die reklamiert hat, dass ihr allergisch bedingtes Asthma auch mit dem Spray nicht besser würde.

Der Apotheker fragte sie: «Könnten Sie mir zeigen, wie Sie ihn anwenden?»

«Oh, das kann ich hier nicht», meint die Patientin.

«Sollen wir in den Beratungsraum gehen?»

«Das bringt nichts, ich habe ja meine Katze nicht dabei.»

«Warum brauchen Sie Ihre Katze, um mir zu zeigen, wie Sie das Spray anwenden?»

Es stellte sich heraus, dass sie, weil man ihr gesagt hatte, dass ihr Asthma durch die Katzenhaare ausgelöst wird, den Inhalt ihrer verschiedenen Inhalatoren *auf die Katze sprayte*, statt selbst zu inhalieren. Man könnte sagen: Das war für die Katz!

Das falsche Medikament

Man kann Medikamente nicht nur falsch anwenden, indem man sie zur falschen Zeit nimmt oder gar nicht oder indem man den falschen Weg wählt (oral, also durch den Mund, statt anal, also hinten einführen). Man kann auch das falsche Mittel nehmen.

Folgendes Gespräch habe ich genau so in der Apotheke mit einer Kundin geführt:

«Eine Packung Fluimucil und ein Resyl plus bitte.»

Ich hole die beiden Medikamente und stelle sie vor die Kundin.

«Man soll die beiden aber nicht gleichzeitig nehmen, das wissen Sie? Das Fluimucil ist ein Schleimlöser, und wenn man das zusammen mit dem Hustendämpfer Resyl plus nimmt, dann bleibt der gelöste Schleim einfach liegen und bildet einen schönen Nährboden für Bakterien.»

«Ja, ich weiß schon. Ich nehme es nicht zusammen. Ich nehme das Resyl plus am Tag und das Fluimucil für die Nacht.»

«Für die Nacht? Normalerweise macht man es genau umgekehrt: Tagsüber zwei- bis dreimal den Schleimlöser und den Hustendämpfer nachts, damit man schlafen kann.»

«Aber wenn ich den Schleimlöser am Tag nehme, dann huste ich doch dauernd!»

«Nur, bis der Schleim jeweils draußen ist. Außerdem: Nachts beim Schlafen husten Sie ja auch nicht. Wenn Sie ihn dann nehmen, bleibt der Schleim doch auch einfach liegen.»

«Aber ich huste nicht gerne die Leute an!»

«Das ist löblich, aber ich denke auch, wenn Sie es so nehmen, wie Sie gesagt haben, könnte es um einiges länger dauern, bis der Husten wieder weg ist.»

«Ach, geben Sie es mir einfach.»

«Und wie wäre es, wenn Sie tagsüber bei Hustenreiz einfach ein Hustenbonbon lutschen würden?»

Ein Kunde kommt ziemlich aufgewühlt in die Apotheke:
«Sterbe ich jetzt, wenn ich versehentlich das hier benutzt habe, statt meinem normalen Mundspray?»

«Das hier» war eines dieser Sprays, die man in Toiletten an die Wand kleben kann und die dann bei Betätigung den Raum zuduften (Airwick oder so). Nach einem Telefonat mit einer Toxikologin (die das ziemlich lustig fand), konnte ich dem Patienten sagen: «Nein, solange Sie es nicht inhalieren, wird Ihnen nichts passieren.»

Irgendwie erinnert mich das an ein Ferienerlebnis, als mein Papa in einer Lodge in Südafrika statt des Mückensprays (essenziell, wenn man draußen essen will) den Raumduft erwischt hat. Er fand, der riecht besser als der andere – blöd nur: Die Mücken waren derselben Meinung!

Ein ziemlich gestresster Mann kommt in die Apotheke:
«Ähh. Meine Schwiegermutter hat ziemlich schweren Durchfall, und ich hab gerade realisiert, dass ich ihr das Falsche gegeben habe. Also, wenn ich ihr eine doppelte Dosis Dulcolax gegeben habe, hilft dann eine vierfache Dosis Imodium dagegen?»

Uh, oh. Nein! Erklärung für Patienten und andere Laien: Dulcolax = Mittel gegen Verstopfung, Imodium = Mittel gegen Durchfall. Das … muss sie jetzt aussitzen.

Und wenn ich schon Imodium höre, muss ich immer an die Frau denken, die gefragt hat: «Haben Sie andere Schmerztabletten? Die ich meiner Mutter gegeben habe, wirken nicht.»

«Welche haben Sie denn probiert?»

«Imodium lingual.»

«Imodium? Aber das ist gegen Durchfall, das sind doch keine Schmerztabletten!»

«Das steht aber drauf: Schmerztabletten.»

Nein … da steht drauf Schme*L*ztabletten. Die sind zum Auflösen auf der Zunge.

Ein Mann mit Lederjacke und Jeans stapft an die Theke. Ich wittere Ärger. Das ist auch keine Kunst, es strömt bei ihm praktisch aus allen Poren.

«Wo ist die Apothekerin?!», sagt er laut genug, dass ich es höre, aber ich bin ja schon längst auf dem Weg.

«Das bin ich.»

«Wegen Ihnen habe ich einen Strafzettel bekommen und darf jetzt ein paar Monate nicht mehr Autofahren – und was mich das an Versicherung kostet, da darf ich gar nicht dran denken!»

«Was ist denn passiert?»

«Das ist passiert: Wegen einem Medikament, das ich von hier bekommen habe, hat mein Auto jetzt einen Totalschaden!»

«Oh.» Wir neigen zwar dazu, bei den wirklich gefährlichen Medikamenten darauf hinzuweisen, dass sie müde machen können, aber es gehört nicht zur Standardprozedur, auf alle Nebenwirkungen aufmerksam zu machen. Ein Patient hat auch eine Eigenverantwortung. Es kann also durchaus sein, dass er «wegen» eines Medikaments nicht mehr so fahrtüchtig war. Allerdings haben weder das Medikament noch wir den Unfall gebaut …

«Ja. Ich weiß nicht mehr, was das für Tabletten gewesen sind, aber ich habe sie von hier. Die hat mir der Arzt verschrieben. Das war eine weiße Packung mit Grün oder Blau. Am Mittag habe ich eine von denen genommen. Gegen sechs Uhr abends hatte ich dann mit Freunden ein, zwei Bier getrunken – das ist normalerweise kein Problem –, aber wegen den Tabletten … Jedenfalls habe ich auf der Rückfahrt mit dem Auto einen Totalschaden gemacht! Ich will jetzt von Ihnen wissen: WAS waren das für Tabletten?»

«Lassen Sie mich einen Blick in Ihr Dossier werfen …» Gut, dass wir über alle abgegebenen rezeptpflichtigen Medikamente «Buch»

führen, also im Computer Patientendossiers haben. «Hmmm ...
Sie hatten da vor einiger Zeit Codein-Tabletten verschrieben bekommen. Gegen nächtlichen Husten. Das sind diese hier.» Ich
zeige sie ihm. Er schaut sie etwas zweifelnd an. «Aber Sie haben
gesagt, die Packung der Tabletten, die Sie verdächtigen, wäre mit
Blau oder Grün gewesen? Die hier ist rot. Es ist durchaus möglich,
dass dieses Medikament Einfluss hat auf die Fahrtauglichkeit.»
Ich schaue weiter. «Da ist noch ein Medikament in Ihren Unterlagen, das in Frage kommt. Sirdalud-Tabletten. Das ist ein muskel-
entspannendes Mittel. Das halte ich für etwas wahrscheinlicher.
Die machen an sich schon mehr müde – und da steht auch ausdrücklich in der Packungsbeilage, dass ‹in Kombination mit Alkohol die Fahrtüchtigkeit beeinträchtigt ist›. Außerdem (ich hole die
Packung), *das* wäre eine grüne Packung.»
Der Patient schaut sich die beiden Medikamente an und runzelt
die Stirn.
«Das war aber nicht die Packung, die ich hatte.»
«Das sind die einzigen Verdächtigen, die ich bei Ihnen in den Unterlagen finden kann. Und beide Medikamente haben Sie schon
vor Monaten bei uns bezogen – hatten Sie denn Husten oder wie-
der Schmerzen, dass Sie eine davon genommen hätten?»
«Nnnneinn ...»
Außerdem hatten wir bei beiden Medikamenten die Dosierung
auf die Packung geschrieben – beide waren für die Nacht zu neh-
men. Die Sirdalud eben, weil sie müde machen – und die Codein-
Tabletten als Hustendämpfer, dass er schlafen konnte.
Dann geht dem Kunden ein Licht auf: «Der Name war auch irgendetwas mit S... Si... Stimox?»
«STILNOX?», frage ich ungläubig. Ich hole die Packung aus der
Schublade und lege sie zu den anderen beiden. Die ist leicht
blau ... und weiß. Und die Tabletten sind auch weiß.
«Ja, DAS ist die Packung!»

«Das … haben Sie aber nicht von uns bekommen.»

«Nein … warten Sie mal. Ich glaube, die hat mir der Arzt direkt gegeben!»

«Wissen Sie, was das ist?»

«Etwas zum Beruhigen?»

«Ein bisschen mehr als das. Das ist ein ziemlich starkes Schlafmittel. Und eines der Medikamente, zu denen ich ganz sicher etwas sagen würde. So etwas wie ‹Gehen Sie nach der Einnahme gleich ins Bett. Laufen Sie nicht mehr herum› – und *ganz* sicher fährt man damit nicht mehr Auto.»

Der Mann sieht aus, als wolle er jetzt auch noch seinem Arzt einen Besuch abstatten. Aber was bringt es? Laut Gesetz gibt es bei Medikamenten im Gegensatz zu Alkohol keine Grenzwerte, was noch erlaubt ist. Es gilt die Eigenverantwortlichkeit.

Problematische Medikamente sind unter anderem: Schmerzmittel, Hustenmittel, Schlaf- und Beruhigungsmittel, Antiallergika, Psychopharmaka, Muskelrelaxantien, außerdem Mittel gegen Bluthochdruck (vor allem zu Beginn der Einnahme), Diabetes (wegen der Unterzuckerungsgefahr), Augentropfen (wenn sie die Sehstärke herabsetzen).

Andererseits ist es oft ebenso problematisch, die Medikamente *nicht* zu nehmen.

Darum sage ich dem Mann noch, bevor er geht: «Sie sollten unbedingt schauen, wofür das Mittel ist, bevor Sie es nehmen. Und bitte schauen Sie vor dem Autofahren, ob bei den Medikamenten speziell etwas steht von wegen Fahrtüchtigkeit. Und auf jeden Fall müssen Sie auf die Kombination mit Alkohol verzichten!»

Wütend stapft er wieder raus. Nur habe ich diesmal das Gefühl, dass er mehr sauer auf sich selbst ist als auf uns.

Am Telefon ist eine beunruhigt klingende Frau:

«Sind Sie die Apothekerin? Ich habe da eine wichtige Frage.»

«Ja, um was geht es denn?»

«Also mein Sohn, er ist 19 Jahre alt, hat letzthin bei seiner Freundin übernachtet …»

«Jaaa?», frage ich vorsichtig.

«Und da hat er eine Dummheit gemacht.»

Noch vorsichtiger: «Jaa?» Ich denke: Uh, oh. Was kommt wohl jetzt? Ungeschützter Geschlechtsverkehr? Drogen? Was?

«Er hat sich nämlich erkältet: Schnupfen, etwas Fieber …» Okay, das habe ich jetzt nicht unbedingt erwartet. «Und da hat seine Freundin ihm am Morgen einfach eine Antibiotikum-Tablette gegeben, die sie noch daheim hatte.»

«Ah.»

«Ja, und das ist doch ganz schlecht!», sagt sie aufgebracht. «Ich meine, *wie kann sie nur*?»

«Ist er denn allergisch dagegen?»

«Nein, aber man soll doch nicht einfach Antibiotika nehmen … und wenn er jetzt aufhört, ich habe gehört, das ist auch nicht gut, wenn man zu früh aufhört, das zu nehmen!»

«Nun, man sollte Antibiotika möglichst gezielt nehmen, und eine einfache Erkältung ist sicher nicht die richtige Anwendung. Aber er hat nur eine Tablette genommen?»

«Ja.»

«Nun, dann sagen wir in dem Fall, einmal ist keinmal. Er soll einfach keine mehr nehmen und seine Erkältung mit normalen Mitteln behandeln. Etwas mit Paracetamol gegen das Fieber, falls nötig, und Schnupfenspray vielleicht. Und sagen Sie der Freundin vielleicht, dass sie nicht einfach übriggebliebene Medikamente verabreichen soll …»

«O ja, das werde ich ganz sicher!», sagt sie noch bestimmt und legt auf.

Na dann.

«Kennen Sie diese kleine Packung mit Granulat, die man in Medikamentenbüchsen findet, wo draufsteht: ‹Nicht essen›? Was mache ich damit?»

«Eben: Nicht essen! Und am Schluss mit der Packung entsorgen. Die dient dazu, eventuelle Feuchtigkeit abzufangen, damit die Tabletten besser halten.»

«Ah. Okay.» Pause. «Und wenn ich doch etwas davon zu mir genommen hätte?»

Typischer Fall. Wenn jemand fragt: «Was kann passieren, wenn ich das und das mache …?», dann ist es höchstwahrscheinlich schon passiert.

«Es ist nicht so schlimm, das Zeug ist wie Sand, aber … machen Sie das nicht mehr, ja?»

Es gäbe hier wohl noch viel mehr anzufügen. Der Mensch ist unglaublich kreativ. Manchmal auch mit Sachen, bei denen er es besser nicht wäre. Oder anders gesagt: Medikamente kommen nicht ohne Grund mit genauen Anweisungen, wie man sie anzuwenden hat. Man muss natürlich auch in der Lage sein, sie lesen zu können. Was bei der Winzschrift, den vielen Fachwörtern und übermäßig vielen Informationen wirklich nicht einfach ist.

Wir haben da einen neuen Patienten, Herrn Gummibaum, knapp 60 Jahre alt. Sehr freundlich, sehr geduldig. Er nimmt ein paar Medikamente als Dauertherapie, und weil er neu ist bei uns, frage ich nach:

«Kommen Sie zurecht mit Ihren Medikamenten? Sie haben das letzte Mal doch ein neues verschrieben bekommen. Die Esomeprazol.»

«Meinen Sie diese?» Er zieht eine Schachtel Clopidogrel aus der Tasche.

«Nein, ich meinte das Mittel für den Magen. Diese hier sind die Blutverdünner.»

«Oh, Entschuldigung.»

«Kein Problem, aber … die anderen, nehmen Sie die auch?»

«Ich weiß nicht.»

«Oh. Warum nicht?»

«Ich weiß nicht, welche Sie meinen.»

«Ich meine die Esomeprazol. Man nimmt sie vor dem Morgenessen.»

«Ich weiß nicht, wie sie aussehen.»

«Die Schachtel ist weiß mit Violett, und auf der Schachtel steht …» Er wirkt eingeschüchtert. «Ich erzähle das normalerweise niemandem, aber … ich kann nicht lesen.»

«Oh.»

«Also weiß ich nicht, was für Tabletten ich genau nehme.»

«Das ist ein Problem. Aber danke, dass Sie mir das gesagt haben. Wir müssen einen Weg finden, dass Sie wissen, welche Medikamente Sie nehmen und wie.»

«Was meinen Sie mit *wie*? Soll ich die nicht einfach schlucken?»

«Schon, aber manche nimmt man einmal täglich am Morgen, andere besser am Abend, andere mit dem Essen oder vorher …»

«Ich nehme im Normalfall eine von jeder Art am Morgen.»

«Das ist schon mal ein Anfang, aber wir wollen es richtig machen. Kommen Sie doch bitte mit allen Medikamentenpackungen, die Sie haben, vorbei. Vielleicht können wir etwas darauf malen oder so …»

Es gibt Kunden, mit denen man immer wieder zu tun hat. Und das ist schön, wenn man als Stammapotheke sieht, wie die Kunden gesundheitlich Fortschritte machen, oder auch nur, wenn sie uns an ihrem Leben ein bisschen teilhaben lassen und wir sie ein kurzes oder längeres Stück begleiten dürfen. Für die Kunden ist es auch etwas sehr Gutes, eine Stammapotheke zu haben. Wir führen Patientendossiers, wir kennen den Kunden und seine Probleme und wissen, was für Medikamente er bekommt, worauf er schlecht reagiert, was gutgeht, wo es Wechselwirkungen gibt und so weiter. All das hilft uns, die Leute zu beraten, damit sie ihre Medikamente richtig anwenden. Aber die Patienten müssen dafür auch auf uns hören.

Frau Ennui ist ein Negativbeispiel. Eine Kundin, die problematisch ist in mehrerlei Hinsicht. Einerseits hat sie sich entschieden, mehr als eine Apotheke zu beehren, wohl weil sie denkt: Wenn ich bei der einen Apotheke nicht bekomme, was ich will, dann wohl bei der anderen. Sie geht zu mehreren Ärzten. Sie hat verschiedene Gesundheitsprobleme. Manche davon sind real, bei anderen habe ich das Gefühl, dass es mehr daran liegt, dass sie viel zu viel Zeit hat, sich mit sich selbst zu beschäftigen.

Deshalb haben wir – und wohl auch andere Apotheken und natürlich die Ärzte – häufiger Kontakt mit ihr. Und mit häufiger meine ich: oft mehrmals täglich.

Dadurch, dass sie bei mehreren Apotheken ist, hat man bei ihr eben *nicht* die aktuelle und vollständige Info darüber, was sie jetzt alles nimmt.

Außerdem nimmt sie die Sachen nie wie vorgeschrieben, beziehungsweise wie man es ihr sagt.

Frau Ennui ruft an. Einmal mehr.

«Könnte ich die Apothekerin sprechen?»

Ja, es *muss* die Apothekerin sein. Immer. Eine einfache Assistentin oder gar Drogistin könnte ihre Fragen nicht beantworten (sagt sie). Ihren Namen nennt sie bei ihren Anrufen übrigens nicht. Kleiner Tipp: Wenn Sie Ihre Apotheke anrufen und erwarten, dass man Sie allein an der Stimme erkennt (und das auch so ist), dann rufen Sie eindeutig zu oft an!

«Ich habe vom Arzt Dulcolax verschrieben bekommen, wie muss ich das nehmen?»

Ich denke: Von uns hat sie das nicht bekommen. Wurde das nicht schon in der anderen Apotheke bei der Abgabe erklärt? Bestimmt.

«Am Abend vor dem Schlafen ein bis zwei Tabletten, dann können Sie am anderen Morgen auf die Toilette.»

«Wie lange dauert das, bis das wirkt?»

«Etwa acht Stunden, darum nimmt man es ja vor dem Schlafen.»

«Wann muss ich dann ins Bett?»

«Dann, wenn Sie normalerweise gehen – die Tablette wirkt über Nacht.»

«Dann muss ich nicht länger warten mit dem Schlafengehen?»

«Nein … Denken Sie aber bitte daran, dass das den Darm ziemlich vollständig leert, das bedeutet, Sie müssen nicht gleich wieder am nächsten Tag auf die Toilette, das kann ein paar Tage dauern und bedeutet nicht, dass man schon wieder verstopft ist. Nehmen Sie es nicht regelmäßig!»

Ich erwähne das hier so ausdrücklich, weil das gerade bei potenten Abführmitteln wie Dulcolax wirklich ein Problem ist. Dann landet man in null Komma nix in einem netten Teufelskreis und kann bald nicht mehr ohne Tabletten auf die Toilette.

Nächster Tag, nächste Runde.

«Könnte ich bitte die Apothekerin sprechen?»

Na klar.

«Wie viel kosten die Dulcolax-Tabletten bei Ihnen?»

Hmpf – und *dafür* braucht man die Apothekerin?

«Und die Dulcolax-Zäpfchen?»

Nächster Tag, nächste Runde.

«Könnte ich bitte die Apothekerin sprechen?»

Grrrr.

«Wie lange dauert es, bis das Dulcolax wirkt?»

«Das habe ich Ihnen doch neulich schon erklärt? Etwa acht Stunden …»

«Und die Zäpfchen?»

«Die gehen etwas schneller: zwischen 30 und 60 Minuten normalerweise.»

«Und wenn ich beides genommen habe?»

«Sie haben die Tabletten *und* die Zäpfchen genommen?»

«Ja.»

Grrrrumpf – ich sagte ja, sie hält sich nicht an Therapieanweisungen. «Das soll man nicht. Entweder oder. Außerdem: Wenn Sie die Dinger ständig nehmen, können Sie bald nicht mehr ohne die auf die Toilette.»

«Und was soll ich jetzt tun?»

«… damit aufhören und dem Darm eine Chance geben, sich für die nächsten paar Tage zu erholen?»

O ja. Und fragen Sie doch in Zukunft bitte die Apotheke, die Ihnen die Medikamente gegeben hat. Ich bin sicher, die sind auch daran interessiert, wie Sie sie anwenden.

Die lieben Kollegen – Mitarbeiter und andere Apotheker

Ich habe ganz tolle Mitarbeiter! Das sind alles unglaublich liebe Menschen, mit denen ich gerne zusammenarbeite. Sie sind freundlich, engagiert, zuverlässig und haben ein enormes Wissen. Das ist auch wichtig, denn in einer nicht allzu großen Apotheke steht man ja täglich Schulter an Schulter und arbeitet und leidet gemeinsam.

«Meine» Apotheke hat auch ein großes Sortiment an Kosmetika und Parfüms sowie Naturheilmittel, weshalb ich nicht nur mit Pharma-Assistenten (in Deutschland nennt man die PTA = Pharmazeutisch-technischer Assistent), sondern auch mit Drogisten zusammenarbeite. Eigentlich müsste ich hier durchgehend die weibliche Form benutzen, denn bei uns gibt es nur Frauen. Das ist nicht so gewollt, das hat sich einfach so ergeben. Trotzdem wehre ich mich gegen Behauptungen, wir seien ein «Hühnerhaufen». Hier arbeiten Profis.

Donna

Mir zur Seite steht die rechte Hand der Apothekerin, die Pharma-Assistentin. Sie heißt Donna, hat schon 20 Jahre Erfahrung, ist selber Mutter, sehr kompetent, hat schon so gut wie alles gesehen und gehört, ist ausgesprochen schlagfertig – und sie lässt sich von Kunden nichts gefallen. Ihr Motto: «Der Kunde ist König – solange er sich auch so benimmt!»

Schlagfertig fand ich zum Beispiel, wie sie Frau Bierflasche handhabt. Das ist eine Kundin, die bei allen Angestellten bekannt (und gefürchtet) ist, weil sie – auch wenn sie einmal nicht betrunken in die Apotheke kommt – öfter mal Dinge verlangt, die es einfach nicht gibt – und die dann ausfällig wird, wenn sie nicht genau das bekommt, was sie will.

Frau Bierflasche verlangt zum Beispiel «etwas gegen Nacken-schmerzen». Dann reklamiert sie, dass das auf der empfohlenen Schmerzmittelpackung nicht explizit draufsteht. Was sagt Donna? «Kein Problem, ich kann es Ihnen gerne draufschreiben.» Also schreibt sie *Gegen Nackenschmerzen* drauf. «Gut so?»

Frau Bierflasche war so baff, dass sie tatsächlich nichts mehr ge-sagt und es gekauft hat.

Ansonsten hat Donna einfach die Geduld weg. Da war zum Bei-spiel die ältere Frau, die mit zwei Schachteln Vitamintabletten in der Dose kam. Eine alte, die sie von zu Hause mitgebracht hatte, und eine neue Packung. Es war die gleiche Marke, nur das Design hatte sich in der Zwischenzeit verändert. Das schien die Frau zu verwirren.

«Sind das dieselben?»

«Ja. Wie Sie an dem Namen auf der Etikette sehen können, das sind dieselben.»

«Sind Sie sicher?»

«Ja.»

«Wie können Sie sicher sein? Sie sehen unterschiedlich aus!»

«Es ist derselbe Name drauf und dieselbe Menge an Wirkstoffen drin, sehen Sie die Angaben?»

«Ja, aber die Packung ist ganz anders. Wie können Sie da sicher sein?»

Mit überzeugtem Ton wiederholt Donna: «Es *ist* dasselbe, ich ver-spreche es.»

«Kann ich die Dose aufmachen und nachschauen?»

«Nein, die hat ein Sicherheitssiegel. Dann müssten Sie sie schon vorher kaufen.»

«Aber woher soll ich dann wissen, dass es wirklich dasselbe ist?»

Donna dreht die Packungen so, dass beide Strichcodes nach oben schauen. «Sehen Sie die Zahlen hier unter den Strichen? Es sind dieselben, also ist dasselbe drin.»
Die Kundin schaut sich das ganz genau an.
«Und Sie sind sicher?»
«Jaa!»
«Okay, dann kaufe ich sie. Aber wenn es nicht dieselben sind, dann bringe ich sie wieder zurück.»
«Natürlich. Danke und einen schönen Tag noch.»

Montagabend, kurz vor Ladenschluss in der Drogerie.
«Guten Abend. Ich bin eine Stammkundin von Ihnen, eigentlich sollten Sie meinen Namen kennen ...»
Donna, die wieder einmal mit mir Spätdienst hat, und ich tauschen einen kurzen Blick. Ich schüttle den Kopf: Nein, die habe ich noch nie gesehen, und ich arbeite doch schon etwa zehn Jahre hier. Die wirklichen Stammkunden kenne ich eigentlich.
Aber was für eine seltsame Eröffnung – will sie Donna ein schlechtes Gewissen machen, weil sie ihren Namen nicht weiß?
Also ignoriert Donna das einfach: «Guten Abend, was darf es denn sein?»
«Ich brauche ein Kamillosan, habe aber kein Geld dabei. Ich kann doch sicher auch morgen noch zahlen?»
Wieder ein kurzer Blickaustausch. Also daher weht der Wind! Wieder schüttle ich kurz den Kopf.
«Tut mir leid, aber das machen wir grundsätzlich nicht.»
«Oh.» Sie bemerkt unsere Wandkalender, die wir im Moment an die Kunden verteilen. «Sie haben aber hübsche Kalender hier, da könnte ich ein paar brauchen.»
Donna, in großzügigem Ton: «Sie dürfen gerne *einen* mitnehmen, und wenn Sie morgen das Kamillosan holen kommen, dürfen Sie dann noch einen haben.»

Ich verziehe mich schleunigst, sonst fällt noch auf, wie ich grinse. Ja, ich hab clevere Mitarbeiter.

Sabine

Für unsere umfangreiche Drogerie- und Parfümerieabteilung habe ich Sabine.

Sie ist mit 25 erst seit ein paar Jahren ausgelernt, was sich gut an ihrem Enthusiasmus erkennen lässt. Sie ist ausgesprochen liebenswert zu so ziemlich jedem und jeder, kann aber … mehr als offen sein. Das heißt, manchmal sagt sie Dinge, bei denen sich mir die Haare sträuben und ich dann staune, wie gut das trotzdem ankommt. Außerdem ist sie ein Kosmetikgenie.

Vielleicht kommen deshalb auch solche Aussagen noch an: «Wissen Sie, in *Ihrem* Alter müssen Sie unbedingt etwas für die Haut machen. Ab einem bestimmten Alter braucht sie einfach mehr Pflege, da reicht es nicht mehr, einfach Nivea draufzupappen. Und Sie wollen doch sicher Ihre schöne Haut behalten, oder?»

Sie ist auch diejenige, die das Team zusammenhält und mit ihrer Art noch den anstrengendsten Tag rettet.

Von wem sonst bekomme ich am Nachmittag einen heißen, dampfenden Chai-Tee direkt vor mich hingestellt, wenn mir langsam die Luft ausgeht und ich vor lauter Rezepten und Problemen mit der Krankenkasse und Arzttelefonaten kaum mehr zum Luftholen komme? Und dann die selbstgebackenen Plätzchen. Das kann sie super. Leider schlägt sich das bei ihr etwas mehr an den Hüften nieder, weshalb sie immer (oder immer wieder) auf Diät ist. Es ist schon gemein: Eigentlich schaut sie mehr darauf, was sie isst und trinkt und wie sie sich bewegt, als ich und hat doch mehr Mühe mit dem Gewicht. Gut, bei mir könnte das auch dran liegen, dass, wenn ich arbeite, ich manchmal wirklich nicht zum Essen komme. Und bei Stress geht mir mein Hungergefühl ganz flöten. Von daher bin ich ganz froh um so gelegentliche Zuwendungen wie Tee oder Plätzchen.

Wie gesagt, Sabine sorgt für uns. Zum Beispiel so: Abends läuft normalerweise nicht mehr viel, sodass man Gelegenheit hat, ein bisschen mit den Kunden zu schwätzen. Eine liebe alte Kundin, Frau Pudelkern, kommt mit einem Rezept vorbei. Dabei komme ich (oder besser meine Nase) nicht umhin zu bemerken, dass sie ziemlich nach abgestandenem Urin riecht. Das kann vorkommen, selbst mit den besten Einlagen – vor allem aber, wenn man den ganzen Tag dieselbe anhat.

Ich kann ihr schlecht sagen, dass sie stinkt. Genauso wenig kann ich einfach auf Abstand gehen. Das wäre gerade so unhöflich, also versuche ich es zu ignorieren.

Ich führe das Rezept aus, und wir unterhalten uns ein wenig über dies und das. Nach ein paar Minuten merke ich, wie sich Sabine neben mich stellt. Ziemlich dicht. Genau genommen innerhalb des Bereiches, den man so als sein «Privatareal» ansieht.

Erst bin ich etwas irritiert – will sie mich etwas fragen? Aber nein, sie hat keinen Kunden und scheint sich auch einfach nur mit dem Computer zu beschäftigen. Als ich sie fragend anschaue, schüttelt sie nur lächelnd den Kopf und bleibt einfach dort. Da merke ich, dass sich in den Uringeruch Parfümduft mischt. Zuerst denke ich das kommt von meiner Kundin. Gar nicht mal übel das Parfüm, denke ich.

Als Frau Pudelkern sich verabschiedet hat, bleibt der Duft aber. Fragend schaue ich Sabine an: «Wieso stehst du eigentlich so nahe bei mir? Kann ich dir bei etwas helfen?»

«Nein, nein,» sagt sie, «hast du es nicht bemerkt?»

«Was denn?»

«Ich bin dein lebendes Duftbäumchen!»

Sie hat bemerkt, wie streng die Kundin riecht, und sich gedacht, sie hilft mir etwas, indem sie sich mit dem neusten Duft besprüht und sozusagen ein olfaktorisches Gegengewicht bildet. Es hat funktioniert!

«O nein!», schreit es vorne in der Drogerieabteilung. Mir krampft sich der Magen zusammen. Was ist los? Haben wir etwas falsch abgegeben?

Nein, es ist Sabine. Sie hat gerade festgestellt, dass sie dem letzten Kunden zu wenig Geld herausgegeben hat: «Er hat mir doch einen Zwanziger gegeben, nicht einen Zehner!»

Sie rennt zur Türe heraus, doch er ist schon weg. Aber es war ein Stammkunde, und sie weiß noch seinen Namen. Sie sucht seine Telefonnummer heraus und informiert ihn per Telefon über ihr Malheur, wobei sie sich tausendmal entschuldigt.

Die beiden kommen überein, dass sie ihm das Rückgeld auf die Seite legt.

Am nächsten Tag kommt er wieder:

«Mit dem Geld, das ich gestern so nicht ausgegeben habe, gehe ich jetzt gleich zwei Lottoscheine kaufen!», strahlt er. Und als er kurz danach wieder zurückkommt, drückt er Sabine einen Zettel in die Hand. «Das sind die Zahlen. Falls ich gewinne, bekommen Sie die Hälfte!»

Soll ich es sagen? Er hat *tatsächlich* etwas gewonnen! Millionäre sind sie jetzt nicht, aber die beiden teilten sich die 30 Euro.

Nur ich bin insgeheim froh, dass es nicht mehr war. – Ich will sie schließlich noch lange bei uns als Angestellte haben.

Sabine gehört trotz aller Freundlichkeit und Teamgeist und Enthusiasmus eher auch zu den direkten Leuten. Das finde ich gut, denn da weiß man, woran man ist. Aber trotz ihrer Direktheit wirkt Sabine nicht verletzend oder gar respektlos.

Und doch … da war diese Kosmetikkundin, die sie bediente. Sie wollte eine Gesichtscreme, und Sabine fragte, was sie denn bisher ausprobiert hat.

Plötzlich meint die Kundin zu Sabine: «Sie sind ziemlich respektlos Älteren gegenüber!» Ich habe keine Ahnung, was der Auslöser für diese Bemerkung war.

Es ist nicht mal so, dass die Kundin sehr alt gewesen wäre (50 vielleicht) oder Sabine etwas gesagt hätte, was ich als respektlos empfinden würde.

Tatsächlich ist es *genau die* Mitarbeiterin, die ich nach Möglichkeit aussuche, wenn bei mir der Geduldsfaden kurz davor ist zu reißen, zum Beispiel wenn ich schon hoch und runter nach dem Make-up gesucht habe, das die Kundin angeblich bei uns bestellt hat. Von mir will sie nicht hören, dass sie in der falschen Drogerie ist, aber meine Drogistin Sabine bringt das mit Engelsgeduld rüber. Und gibt ihr womöglich noch die richtige Adresse.

Doch zurück zur Gesichtscreme. Jedenfalls hat meine überraschte Kollegin sich rasch entschuldigt und sie mit etwas gedämpfter Stimmung, aber ruhig weiter beraten. Was sollte sie dazu auch groß sagen? Sich auf Diskussionen einlassen, warum die Kundin jetzt denke, sie sei respektlos, ließe das Ganze nur eskalieren.

Aber das war noch nicht alles.

Sabine erklärt: «Und diese Grundlage eignet sich speziell für eher trockene, empfindliche Haut …»

«Jetzt haben sie schon wieder *diesen Ton!*»

Sabine guckt nur baff und hat dann möglichst rasch ihre Beratung beendet und der Kundin verkauft, was sie wollte. Und dieses eine Mal war ich dann in der Rolle, sie moralisch wiederaufzubauen.

Dann gibt es noch Minnie, unsere Azubine. Sie absolviert bei uns in der Apotheke den praktischen Teil ihrer Ausbildung zur Pharma-Assistentin. Sie stellt sich oft – für Auszubildende nicht untypisch – unbeholfen und nervös an. Das liegt natürlich daran, dass sich ihr Wissen und ihre Schlagfertigkeit noch im Aufbaustadium befinden. Ihre Beratungsqualität schwankt auch noch zwischen Über- und Unterschätzung. Außerdem hat sie eine Tendenz zur Naivität. Auf Minnie muss immer eine von uns ein gutes Auge haben.

Unvergessen bleibt zum Beispiel ihre Frage, als eine Kundin ein Schmerzmittel gegen Menstruationsbeschwerden verlangt: «Für Frauen?»

Oder als sie mich (zum Glück nicht vor Kunden) gefragt hat: «Und woher weiß die Tablette, wo sie im Körper hinmuss?»

Das weiß die Tablette natürlich nicht. Der Wirkstoff verteilt sich im ganzen Körper.

Nun gut, sie lernt noch. Es ist noch kein Meister vom Himmel gefallen. Und jetzt sage ich mir das ein paarmal vor, damit ich nicht allzu sehr über sie herfalle, wenn ich versuche, ihr ein paar Sachen zu erklären …

Minnie kommt zu mir und fragt: «Wo haben wir die fünf Tabletten?»

«Die was? Welche fünf Tabletten?»

«Der Kunde fragt nach den ‹fünf Tabletten›.»

«Und hast du ihn nicht gefragt, für was die sind?»

«Nein … ich wollte nicht begriffsstutzig erscheinen …»

Na gut, dann gehen wir mal. Mir macht es weniger aus, scheinbar keine Ahnung zu haben, als etwas Falsches zu sagen oder zu machen.

Also sage ich zu dem jungen Mann: «Guten Tag, vielleicht kann ich Ihnen helfen?»

«Ich suche nach diesen Fünf-am-Tag-Tabletten.»

«Sie müssen mir ein bisschen helfen: Für was sind die?»

«Keine Ahnung, sie sollen auf jeden Fall gesund sein. Ich höre immer, man soll fünf am Tag nehmen – also, haben Sie die?»

Langsam geht mir ein Licht auf. «Meinen Sie vielleicht diese Kampagne überall: ‹Fünf am Tag›?»

«Ja genau, im Fernsehen sagen sie immer, man soll fünf am Tag nehmen, das sei gesund. Verkaufen Sie die?»

Pharmama: «Ummm, nein, aber der Supermarkt unten wird Ihnen gerne weiterhelfen. In der Werbung geht es darum, dass man fünf Portionen Obst oder Gemüse am Tag essen soll.»

«Dann kann ich nicht einfach Tabletten nehmen?», fragt er enttäuscht.

«Sie könnten natürlich auch eine Vitamintablette nehmen, aber es ist besser, wenn man seinen Vitaminbedarf über gesunde Nahrungsmittel deckt.»

Als er gegangen ist, fragt mich Minnie: «Und was ist, wenn er *fünf* Vitamintabletten am Tag nimmt? Wäre das dasselbe?»

«Nein!!»

Ich höre ja immer gerne zu, wenn meine Mitarbeiter Kunden beraten. Nicht unbedingt, um sie nachher zu korrigieren – auch ich lerne noch dazu, zum Beispiel, wenn es darum geht, etwas zu erklären:

«Ein Aspirin, bitte.»

Minnie: «Tablette oder Brausetablette?»

«Was sind Brausetabletten?»

«Ah, das sind die Dinger, die Sie in ein Glas Wasser werfen und die dann so blubbern beim Auflösen.»

In der Tat. Blubber, blubber …

Morgens fragt Minnie mich: «Darf ich rasch zu Hause anrufen? Es ist dringend!»

«Natürlich, aber was ist denn das Problem?»

«Ich habe heute Morgen mein Handy liegen gelassen. Meine Mutter soll es mir bringen.»

«Also, wenn das wirklich so wichtig ist für dich … mach das.»

Und Mama macht's. Minnie wohnt nicht gerade in der nächsten Straße, ein Weg dauert mindestens 20 Minuten. Gut, zu meiner Zeit gab es noch keine Handys, aber ich weiß, was *meine* Mutter gesagt hätte, wenn ich mit so einem Anliegen angekommen wäre. Es wäre etwas in der Art gewesen:

«Kein Problem, das Telefon läuft nicht weg, das ist noch da, wenn du heute Abend kommst.»

No way, dass sie mir das gebracht hätte. Und das finde ich auch okay.

Aber das Telefon wurde ja geliefert, und Minnies Welt ist wieder in Ordnung.

Pharmama

Und dann bin ich ja noch da, die Pharmama. Weshalb das Alias Pharmama?

Einerseits, weil ich Apothekerin oder Pharmazeutin bin und andererseits, weil ich eine Mama bin von einem entzückenden kleinen Sohn.

Aber auch darum Pharmama, weil meine Kunden und Patienten mir manchmal wie Kinder sind. Ich sorge mich um sie und schaue, dass es ihnen möglichst gutgeht. Und ich sehe sie auch aufwachsen. In den mittlerweile 15 Jahren, die ich schon Apothekerin bin, habe ich Kunden und Patienten begleitet. Von der Abgabe klassischer Kindermedikamente über Aknemittel zu Kondomen und der Pille. Und dann mitzubekommen, wie die dann irgendwann schwanger werden und es wieder losgeht mit Kindermedikamenten. Für dieselbe Familie sozusagen ... Aus Eltern werden Großeltern usw.

Ich habe miterlebt, wie die Leute nach Unfällen oder Krankheiten wieder gesund wurden – und manchmal auch nicht. Krebs ist noch immer der große Widersacher, aber für anderes haben wir inzwischen Medikamente.

Es tut weh, einen Patienten zu verlieren. Und irgendwie scheinen es immer die wirklich netten und lieben zu sein, denen die Sachen zustoßen, die man so gar niemandem wünscht.

Und wie bin ich so? Ich bin mehr stoisch als geduldig – und froh, dass man von außen den Unterschied so schlecht erkennen kann. Ich bin Vollblut-Apothekerin. Jedenfalls lebe ich, solange ich in der Apotheke bin, für Medikamente, Wechselwirkungen, Dosierungen, Nebenwirkungen und mehr. Zuhause allerdings lebe ich für meine Familie. Da kann ich voll um- und abschalten. Es gibt noch ein Leben neben der Arbeit.

Und ich habe eine Aversion gegen Telefone. Ich mag Telefone nicht. Echt. Ja, ich halte Telefone auch für eine ganz erstaunliche Erfindung, die unser Leben enorm erleichtert. Wenn sie richtig gebraucht wird. Ich war nie jemand, der stundenlang an der Strippe hängt, um den neuesten Tratsch auszutauschen, das mache ich lieber direkt mit dem Gegenüber. Im Geschäft überwinde ich meine Abneigung gezwungenermaßen.

Für mich sind Telefone dazu da, Informationen auszutauschen. Aber das ginge rascher, als gewisse Leute das machen. Am schlimmsten finde ich Telefonanrufe ins Krankenhaus, zum Beispiel um den Arzt auf einen Verschreibungsfehler aufmerksam zu machen oder um wegen einer ungewöhnlichen Dosierung nachzufragen.

Das dauert ewig. Manchmal wird man drei-, vier-, vielmal weiterverbunden, bis man die richtige Person am Draht hat. Vorausgesetzt, sie ist überhaupt da, findet gerade eine Minute Zeit und man wird vorher nicht aus der Leitung geworfen, woraufhin das Spiel wieder von vorne beginnt.

Und dann gibt es die Leute, die anrufen und keinen Namen sagen, sondern sofort anfangen zu reden. Das mag ja bei einem Anruf zu Hause noch gehen, aber in der Apotheke?

«Guten Tag, ich hätte gerne von meinem Rezept die Tabletten gegen Bluthochdruck und die Schmerzmittel und …»

«Ah, Moment bitte. Wie war noch der Name?» Gedankenlesen haben sie uns bisher nicht beigebracht.

Im gleichen Zusammenhang: Leute, die das Telefon nur mit «Hallo», «Pronto», «Ja?» oder Ähnlichem abnehmen. Ich muss wissen, dass ich die richtige Person erreicht habe, sonst könnte es peinlich werden. Oder gesetzeswidrig. Es gibt ja so etwas wie das Patientengeheimnis. – «Ihr Herpesmittel ist bereit zum Abholen, Frau Tollbrunner. Oh. Sie sind gar nicht Frau Toll…?»

Überhaupt nicht mag ich die, die mehrmals am Tag wegen *irgendetwas* anrufen. So wie Frau Ennui hier …

«Ich habe heute im Aldi Vitamintabletten gekauft, vertragen sich die mit dem Blutverdünner?»

«Meine Nachbarin hat mir gesagt, ich soll Fischöl einnehmen, das sei gut für die Gelenke. Wie wirkt das?»

«Haben Sie Fischölkapseln?»

«Aber kann ich die Fischölkapseln denn auch mit den Vitamintabletten zusammen nehmen?»

«Okay, ich kaufe sie. Könnten Sie jemanden schicken, der sie vorbeibringt?»

«Die Kapseln riechen aber nach Fisch, gibt es denn keine, die nicht riechen?»

Argh!

Oder die Kunden, bei denen während des Telefonats ständig im Hintergrund der Fernseher laut mitläuft. Üblicherweise irgendeine Talkshow. So laut, dass ich nicht verstehe, was die Kundin will (die Show aber gut mitbekomme).

Und dann bekommt man sogar in der Apotheke Werbeanrufe von irgendwelchen Leuten oder Firmen, die einem ihr Produkt andrehen wollen.

«Das Neueste für Ihr Zeitmanagement!» Huh? Ich sage Ihnen, was Zeitmanagement ist: dass ich jetzt auflege!

«Der tolle Oberflächen-Dampfreiniger, gratis Demonstration!» Danke, wir haben eine Reinigungsfirma.

«Mit was für einem Telefonanbieter telefonieren Sie?» Eigentlich mit Ihnen, es spricht nicht gerade für Sie, dass Sie nicht mal das wissen.

«Hier ist die Süddeutsche Klassenlotterie ...» Sehr witzig. Hier ist die schweizerische Apothekerin bei der Arbeit!

«Wir machen eine Umfrage zum Thema ...» Aber sicher *nicht* während meiner Arbeitszeit! Seufz.

Ich habe als Apothekerin die Verantwortung, und für meine Kunden mache ich eine Menge. Wenn ich kann. Speziell gerne natürlich für unsere Stammkunden. Zum Beispiel wenn Frau Meise (eine ältere Dame und seit Jahren bei uns) anruft, um zu fragen, ob das Rezept, das sie beim Doktor bestellt hat, schon angekommen ist. Ist es leider nicht. Weil sie eher schlecht zu Fuß ist, bringen wir ihr normalerweise die Medikamente vorbei. In diesem Fall Voltaren (ein Schmerzmittel) und Omeprazol (ein Mittel gegen Magenübersäuerung).

Ich sollte an dieser Stelle erwähnen, dass sie eine sehr nette Person ist, aber nicht gerade die unkomplizierteste. Heute, dachte ich, wäre es eine relativ einfache Sache. Warten, bis der Arzt das

Rezept faxt, Rezept ausführen, Medikamente bringen. Ich hatte mich getäuscht.

Bis zur Auslieferung lief es, wie ich es mir vorgestellt hatte, dann bekomme ich einen Anruf von Minnie, unserer Azubine, die die Medikamente gebracht hat:

«Frau Meise sagt, das sei das falsche Medikament.»

«Aber es ist genau das, was sie heute Morgen telefonisch bestellt hat, und genau das, was der Arzt aufgeschrieben hat – und genau das, was sie schon ein paarmal vorher gehabt hat; wieso soll das jetzt auf einmal nicht mehr richtig sein?»

Minnie gibt sie mir ans Telefon.

«Das ist schon das, was ich schon hatte», sprudelt sie los, «aber es ist nicht das, was ich wollte. Ich war doch letztens im Krankenhaus wegen meiner Hüfte, und da habe ich anders aussehende Magentabletten bekommen. Und die waren besser als die Omeprazol, die ich von Ihnen habe. Wenn ich die nehme, habe ich immer noch Magenprobleme, aber mit den Omeprazol vom Krankenhaus keine.»

Sie hat das mit ihrer Tochter diskutiert. Ach, ich liebe es, wenn Leute denken, sie bekommen von einem Familienmitglied oder Nachbarn kompetentere Info als von den Spezialisten, also uns. Jedenfalls hat die gemeint, es läge an den Hilfsstoffen. Es gäbe nämlich verschiedene Omeprazol (diverse Firmen machen die Generika), und sie vertrage halt «unseres» nicht, aber das vom Krankenhaus sei *viel* besser. Eventuell sei es ja das Original gewesen?

Hmmm. Es kann schon sein, dass sie auf einen Hilfsstoff seltsam reagiert, aber der beschriebene Effekt scheint mir doch etwas unglaublich.

«Nun», sage ich versöhnlich, «ich kann versuchen herauszubekommen, was genau Sie im Krankenhaus bekommen haben. Und das dann besorgen.»

Von meinen Problemen mit Telefon und Krankenhaus habe ich ja schon berichtet.

Endlich mit der richtigen Abteilung verbunden, bekomme ich die gewünschte Info. Sie habe gar kein Omeprazol bekommen, sondern Pantoprazol! Auch ein Magenmittel, aber ein anderer Wirkstoff.

Das hat allerdings auch andere Inhaltsstoffe und eine andere Dosierung, also muss ich noch den Arzt anrufen, ihm die ganze Sache erklären und ihn bitten, ein neues Rezept auszustellen. Was er dann auch tut.

Dann muss ich nur noch einmal Minnie schicken, damit sie die Medikamente austauscht (Pantoprazol hin, Omeprazol zurück).

Aber Hauptsache, die Kundin ist zufrieden und richtig medikamentiert.

Schülerpraktikanten

Verantwortung, Interesse und Einsatz – darauf kommt es mir an, wenn ich neue Mitarbeiter aussuche. Auch wenn es nur für ein paar Tage sein soll.

Vor unserem Geschäft stehen drei Jugendliche. Nichts Ungewöhnliches, aber sie verhalten sich auffällig. Immer wieder werfen sie Blicke durchs Schaufenster und hängen vor dem Laden herum. Irgendwann kommen sie dann herein, auf direktem Weg zur jüngsten Angestellten, Minnie, die sie dann zu mir schickt.

Einer der Jugendlichen, offensichtlich ein Schüler: «Kann man hier schnuppern?»

«Ah, und für welchen Beruf würdet ihr denn gerne hier schnuppern?»

Der Schüler kontert: «Was haben Sie denn?»

Oh, ihr wollt eine Auswahl? Oder habt ihr einfach keine Ahnung?

Kurz überlege ich. «Und was denkt ihr, macht ihr hier, wenn ihr hier schnuppert?»

Er zeigt auf Minnie: «Na, das was *sie* macht!»

«Und das wäre?»

«Na, verkaufen und so.»

«Ich glaube, das wird so nichts. Geht euch erst mal informieren, was man in einer Drogerie oder Apotheke so macht, und wenn ihr dann noch Interesse habt, dann kommt ihr wieder.»

Als ob ich sie während der Schnupperlehre auch nur auf *einen* Kunden oder Patienten loslassen könnte. Das war nicht das erste Mal, dass unmotivierte Schüler, die keine Ahnung haben, was man in dem betreffenden Geschäft so macht, mal «schnuppern» wollen. Ich glaube, sie müssen eine bestimmte Anzahl Schnupperlehren vorzeigen können, und dann nehmen sie einfach irgendetwas. Ihnen ist es wurst, was, Interesse an dem, was wir machen, haben sie nicht.

Das bringt ihnen nichts, und für uns als Geschäft ist das eine ziemliche Belastung, müssen wir doch mehrere Tage am Stück Beschäftigungstherapie machen. Wir nehmen Praktikanten und wir bilden auch aus, aber nur diejenigen, die etwas mehr Interesse zeigen.

Andere Apotheken

Wie ist eigentlich das Verhältnis zu anderen Apotheken? Auf der einen Seite sind sie Mitstreiter in demselben Team, sozusagen gemeinsam mit uns im Einsatz für die Gesundheit. Auf der anderen Seite sind sie aber auch die Konkurrenz.

Ich weiß nicht, wie es anderswo ist, aber in meinem Viertel fragt man gegenseitig an, wenn man zum Beispiel ein Medikament nicht auf Lager hat, das der Kunde dringend braucht, und leiht es bei der anderen Apotheke aus.

Als Apotheker sieht man sich gelegentlich bei Weiterbildungen und (seltener) auch bei Verbandstreffen. Der Umgang ist freundlich-kameradschaftlich, immerhin haben die meist die gleichen Probleme wie man selber. Ausnahmen gibt es jedoch immer.

Als die Direktbestellung mit Babynahrung auch nach einer Woche noch nicht eingetroffen war, haben wir bei der Firma angerufen. Dabei kam heraus, dass sie die Ware geliefert haben … aber an die falsche Apotheke! Weil das eine Apotheke in der Nähe ist, haben wir mit der Firma verabredet, unsere Ware dort selber abzuholen, weil wir sie dringend brauchten.
Also habe ich rasch dort angerufen und Minnie geschickt, um das Paket abzuholen.
So kam die Babynahrung schließlich doch noch zu uns. Aber, was war das? Das Paket war schon geöffnet. Gut, wahrscheinlich hatten sie in der anderen Apotheke nicht gleich gemerkt, dass es nicht für sie ist.
Minnie machte den Wareneingang: «Du, Pharmama, da stimmt etwas nicht. Schau dir mal diese Packungen Milchpulver an!»
Die Verpackung des Milchpulvers hatte sich nämlich ein paar Monate zuvor geändert – und die, die jetzt im Paket waren, waren noch die alten. Dass die Firma uns alte Packungen geliefert hat, nachdem wir hier schon seit einiger Zeit neue hatten, war nicht zu erwarten und wurde uns auch von der Firma bestätigt.
Also hatte die Apotheke, bei der das Paket zwischengelandet war, die Gelegenheit genutzt, ihr eigenes Lager etwas zu «verjüngen», indem sie die neuen Packungen gegen die alten, die sie noch hatten, austauschten.
Das gab einen bösen Anruf. Nee, Leute, *so* nicht!

Was Apotheken angeht, ist es wie überall. Es gibt gute, mit engagiertem Personal, das sich weiterbildet und das Wissen dann auch anwendet. Mit freundlichen Leuten, die gut für die Kundenbindung sind. Die sich an die Gesetze halten und über die laufenden Umstände informiert sind.

Und dann gibt es natürlich auch noch die anderen. Man hört das gut aus manchen Reaktionen der Kunden heraus. Aber natürlich kann gelegentlich auch einfach mal was schieflaufen. Was ich jedenfalls nie mache, ist, schlecht über eine andere Apotheke zu reden.

Frau Ennui ruft wieder an. Sie braucht, wie immer, unbedingt die Apothekerin. Seufz.

«Wenn Sie vom Arzt ein Rezept gefaxt bekommen, würden Sie den Kunden dann anrufen?»

Ich werfe einen Blick auf Bestellregal und Fax (in dem Moment beide im Sichtfeld) und sage vorsichtig: «Äh, wir haben nichts gefaxt bekommen …»

«Aber die andere Apotheke – und die haben nicht mal angerufen!»

«Nun, ich würde sagen, es kommt auf ein paar Dinge an. Zum Beispiel, ob die Medikamente auf dem Rezept Dauer-Medikamente sind – dann eher nicht –, oder für den Notfall – dann eher schon.»

«Es war etwas Neues, für einen Notfall.» Ist es bei ihr aber immer.

«Dann war das nicht sehr nett von der Apotheke, oder?»

«Na ja, wie gesagt, es hängt auch davon ab, ob man weiß, dass die Kundin es normalerweise selber holt …»

Ich habe absolut keine Lust, eine andere Apotheke anzuschwärzen oder übel nachzureden. Ob das jetzt die direkte Konkurrenz ist oder nicht. Es gibt immer Kunden oder Patienten, die mit der Leistung unzufrieden sind. Manchmal zu Recht, manchmal eher nicht. Was weiß ich, was über «meine» Apotheke für Geschichten im Umlauf sind? Ich versuche, mein Bestes zu geben, und stachele meine Kollegen und Mitarbeiter an, dasselbe zu tun. Und trotzdem geht gelegentlich etwas schief. Ich denke, das ist bei anderen genau dasselbe, deshalb will ich solche Sachen auch gar nicht unbedingt hören.

Bei Frau Ennuis nächstem Anruf (so etwa zwei Stunden später), bei dem sie sich wieder nur über die Apotheke beklagte, habe ich ihr dann gesagt, sie solle das der anderen Apotheke doch direkt sagen.

Schwarze Schafe

Auf dem Rezept des Frauenarztes für die etwa 50-jährige Frau Cleverle stehen ein paar frauenarztuntypische Dinge. Unter anderem Baldrian-Tabletten und Antiadipositas-Tropfen, und zwar als Dauerrezept für ein Jahr.

Dauerrezepte sind so eine Schweizer Spezialität. Der Arzt darf ein Rezept nicht nur für ein Mal ausstellen, sondern auch «zum Wiederholen X Mal» oder als Dauerrezept – über drei, sechs oder gar maximal zwölf Monate.

Auch ein Frauenarzt darf so etwas aufschreiben, nur … was für Tropfen sind das?

«Unter dem Namen finde ich nichts – hatten Sie die schon einmal? War es vielleicht die Hausspezialität einer Apotheke?»

Frau Cleverle: «Ja, die habe ich schon in einer anderen Apotheke herstellen lassen. Ich komme jetzt aber zu Ihnen, die andere Apotheke ist mir etwas zu weit weg.»

«Was ist denn genau drin in den Tropfen?»

«Ich bin nicht ganz sicher, aber ich kann Ihnen das nächste Mal eine alte Flasche mitbringen.»

«Das ist eine gute Idee, da steht die Zusammensetzung sicher drauf.»

Ein paar Tage später kommt sie mit dem Fläschchen. Aber das hilft mir nicht viel. Weshalb? Auf der Flasche steht: *Antiadipositas X112 Tropfen. Datum der Abgabe, Preis, Chargennummer.*

Jetzt bin ich fast noch ein bisschen verwirrter als zuvor. Was hier fehlt, sind die Inhaltsstoffe. Die müssten nach Gesetz eigentlich drauf sein. Auch bei Hausspezialitäten oder nach Arztrezept hergestellten Arzneien. Was auch fehlt, ist der Name der Apotheke. Der war zwar auf dem Etikett mal drauf, wurde aber abgerissen. Einzig das X112 sagt mir etwas, aber ich bin nicht ganz sicher. Im Datenstamm der aktuellen Mittel und Produkte steht auf jeden Fall nichts. Oder vielleicht nicht mehr?

«Welche Apotheke hat Ihnen das denn gemischt?», frage ich die Kundin.

«Die beim Bahnhof in der Nähe. Ich bin mir nicht mehr sicher, wie der Name war.»

Und Genaueres ist nicht aus ihr herauszubekommen.

«Nun gut: Ich versuche herauszufinden, wo und was das war. Ich melde mich, wenn ich sie herstellen konnte.» Kaum ist sie weg, mache ich mich an die Nachforschungen. Erst mal googel ich X112. Und werde fündig. Aha! Das waren Tropfen zum Abnehmen, die vor einigen Jahren aus dem Handel genommen wurden wie so ziemlich alle amphetaminhaltigen Appetitzügler. Inhaltsstoff: Cathin, auch Norpseudoephedrin genannt.

In der Schweiz gibt es nichts mehr mit dem Wirkstoff. In Deutschland gibt es zwar noch Tropfen, aber die fallen unter das Betäubungsmittelgesetz.

Hmmm, mal nachschauen ... Ja, auch in der Schweiz fallen sie unter das Betäubungsmittelgesetz. Cathin gehört zu den kontrollierten Wirkstoffen (wie Benzodiazepine), die zwar noch kein Betäubungsmittelrezept benötigen, aber Einschränkungen unterworfen sind. Dauerrezepte dafür darf man maximal für sechs Monate ausstellen, was ich schon für lange halte. Bei den Tropfen aus Deutschland steht zum Beispiel drin, dass sie maximal vier bis sechs Wochen lang angewendet werden sollen – wegen Abhängigkeitsgefahr. Aber ist es wirklich das? Ich rufe erst mal die Apotheken an, die in Frage kommen für die Abgabe. Erst mal zwei Fehlschläge – die Frau ist keine Kundin. Aber die dritte Apotheke hat sie erfasst. Und sie hat auch schon einmal die Tropfen hergestellt. Die Zusammensetzung könne sie mir schicken, sagt die Apothekerin. Allerdings habe sie das Mittel seit vier Jahren nicht mehr für die Frau hergestellt. Sie haben damit aufgehört wegen der Missbrauchsgefahr. Vernünftig.

Aber die Flasche, die ich habe, hat ein aktuelles Datum drauf. – Woher kommt sie also? Auch die vierte Apotheke, bei der ich es versuche, ist eine Niete.

Auf der Zusammensetzung, die ich von der anderen Apotheke für die X112-Tropfen zugefaxt bekomme, steht wirklich Norpseudoephedrin drauf.

Jetzt frage ich mich natürlich, ob der Arzt weiß, was in den Antiadipositas-Tropfen drin ist. Ich erkläre ihm am Telefon den Sachverhalt in kurzen Worten:

«Ich habe eine Frage zu einem Rezept von Ihnen, ausgestellt auf Frau Cleverle.»

«Ja?»

«Auf dem Rezept steht unter anderem *Antiadipositas-Tropfen – zu wiederholen für ein Jahr.*»

«Ja.» So weit, so gut.

«Kennen Sie vielleicht die Zusammensetzung der Tropfen? Ich habe etwas Mühe, das zu finden.»

«Frau Cleverle hat mir gesagt, das sei eine Mischung, die sie sich in Apotheken zusammenstellen lässt. Ich weiß aber nicht die genaue Zusammensetzung. Irgendetwas Pflanzliches?»

«Nun, sie hat mir eine alte Flasche gebracht. Wenn ich das richtig interpretiert habe, enthält die Mischung Norpseudoephedrin …»

Ich lege eine kleine Kunstpause ein, aber der Arzt zeigt keine Reaktion. Ich muss wohl deutlicher werden. «… Das ist ein Amphetamin, das in der Schweiz als kontrollierte Substanz unter das

Betäubungsmittelgesetz fällt ...» Ich höre, wie er scharf einatmet. «... Und dafür kann man maximal ein Rezept für sechs Monate ausstellen. Soll ich das so lassen und das herstellen?»

«Ich hatte keine Ahnung, dass das etwas Betäubungsmittelhaltiges ist! Aber ich habe gerade morgen einen Termin mit der Frau Cleverle. Ich werde das mit ihr besprechen.»

«In dem Fall warte ich, bis ich von Ihnen das Okay bekomme?»

«Ja. Genau. Danke für den Anruf.»

Das muss man sich noch einmal durch den Kopf gehen lassen. Die Frau hat wirklich schlau gehandelt. Sie bringt ihren Arzt dazu, etwas aufzuschreiben, wovon er nicht genau weiß, was es ist, weil sie ihm erzählt hat, dass es sich um eine Hausspezialität handele, die rein pflanzlich oder homöopathisch sei.

Sie bringt dann die Apotheke dazu, das, was sie will, auf Rezept hin herzustellen. Das ist zwar nicht verboten, aber in dem Fall in einer rechtlichen Grauzone. Vor allem, weil mehr als eine Flasche hergestellt und abgegeben wurde. Ob der Name der Apotheke von ihr oder der Apotheke selbst entfernt wurde, weiß ich nicht, aber dass die Zusammensetzung nicht rechtlich konform angegeben wurde, weist in meinen Augen darauf hin, dass sich die andere Apotheke zumindest bewusst war, dass sie da in einem sehr dunkelgrauen Bereich arbeitet ...

Eventuell wird das Ganze dann auch noch über die Krankenkasse abgerechnet, die von der Zusammensetzung auch kaum mehr erfährt als «PM SL Antiadipositas-Tropfen», und eigentlich werden Abnehmmittel aller Art von den Krankenkassen nicht übernommen.

Ich wüsste wirklich nur zu gerne, welche Apotheke das war. Die würde ich nämlich auch mal gerne anrufen.

Wie diese Geschichte zeigt, gibt es leider auch unter den Apothekern schwarze Schafe. Letzthin hatte ich so ein schwarzes Schaf

bei mir in der Apotheke. Er wollte Codein-Tabletten. Er war äu-
ßerst charmant, streckte mir gleich den neuen Apothekerausweis
hin und fragte nett: «Könnte ich eine Packung von Ihnen beziehen? Ich weiß, sie sind rezeptpflichtig, aber ich habe im Moment
einen sehr hartnäckigen trockenen Husten, und das letzte Mal
hatte ich sie vom Arzt, da haben sie mir gut geholfen.»

Nun gut, einmal. Immerhin ist er ein Kollege. Und es gibt bei uns
ja auch Tropfen mit demselben Wirkstoff, die man ohne Rezept
bekommt.

Weil es rezeptpflichtig ist, liegt es also in meiner Verantwortung,
das zu geben – oder nicht. Wir halten auch alle Abgaben rezept-
pflichtiger Medikamente ohne Rezept fest, sowohl im Computer
als auch schriftlich (Unterschrift, bitte) ... und bei ihm war, wie
ich jetzt sehe, erst im letzten Jahr eine Abgabe desselben Medikaments vermerkt.

Hmmm. Nun gut, einmal im Jahr. Trotzdem behalte ich das im
Hinterkopf.

So wundere ich mich nicht allzu sehr, als ein paar Wochen später
ein Rundfax vom Gesundheitsamt kommt, in dem steht, dass er
für das Medikament gesperrt ist.

Offensichtlich war er – wie ich später von einer Kollegin in der
Weiterbildung höre – etwa sechsmal in der Bahnhofsapotheke,
um Codein zu holen, und jedes Mal wurde es von einem anderen
Apotheker autorisiert. Bis sie ihm auf die Schliche gekommen
sind und ihn den Behörden gemeldet haben. Autsch.

Ja, auch ein Apothekerausweis ist kein Garant für eine «weiße
Weste» – oder sollte ich lieber «Kittel» sagen?

Mir und meinen Kollegen sind schon einige von der Sorte unter-
gekommen. Da gibt es den Alkoholiker-Apotheker, der sich öfters
mal eine Flasche vom Trinkfeinsprit (96 % Ethanol) mit nach Hause nimmt ... oder auch gar nicht so lange wartet.

Oder den Apotheker, auf dessen (allgemein zugänglichen) Geschäftscomputer man beim Suchen nach Unterlagen zufällig auf gespeicherte Pornographie trifft.

Bemerkenswert ist der Fall des Inhabers einer traditionsreichen Apotheke, der in seiner *eigenen* Apotheke Hausverbot hat, weil er in den Betäubungsmittelschrank gegriffen hat. Oder die Geschichte des Apothekers, der einen schwungvollen Internetversand betreibt und es mit den Rezepten nicht ganz so genau nimmt. Sie sind geschockt? Also mich schockt das schon.

Zum Glück aber sind diese «Schwarzkittel-Apotheker» die Ausnahme von der Regel. Die meisten Apotheker und Apothekerinnen sind zuverlässig und fleißig und verdienen das Vertrauen, das ihnen entgegengebracht wird. Sie haben zu Recht einen sehr guten Ruf in der Öffentlichkeit, und ich hoffe, das bleibt so.

Vertreter

Mit wem habe ich bei meiner alltäglichen Arbeit zu tun? Da wären natürlich die Kunden und Patienten, dann meine Mitarbeiter, die Ärzte (denen ich noch ein ganzes Kapitel widme), die Hauspflege und … die Pharmafirmen in Form von Vertretern. Irgendwoher müssen die Medikamente, um die sich meine Arbeit dreht, ja kommen.

Meine Apotheke liegt nicht in einer besonders feinen Gegend, und wenn jemand im Anzug mit Aktenkoffer hereinkommt, ist die Chance, dass das ein Vertreter ist, größer, als dass es ein Geschäftsmann ist. Apropos: Darf ich eigentlich noch Vertreter sagen? Auf den meisten Visitenkarten, die ich heutzutage bekomme, stehen so hochtrabende Bezeichnungen wie *Gebietsmanager, Regionaler Pharmazeutischer Manager* und Derartiges. Wie auch immer, ich bleibe hier mal bei der Bezeichnung Vertreter.

Wir verkaufen die Produkte verschiedener Pharmafirmen. Die beziehen wir einerseits über die Firmen direkt und andererseits über die Großhändler. Für die Pharmafirmen sind wir die Kunden. Was wir von ihnen wollen, sind einerseits Information über die neusten Produkte und andererseits möglichst gute Konditionen. Was sie von uns wollen, ist natürlich, dass wir ihre Produkte gegenüber der Konkurrenz bevorzugen und mehr verkaufen. Die großen Pharmafirmen schicken dafür einen (selten auch zwei) Vertreter vorbei.

Meist fängt so ein Gespräch locker an: Der Vertreter erkundigt sich danach, wie das Geschäft läuft, ob es einem gut geht und so weiter. Dabei scannt er mehr oder weniger unauffällig die Regale, um zu sehen, ob etwas von ihrem Sortiment zu sehen ist. Je nachdem fragt er auch, ob man es schon an Lager hat. Und wie es läuft? Dazu sage ich nicht viel. Ein einfaches «gut» oder «wenig» muss genügen – unsere Zahlen gehen ihn schließlich nichts an.

Wenn ein Medikament rezeptpflichtig ist, kommt manchmal auch: «Verschreiben es die Ärzte?» – gelegentlich gefolgt von «Dr. Weiß hat versprochen, es vor den Konkurrenzprodukten zu berücksichtigen». Das mag so sein oder nicht. Meist ist es so, dass unterschiedliche Vertreter die Apotheken und die Ärzte besuchen. Und selbst wenn: Wahrscheinlich hat der Arzt auch nur genickt, um seine Kugelschreiber und Ärztemuster zu bekommen.

Dann kommen wir zum Märchenerzählen. Ich höre mir an, warum dieses Produkt X besser ist als jenes Produkt Y der Konkurrenz. Ich gebe zu, manchmal handelt es sich tatsächlich um ein innovatives Produkt. In letzter Zeit sehe ich jedoch häufiger «Ich auch»-Präparate. *Noch* ein Magensäureblocker, *noch* ein Antipsychotikum mit Retard-Formulierung, schon wieder ein Schmerzpflaster, noch ein Generikum mehr, weil das Patent abgelaufen ist. Vielleicht ist ihres im Moment ein paar Cents günstiger.

Dann kommen die vermeintlich harten Fakten, das heißt bunte

Graphiken in hochglänzenden Prospekten. Ich bin vielleicht ein Zyniker, aber jedem sollte klar sein, dass auch Pharmafirmen ihre Ergebnisse möglichst gut aussehen lassen wollen, auch wenn die Wirksamkeit manchmal nah am Placebo ist.

Und dann kommen die aktuellen Aktionen. Heute ist das meist so, dass man doch schon eine Menge nehmen muss, um bessere Einkaufsbedingungen zu erzielen. Und dann ist man gesetzlich verpflichtet, die Vergünstigungen auf die eine oder andere Weise an den Kunden weiterzugeben – worauf man auch immer schön hingewiesen wird.

Wenn man Glück hat, nimmt der Vertreter dann noch Retouren entgegen, und man bekommt etwas dafür, aber auch das kommt heute immer seltener vor. Viele Firmen haben mittlerweile sehr strenge Regeln für Rücknahmen.

Nein, ich habe nichts gegen Vertreter. Das sind normalerweise nette Leute, die auch ihr Geld zum Leben verdienen müssen. Ich gebe einfach nicht übermäßig viel auf die Informationen, die sie liefern. Da ändern auch die gelegentlichen und immer seltener werdenden Werbegeschenke wie Kugelschreiber und Haftnotizblöcke oder Teetassen nichts dran. Zu manchen habe ich ein besseres Verhältnis als zu anderen. Das hängt von der Person ab, aber auch, wie sehr sie versuchen, mich zu manipulieren oder Druck auszuüben. Und manche von denen bekommen selbst ziemlichen Druck, damit ihre Verkaufszahlen stimmen.

Ich hatte mal einen Vertreter, der vorher schriftlich eine Besuchsanzeige geschickt hatte zusammen mit den Bestellzetteln. Und als er dann in die Apotheke kommt, sagt er nur: «Wo ist die Bestellung? Ich bin *nur* hier, um die Bestellung entgegenzunehmen!» Nun, die Bestellung, die mache ich normalerweise, nachdem der Vertreter hier war und mir gezeigt hat, was es Neues gibt, wo es vielleicht Aktionen gibt und wenn ich die Retouren mit ihm angeschaut habe. Ich brauche ihn auch nicht zwingend, damit er die Bestellung von Hand entgegennimmt. Ich kann sie ihm per Fax schicken. Es gibt gute Vertreter. Das war keiner davon.

Unangemessen war der Vertreter einer Firma, die wir nicht mal im Sortiment haben. Er kommt in der Mittagszeit unangekündigt rein, verlangt den Geschäftsleiter und ist dann stinkig, wenn man ihm sagt, dass wir:

- Generell vor dem Besuch gerne angerufen werden, um besser planen zu können.
- Zwischen zwölf und zwei Uhr grundsätzlich keine Vertreter empfangen, weil wir da nur reduziertes Personal haben.
- *Jetzt gerade* sicher niemanden empfangen, weil ich nämlich beim Mittagessen bin.

Aber der Preis für den absolut schlechtesten Vertreter geht an diese Frau:

An einem Samstag werde ich von einer unglaublich aufdringlichen Vertreterin angerufen, die mir drei Packungen von ihrem Mittel schicken will, weil wir ja im nächsten Monat dafür auf unserem Bildschirm im Laden Werbung machen würden.

Nun, das mag sein, dass die Werbung da laufen wird, allerdings wird die Werbung bei uns zentral organisiert. Außerdem bedeutet es nicht automatisch, dass ich darum die Produkte, die da beworben werden, auch an Lager nehmen muss. Das liegt nämlich in der Eigenverantwortung jedes Geschäftsführers. Die Vertreterin besteht jedoch darauf, dass ich das müsse, und sie werde drei Packungen schicken.

Meine Antwort darauf: Nein!

Ohne die Vertreterin da zu sehr vor den Kopf zu stoßen: Ehrlich, ich brauche dieses spezielle Mittelchen nicht. Ich möchte jetzt hier nicht die Firma diffamieren, aber ich kann mir nicht mal im Ansatz vorstellen, wie die in der Werbung versprochene «Fettumverteilung» vor sich gehen soll. Mal abgesehen davon, dass das biologisch nicht möglich ist: Ich kann meinen Körperzellen nicht sagen: «He, Fettzellen! Ein bisschen weniger an den Hüften und mehr am Busen, dann könnt ihr bleiben, okay?» Genauso wenig überzeugt bin ich von der anderen versprochenen Wirkung: der Fettverbrennung, spricht Gewichtsabnahme.

Im Werbeprospekt heißt es: «… in Kombination mit einer ausgewogenen Ernährung und körperlicher Bewegung.» – Ja klar. *Dann* nimmt man auch so ab, da brauche ich nicht noch irgendwelche Kapseln zu schlucken.

Das Mittel ist entsprechend auch nicht als Medikament, sondern nur als Nahrungsmittelzusatz zugelassen.

Lange Rede kurzer Sinn: Nur weil wir mit einer Firma einen Vertrag für Bildschirmwerbung haben, kann ich mich genauso gut dafür entscheiden, das Mittel *nicht* zu empfehlen und es auch *nicht* an Lager zu nehmen. Falls es jemand will, kann ich das auch über unseren normalen Lieferanten bestellen.

Und so sage ich das der Vertreterin auch. Doch wer denkt, damit hat es sich, irrt.

Sieben Tage nach dem Telefonat mit der Vertreterin bekomme ich drei Packungen von dem (teuren!) Mittelchen geliefert. Auf meine Reklamation hin faxen sie mir den Bestellschein – den natürlich die Vertreterin allein ausgefüllt hat, ohne Unterschrift oder Stempel von uns.

Ich koche vor Wut. Deshalb übernimmt es meine Kollegin Donna, die Vertreterin anzurufen. Sie kann das sehr gut. Mit zuckersüßer Stimme:

«Da muss ein Missverständnis vorliegen … wir haben keine XX bestellt … Nein, wir brauchen die auch nicht, bestätigen Sie bitte heute noch, dass Sie die zurücknehmen … Nein, wir MÜSSEN die nicht an Lager haben … ja, auch nicht, wenn wir die Werbung

auf dem Bildschirm haben … Nein, zu der Kette gehören wir nicht, wir haben auch keine Verpflichtung … Sie sollten sich wirklich vorher etwas über Ihre Kunden informieren und nicht einfach etwas annehmen … WAS? Sie haben keine Zeit heute? Wir hatten auch Zeit für Sie, als Sie am Samstag angerufen haben, *und Sie machen das mit den Retouren heute noch.* Ja. Auf Wiederhören!»
Manchmal muss man nicht beide Seiten einer Konversation hören, um zu wissen, wie es läuft. Jedenfalls ging die Ware wieder zurück.

Eine Woche später ruft dieselbe Vertreterin wieder an. Ich übernehme das Telefon. Sie will wissen, ob «die Ware gut angekommen ist» (!). Ist die Frau blöd, oder hat sie nur ein Ultrakurzzeitgedächtnis?
«Die Ware ist angekommen, und ich habe sie wieder zurückgeschickt. So wie ich es Ihnen gesagt hatte … Nein, wir haben keine Verpflichtung das an Lager zu nehmen … Entschuldigung, hören Sie überhaupt zu, wenn wir Ihnen etwas sagen? Wenn Sie mir nicht glauben, fragen Sie die Leute, die den Vertrag für die Werbung gemacht haben. Wiederhören!»
Echt. SO NICHT!

Schrecklich nette Kunden –
Eltern und Kinder

Kleine Kinder sind anstrengend. Wenn man nicht selber Mama oder Papa ist, kann man sich das gar nicht vorstellen. Es ist nicht so, als würde man mit noch einer weiteren Person zusammenzuleben. Außer vielleicht, man stellt sich vor, dass diese Person Rundumbetreuung, Pflege und Aufsicht braucht und von der Persönlichkeitsstruktur eher labil ist. Und das über Jahre. Dazu kommt, dass man dieses unschuldige, anstrengende, freundliche Wesen sehr liebt und nicht möchte, dass ihm Schlimmes passiert. Trotzdem ist es häufiger mal krank, einfach unpässlich und hat Dinge, von denen man vorher nie gehört hat – was ist das wohl wieder für ein Ausschlag? Ist das jetzt Fieber? ... Und man muss auch bei Medikamenten vorsichtig sein, weil Kinder bei weitem nicht so robust sind wie wir Erwachsenen. Da ist es kein Wunder, dass Eltern rasch einmal Rot sehen und Hilfe gebrauchen können.

Ein junger Mann kommt in die Apotheke. Er sieht etwas müde aus. Das hätte für mich schon ein Hinweis sein können.

«Was empfehlen Sie für ein Baby mit Verstopfung?»

«Wie alt ist das Baby denn?»

«Einen Tag alt.»

Okay ... Gratuliere zum Nachwuchs! Aber die erste Regel des Elterndaseins lautet: Keine Panik!

Die Verdauung funktioniert noch nicht auf Anhieb wie unsere, außer in einem Punkt: Wenn man wenig isst, kommt auch wenig raus. Wenn das Kind aber voll gestillt ist, kann es unter Umständen lange dauern, so bis zu zehn Tagen. Das ist kein Problem, wenn das Baby normal zunimmt, nicht schreit oder sonst Zeichen von Unwohlsein zeigt. Bei einem Kind, das noch gar nicht so viel zu sich nimmt, wie dieses Frischgeborene, ist meine Empfehlung klar: Abwarten.

Und wie wäre es mit etwas Kamillentee … für Sie?

Aber auch Eltern, die schon ein paar Wochen Erfahrung haben, sind da oft nicht viel sicherer:

Ein aufgebrachter Mann kommt zu mir: «Ich hätte gerne einen Frauenkatheter.»

Das ist nicht gerade etwas, was wir hier dauernd brauchen, also frage ich erst mal nach. «Für wen brauchen Sie den denn?»

«Für unser drei Wochen altes Baby.»

«Für Ihr Baby? Was hat es denn?» Und in meinem Kopf laufen schon die nächsten Fragen: Gibt es überhaupt so kleine Katheter? Sollte er dafür nicht besser mit einem Rezept vom Arzt kommen oder ins Krankenhaus gehen?

«Es hat Bauchkrämpfe und meine Frau hat im Internet gelesen, dass das hilft.»

«Ah – und wissen Sie denn, wie man das in dem Fall anwendet? Denn ich weiß das nicht.»

«Na ja, da stand irgendetwas von einführen … Ich hab gelesen, dass es bei starken Blähungen und Bauchkrämpfen helfen kann, wenn man sozusagen ‹das Gas ablässt›, indem man den Katheter hinten einführt.» Ich schaue wohl immer noch etwas zweifelnd.

«Ich habe auch mit dem Kinderarzt telefoniert, der meinte, das können wir versuchen …»

«Ja, gut, aber … was haben Sie denn bis jetzt schon ausprobiert?»

«Bis jetzt noch nichts.»

«Wann hat das Baby denn Probleme, und wie äußern die sich?»

«Meistens bald nach dem Stillen, dann schreit es. Das Bäuchlein ist auch etwas aufgebläht.»

«Hat es noch was anderes? Fieber oder Durchfall oder …?»

«Nein, eigentlich nicht. Aber wir schlafen alle nicht so gut.»

«Nun denn, bevor ich irgendwas in den Körper des Kindes einführe, würde ich zuerst was anderes versuchen. Zuerst einmal achten Sie darauf, dass die Mutter nichts Blähendes isst, also keine Zwiebeln, Kohl, Bohnen und so weiter. Nach den Mahlzeiten lassen Sie das Baby immer gut aufstoßen: Sie kennen das mit dem ‹Bäuerchen machen›?»

«Ja, ich muss auf den Rücken klopfen?»

«Vor allem müssen Sie es aufrecht hinsetzen und dann leicht klopfen, bis es Luft ausstößt. Wenn Blähungen oder Bauchkrämpfe auftreten, hilft häufig der richtige Griff oder eine leichte Bäuchleinmassage. Wenn Sie dem Baby etwas geben wollen, können Sie etwas Fencheltee oder Flatulex-Tropfen unter die Muttermilch mischen.» Ich stelle ihm Fencheltee und Bäuchleinöl hin. «Und *erst* wenn all das nichts gebracht hat, *dann* können Sie zurückkommen und ich bestelle den Katheter. Okay?»

Urks. Ich verstehe, dass man bereit ist, solche Methoden zu versuchen, wenn nichts anderes hilft. Aber als erste Aktion? Neeee …
Manche Kinder sind schon von Zäpfchen nicht allzu begeistert – was die wohl von ein paar Zentimetern Schlauch halten würden?

Tränen, Rotz, Sabber und mehr …

O ja, das ist etwas, was jede Mutter und wohl auch jeder Vater kennt. Wenn man selber Kinder hat, kommt man in Kontakt mit allen möglichen Körperflüssigkeiten. Das lässt sich kaum vermeiden. Kleine Kinder sabbern einen voll Speichel, kotzen einen an – wirklich, nicht im übertragenen Sinn. Man wird angepieselt beim Windelwechseln – speziell männliche Nachkommen sind Spezialisten darin, aber ich habe das auch schon von Mädchen gehört. Man wird angeniest und angerotzt, und gelegentlich gibt es Tränen.

Hygienisch sind kleine Kinder definitiv nicht. Und für die Eltern bekommen Körperflüssigkeiten eine ganz neue Bedeutung. Dann findet man auch Folgendes nicht mehr ganz so schlimm:

An einem Nachmittag kommt eine junge Mutter in die Apotheke mit zwei Kleinkindern, einem Jungen und einem Mädchen. Ein etwas strenger Geruch geht von ihnen aus, und der Junge läuft wie eine Ente, das heißt, er watschelt.

«Haben Sie Windeln und Feuchttücher?», fragt die Mutter.

«Ja, nicht gerade die Riesen-Auswahl, aber wir haben welche. Hier.»

«Wir hatten da einen kleinen Notfall. Mein Kleiner hier hat im Auto in die Hosen gemacht, und das genau das eine Mal, wo ich dachte, wir kommen ohne Windeln durch. Jedenfalls gehen wir sofort nach Hause, nachdem ich ihn und das Auto geputzt habe. Haben Sie eine Toilette?»

«Keine öffentliche, aber im Kaufhaus nebenan können Sie die Windeln gut wechseln.»

Sie geht und kommt kurz danach wieder.

«Haben Sie auch Kotztüten?»

«Leider nein.»

«Ah, das ist schon gut, ich wollte nur eine für ins Auto. Meine Tochter hat auf den Parkplatz gekotzt wegen dem Geruch. Zum Glück nicht ins Auto. Ich wollte nur eine für den Fall, dass das noch einmal passiert.»

«Ich kann Ihnen gerne einen Plastiksack geben.»

«Ah, schon gut, es ist nur ein kurzer Weg bis nach Hause.»

Sie nimmt ihre Kinder an die Hand und seufzt: «Kinder … immer wieder für eine Überraschung gut.»

Und für Körperflüssigkeiten, denke ich.

Gut, die Frau hatte noch Glück, dass ihre Kinder nicht den Norovirus aufgelesen haben. Dieser Virus verursacht Brechdurchfall und tritt jedes Jahr vermehrt in der Winterzeit auf. Ganz besonders dort, wo viele Kinder zusammen sind, wie in Tagesheimen, Krippen, Spielgruppen und im Kindergarten.

Weil unser Kleiner im Tagesheim ist, hatten wir schon dreimal das Vergnügen. Der Virus ist hochansteckend, wird über die Luft übertragen via Tröpfchen und hält sich auch hartnäckig auf Oberflächen. Kein Wunder also, dass es häufig dann nicht nur die Kinder, sondern auch die Eltern erwischt. Beim ersten Mal ist es ziemlich erschreckend, wenn das Kind sich so etwa alle Stunde übergibt, aber dann kennt man das. Leider kann man kaum vorsorgen, und die Eltern, die ihre Kinder halbkrank oder noch nicht ganz auskuriert in die Gruppen geben, sorgen dafür, dass sich der Virus so gut ausbreiten kann.

In der Schweiz kommt das Problem dazu, dass die Zäpfchen gegen das Erbrechen neuerdings rezeptpflichtig sind. Das bedeutet, dass man theoretisch im allerdümmsten Moment – das heißt mit hochansteckendem, kotzendem und erschöpftem Kind – beim Kinderarzt oder in der Notaufnahme aufschlagen muss, nur um ein Rezept zu erhalten. Das sind dann die Momente, in denen ich gelegentlich eine Ausnahme mache und es trotzdem abgebe.

Das größte Problem beim Brechdurchfall ist (mal abgesehen davon, dass man ständig Kleider und Bettzeug wechseln darf), dass Kinder sehr rasch austrocknen. Am wichtigsten ist also, die Flüssigkeit, die oben und unten rauskommt, gleich wieder zu ersetzen. Im schlimmsten Fall löffelweise.

Eltern mit kranken Kindern befinden sich faktisch in einer Ausnahmesituation. Darum schaue ich auch, dass ich diese Fälle möglichst zügig bedienen kann, damit sie schnell wieder nach Hause können. Trotzdem brauche ich von ihnen natürlich ein paar Angaben. Auch für so kleine Patienten erstellen wir Dossiers im Computer, damit später nachvollziehbar ist, was sie bekommen haben.

Da ergeben sich manchmal ganz lustige Situationen. Ich muss sicherstellen, dass die richtige Person das richtige Medikament bekommt – in der richtigen Dosierung. Und da fängt manchmal das Problem schon an …

Auf dem Rezept für ein Kind sind ein paar Medikamente, die ich heraussuche und anschreibe. Die Mutter sucht in der Zwischenzeit im Laden etwas zusammen. Als ich fertig bin und die Mutter wieder an der Theke steht, brauche ich noch ein paar Angaben, weil das Kind zwar im System ist, aber der letzte Besuch schon etwas länger her ist. Auf dem Rezept stehen Name und Adresse, trotzdem frage ich noch mal nach, ob alles stimmt.

«Also: ‹Nils Holgersson, Gänsestraße 15›?»

«Nein.»

«Oh, was ist dann die Adresse?»

«Weihergasse 10.»

«Aber Sie haben einmal in der Gänsestraße gewohnt?» Es kommt häufig vor, dass die Leute umziehen und denken, alle müssten das wissen, automatisch sozusagen.

«Nein, da haben wir nie gewohnt.»

Etwas verwirrt hake ich nach: «Aber Ihr Kind heißt Nils Holgersson?»

«Äh, nein.»

Jetzt total verwirrt: «Aber … das Rezept ist auf einen Nils Holgersson ausgestellt …»

«Ah ja, das habe ich gesehen. Ich dachte, das sei der Name des Arztes.»

Das Rezept wurde vom Krankenhaus ausgestellt, aber der Stempel zeigt, dass es eine Ärztin war … die Nils heißt? Ich griff wieder mal zum Telefon.

Zum Glück war es dann nur eine Verwechslung der Namensetikette, die Medikamente auf dem Rezept stimmten.

Wenn wir für einen Patienten ein Dossier eröffnen (weil wir ein Medikament auf Rezept abgeben), stellen wir immer ein paar Fragen: nach Vorerkrankungen, anderen Medikamenten und Allergien. Bei ganz kleinen Kindern fragt man die Eltern:

«Hat Ihr Kevin-Patrizio irgendwelche Allergien?»
«Keine Ahnung. Der Arzt hat nichts gesagt.»
Ich werte das dann mal als «Nein» …

Bei älteren Kindern fragt man am besten direkt, im Notfall sind ja Mama oder Papa da, um zu antworten:
Pharmama zu Klein Ana: «Bist du allergisch gegen irgendetwas?»
«Ja, gegen meinen kleinen Bruder!»

Auch bei der Dossier-Erstellung für einen etwa sechs Jahre alten Jungen frage ich, ob er irgendwelche Allergien hat, was die Mutter verneint.
Darauf ihr Sohn: «Doch, Mama, ich bin allergisch auf Codein.» Die Mutter weiß davon offenbar nichts und schaut nur verwirrt drein.
Also fragt die Pharmama den Jungen: «Und was ist passiert, als du das genommen hast?»
«Ja, erinnerst du dich nicht, Mama, das hat mich gaaanz müde gemacht!»
Oh, süß! Toll jedenfalls, dass er sich noch daran erinnern kann. Allerdings ist das keine Allergie, sondern eine Nebenwirkung, noch dazu eine, die man erwarten kann.

Einmal fragte ich einen sehr jungen Kunden: «Hast du irgendwelche Allergien?»
«Keine. Aber ich mag Brokkoli und Rosenkohl nicht besonders.»
Hihi. Das kann ich gut verstehen. Welches Kind mag das schon?

Allergien haben unterschiedliche Symptome in unterschiedlicher Ausprägung. Das fängt an bei einer laufenden Nase und Niesen bei Heuschnupfen, bis zu Atemschwierigkeiten. Eine Allergie kann Ausschläge oder Schwellungen an einzelnen Stellen bedeuten bis zum Rotwerden und Jucken am ganzen Körper und Kreislaufproblemen. Manchmal äußert sie sich auch in Erbrechen und Verdauungsproblemen. Was mir vom Studium am meisten im Gedächtnis geblieben ist (mal abgesehen von dem ganzen Typ I, Typ II, IgE-vermittelt und so weiter), ist: Allergie heißt «anders reagieren». Auf einmal reagiert der Körper auf etwas, das er vorher vielleicht gut vertragen hat, anders. Schlecht halt.

Man kann gegen fast alles allergisch werden. Es soll sogar Leute geben, die Wasser nicht vertragen. Allergien sieht man den Leuten auch nicht an. Das heißt, schon, aber erst wenn es zu spät ist …

Compliance oder, noch moderner, Adhärenz nennt man es, wenn die Patienten ihre Medikamente richtig nehmen und auch anwenden. Man geht heute davon aus, dass etwa 30 Prozent der Leute das machen. Der Rest – die Mehrheit also – nimmt die Medikamente nicht so, wie vom Arzt oder dem Hersteller vorgesehen. Das ist eine enorme Zahl. Die Ursachen dafür sind vielfältig, angefangen bei denen, die zu viel einnehmen, weil sie denken, das Mittel wirke nicht so, wie es sollte, die Dosierung ändern wegen eventueller Nebenwirkungen oder es einfach ganz absetzen. Manchmal wird auch einfach die eine oder andere Dosis vergessen. Das Problem ist natürlich: Wirkt das Medikament dann noch richtig? Jede Frau, die die Pille nimmt, kennt das. Motivation ist das häufigste Problem.

Bei Kindern ist es so, dass die Compliance zu 100 Prozent über die Eltern läuft. Was bedeutet: Wenn die nicht überzeugt sind von der Therapie, dann bekommen die Kinder das auch nicht. Oder nicht richtig.

Eine Mutter kommt zu mir: «Was hat der Arzt denn da aufgeschrieben?»

Das Rezept, das sie mir gibt, ist typisch für eine heftigere Bronchi-
tis bei einem kleinen Kind. Für eine Erkältung, die stark genug ist,
Atemprobleme zu machen. Es umfasst zwei Sprays zur Inhalation
und eine Vorschaltkammer. Ich hole alles nach vorn.

«Das Spray hier ist dafür da, die Lunge zu öffnen, damit (ein kurzer Blick aufs Rezept) Leon wieder gut Luft bekommt und atmen
kann.» Ich nehme das zweite Spray in die Hand: «Das hier ist gegen die Entzündung, damit Leon rasch wieder ganz gesund wird.»
Die Mutter beäugt die Sprays misstrauisch. «Ist das Cortison?»

«Ja ...» Jetzt wird es heikel. 90 Prozent der Leute, die so reagieren,
denken, dass Cortison was ganz Schlechtes ist und ganz viele
Nebenwirkungen hat und überhaupt ein Teufelszeug ist. Wenn
ich will, dass Leon das nimmt, dann muss ich die Mutter überzeugen. Für ihn wäre das sicher besser. Die Lunge ist wegen der
Entzündung zu. Nur das Ventolin-Spray zu geben wäre eine reine
Symptombehandlung.

«Ich will das nicht!», sagt die Mutter vehement.

«Darf ich fragen, warum?»

«Das ist so chemisches Zeug, und ich habe von den Nebenwirkungen gehört.»

«Haben Sie gewusst, dass Cortison ein natürlicher, körpereigener
Stoff ist? Deshalb ist es eines der natürlichsten und wirksamsten
Stoffe gegen Entzündungen, die wir haben.»

«Oh ...»

«Und das mit den Nebenwirkungen, von denen Sie gehört haben:
Die treten vor allem auf, wenn man das Cortison systemisch gibt,
also spritzt oder einnimmt, und dann vor allem bei höheren Dosen oder über längere Zeit. Ihr Leon bekommt das aber als Spray.
Da ist die Wirkung lokal, also praktisch nur in der Lunge. Und er
wird das auch nur maximal ein paar Wochen brauchen.»

«Wird er davon nicht abhängig?»

«Ganz sicher nicht!»

«Aber der Arzt hat gesagt, dass er das vielleicht länger nehmen muss.»

«Ja. Wenn das nötig ist, kann man es auch länger nehmen. Man nimmt es auch zur Basisbehandlung bei Asthma.»

«Und das wirkt wirklich nur in der Lunge?»

«Wenn Sie es so anwenden, wie ich es Ihnen zeige. Wichtig ist, dass Sie zuerst das Ventolin-Spray nehmen, dieses hier. Es macht die Lunge auf, dann kann das andere Spray gegen die Entzündung besser wirken. Und nach der Anwendung geben Sie Leon etwas zu trinken, dann gehen auch noch die Reste weg, die sonst auf der Zunge geblieben wären.» Ich demonstriere ihr die Anwendung.

«Ich weiß, das ist nicht ganz so einfach, aber meinem musste ich das auch schon geben. Ein zuerst spielerischer Umgang kann dabei helfen. Und es wird wirklich rasch besser damit.»

So von Mama zu Mama kann ich das auch sagen. Das hilft oft mehr als jeder theoretische Vortrag.

Linus ist ein Junge von fünf Jahren, der wegen eines akuten, allergisch bedingten Asthmas Prednisolon-Tropfen verschrieben bekommen hat. Nur sind die Tropfen wieder einmal nicht lieferbar und auch in absehbarer Zeit nicht aufzutreiben, sodass ich zusammen mit dem Arzt beschließe, dass in dem Fall auch Tabletten gehen müssen. Ich erkläre also der Mutter, wie sie ihrem kleinen Sohn die Tabletten geben muss:

«Falls er Probleme hat mit dem Schlucken der Tabletten, kann man sie auch zerkleinern und unters Essen mischen. Apfelmus zum Beispiel oder Pudding.»

«Geht auch Eis?», fragt der Knirps.

«Ja.»

«Geht auch Spaghettisauce?»

«Ja, wenn sie nicht zu heiß ist.»

«Gut», meint der Kleine überzeugt. «Dann kriegen wir die Dinger sicher irgendwie runter, wenn das mit Eis und Sauce geht!»

Man darf dann ja nicht zu laut lachen, aber ist das nicht herzig?

Kinder – auf eigenes Risiko

Einen Moment nicht aufgepasst …

… und Junior, damals 18 Monate alt, hat sämtliche Taschentücher aus der Tempo-Box *einzeln* herausgezogen und in einem großen, weichen, flauschigen Haufen aufgetürmt. Für diejenigen, die es wissen wollen: Das gibt einen erstaunlich großen Haufen – waren die alle in der Box?

… und Junior ist beim Umziehen vor dem Babyschwimmen ausgebüxt und sitzt mit der normalen Windel im Kinderbecken (wow, ist die saugfähig!).

… und vergessen die Türe zur Toilette zu schließen, und Junior bringt mir wieder die Toilettenbürste (igitt).

… und die Hälfte der Teigwaren mit Sauce landet statt im Mund auf dem Boden. Egal. «Selber machen» ist im Moment für Junior sehr angesagt. Was das Essen angeht jedenfalls. Von Aufräumen hält er noch nichts …

… und meine Brille ist wieder weg. Dasselbe passiert auch mit anderen Gegenständen wie Schuhen, Schlüsseln oder der Uhr. Und wo er den einen Schuh hingesteckt hat, haben wir immer noch nicht herausgefunden. In den Abfalleimer vielleicht?

… und schon hat Junior wieder seine Großeltern angerufen. Die finden's ja lustig, meine Telefonrechnung weniger …

Und wenn Kunden in der Drogerie fragen: «Wie bekommt man Kugelschreiber wieder aus Sofa heraus?», liege ich meist auch richtig, dass die Person ein Kind im Haushalt hat. Da brauche ich nicht mal meine Glaskugel zu bemühen …

In der Apotheke fragt eine ältere Frau: «Was passiert, wenn man, zum Beispiel, die Medikamente versehentlich für eine halbe Stunde im Backofen gegrillt hat?»
«Ist Ihnen das passiert?» Merke: Der Konjunktiv kommt bei medizinischen Fragen eigentlich nie vor. In der Regel ist alles schon passiert …
«Nun, nicht ganz … meine Enkelkinder müssen sie da reingetan haben, und ich habe es nicht gemerkt, als ich den Ofen vorgewärmt habe …»
Upps. Also ich würde sie nicht mehr benutzen, mit dem geschmolzenen Plastik dran. Und je nachdem sind auch die Wirkstoffe hitzeempfindlich. Und für das nächste Mal: Das ist ein Grund mehr, Medikamente außerhalb der Reichweite von Kindern aufzubewahren.

Ich mag Kinder. Die meisten haben so eine erfrischende Offenheit, und bei einem gehauchten «Danke» für das Traubenzucker könnte ich schmelzen. Außerdem habe ich selbst so einen Wirbelwind und darum einige Einsichten in die Schwierigkeiten des Elterndaseins.
Trotzdem ist die Apotheke kein geeigneter Dauer-Aufenthaltsort für Kinder. Wir haben eine Spielecke, wo sie sich beschäftigen können, während die Eltern einkaufen, aber das ist nur eine begrenzte Zeit interessant. Für meinen bedeutet «begrenzte Zeit» zum Beispiel etwa fünf Minuten, danach vertreibt er sich lieber die Zeit mit dem Kosmetikpinsel in der Drogerie, leert die Schüssel mit dem Traubenzucker und versucht dann bei mir im Büro den Computer zum Absturz zu bringen.
Von daher verstehe ich das. Und da gibt es gleich nebendran so

viele bunte Schächtelchen und Flaschen – auch das verstehe ich. Was ich nicht so verstehe, sind Eltern, die ihr Kind einfach in die Spielecke setzen und dann verschwinden, um woanders etwas einzukaufen. Oder die ihr Kind alleine wild herumrennen und alles abräumen lassen. Zum Glück sind das nicht so viele.

Liebe Mama (oder seltener auch: Papa): Auch Grenzen setzen ist wichtig. Und: Wenn *Sie* es nicht tun, dann mach *ich* das!

Das war ein ziemliches Spektakel, das uns eine Mutter da bot, die mit ihrem etwa fünf Jahre alten Sohn in die Apotheke kam. Das Verhalten der Mutter war ziemlich abschreckend.

Schon am Eingang zetert sie auf ihn ein. Der Grund wird rasch klar, ihr Junge hat im Kaufhaus wieder etwas eingesteckt.

«Das macht er öfter!», schimpft sie. «Ich kann ihn keinen Moment aus den Augen lassen, schon hat er wieder etwas eingesteckt.» Sie blickt zu ihm herunter. «Halt mal. Hast du da schon wieder etwas in der Tasche?» Grinsend zieht der Junge rasch die Hand aus der Vordertasche der Hose und zeigt sie ihr: leer. Sie aber sagt: «Los, hol es raus! Sofort!» Und tatsächlich, aus der Tasche kommt eines der Sonnencrememuster aus der Ausstellung zum Vorschein. «Leg das sofort wieder hin! Wie oft habe ich dir gesagt, du sollst nicht einfach Zeug einstecken? Huh? Wenn du älter bist, dann nennt man das Klauen! Und dann kommst du dafür ins Gefängnis. So wie ich! Ich habe dir schon hundertmal gesagt …»

Moment mal … das habe ich jetzt schon richtig mitbekommen. «Wie ich»?!? Na, *super* Vorbild. Scheint aber nicht abschreckend genug zu sein.

Die Mutter löst ihr Rezept ein, und in den paar Minuten, die wir brauchen, um ihr das Medikament zu erklären, hat ihr Junge schon wieder etwas eingesteckt. Okay, es ist auch wieder nur Dekomaterial, aber trotzdem geht das so nicht!

Ich denke, der Junge macht das vor allem, um die Aufmerksamkeit der Mutter auf sich zu ziehen, aber dass sie schimpft, hat auf sein

Verhalten gar keinen Einfluss. Vielleicht hilft es, wenn ich etwas sage?

«Entschuldige, das lässt du hier, ja?» Erschrocken legt er es wieder zurück. Es folgt die nächste Schimpftirade der Mutter, die der Junge, halb grinsend, halb schuldbewusst dreinschauend, über sich ergehen lässt. Hmpf.

Noch schöner ist, wenn einem dieselbe Mutter dann erzählt, dass sie wieder schwanger ist und alle ihr sagen, dass sie das Kind doch abtreiben soll, weil sie angeblich nicht auf ihre Kinder achten kann. Ihr erstes lebt nicht mehr bei ihr und ihrem Mann, das zweite ist der klauende Junge, der von Amts wegen ins Tagesheim gehen *muss*, obwohl sie nicht arbeitet und ihr Mann nur gelegentlich.

Ich höre mir das alles an und versuche möglichst sparsam dreinzuschauen. Meine Meinung dazu brauche ich ihr nicht zu sagen, und was Erziehungstipps angeht … ihr Junge ist tatsächlich noch etwas älter als meiner. Eigentlich müsste sie mir welche geben. Aber ich hoffe doch ernsthaft, dass ich es besser mache.

Eine Mutter kommt mit ihrem Sohn in die Apotheke. Der Junge ist wohl im Grundschulalter. Er wirkt etwas gedämpft, als sie ihn mit den Worten «Warte hier, ich komme gleich mit der Apothekerin wieder» in eine Ecke stellt. Sie zieht mich zur Seite und flüstert mir verschwörerisch zu:

«Sie müssen mir helfen. Mein Sohn stellt sich krank, nur damit er nicht in die Schule muss. Könnten Sie nicht mit einer großen Spritze oder so etwas kommen? Ich bin sicher, dann hört er mit dem Theater auf.» Ich überlege einen Moment.

«Das halte ich für keine gute Idee. Sehen Sie, angenommen ich mache ihm jetzt mit so etwas Angst, was passiert dann, wenn er wirklich mal etwas hat? Dann traut er sich vielleicht nicht mehr zum Arzt oder auch nur etwas zu sagen. Kurzfristig funktioniert das vielleicht sogar, aber auf die Dauer? Nein. Gar nicht gut.»

«Aber was mache ich dann?»

«Also mit ihm reden kann ich ja mal. Bleiben Sie einen Moment hier?»

«Ja. Klar.»

Ich gehe zu ihm, gehe etwas in die Hocke und gebe ihm die Hand.

«Hallo. Ich bin die Pharmama, ich bin Apothekerin. Wie heißt du denn?»

«Leon.»

«Also, Leon. Was hast du denn für Beschwerden? Tut dir etwas weh?»

Er zögert. «Nnneiinnn …»

«Oder hattest du in letzter Zeit sehr heiß? Musstest du viel schwitzen nachts?»

«Nein, eigentlich geht es mir gut …»

«Aber du willst nicht in die Schule, sagt deine Mama. Warum denn?»

«Mmmmh.» Pause. «Da geht es mir nicht so gut.»

«Sagst du mir, was da nicht so gut geht? Hast du Mühe mit den Sachen, die du lernen musst?»

«Nein, das geht schon. Es ist nur …»

«Ja?»

«Da sind Nermin und Stefan. Und die … ärgern mich.»

Ja, jetzt ist es raus. Weiteres vorsichtiges Nachfragen ergibt, dass er tatsächlich gemobbt wird von seinen Mitschülern. Kinder können grausam sein. Er hatte das auch schon zu Hause erwähnt, wurde aber wohl nicht ganz ernst genommen. Also hat er beschlossen, dass es einfacher ist, «krank» zu sein und nicht in die Schule zu gehen.

«Das ist gar nicht gut. Und leider habe ich hier in der Apotheke auch kein Mittel dagegen. Aber wenn ich darf, erzähle ich dein

Problem noch mal deiner Mama. Ich bin sicher, es gibt etwas, was sie machen kann, ja?»

«Ja. Tut mir leid.»

«Was denn?»

«Na, dass wir hierher kommen mussten.»

«Mir tut das aber gar nicht leid.» Ich versuche es mit einem Augenzwinkern. «Alles okay sonst?»

«Ja.»

«Na dann.»

Ich gehe und stecke meine Erkenntnis der Mutter. Die ist erst mal gehörig entsetzt.

«Aber … was kann ich da machen?»

«Zuerst mal zuhören. Es ist vor allem wichtig, dass er darüber redet und man sein Problem versteht. Es ist möglich, dass das schon reicht. Wenn nicht, würde ich möglichst bald mit den Lehrern sprechen. Die können zumindest während des Unterrichts ein bisschen steuern. Dann würde ich zur Schulleitung gehen, wenn es nicht besser wird. Und dann gäbe es natürlich noch professionelle Hilfe, Kinderpsychologen zum Beispiel. Aber am wichtigsten ist, dass die Eltern mit dem Kind richtig reden. Mit Geduld und Verständnis.»

Und wenn wir gerade beim Erziehen sind: Ich bin gar nicht zufrieden damit, wie Azubine Minnie unsere Apotheken-Schubladen einräumt.

Für diejenigen, die das nicht kennen: das sind sehr tiefe, schmale Schubladen, wo die meisten rezeptpflichtigen Medikamente drin sind. Alphabetisch geordnet, dann nach Dosierung und dann nach Packungsgröße. Wenn etwas keinen Platz hat, ziehen wir das gelbe Minikärtchen nach vorne als Zeichen, dass es vorrätig ist. Und der Vorrat kommt in die oberste Schublade. So sollte es sein. Tatsächlich ist es aber so, dass Minnie die Medikamente offenbar dahin legt, wo es gerade passt. Das heißt, ich finde die Concor bei den Concor plus oder die Sequase da, wo eigentlich die Seroquel sein sollten (ja, die sehen auch praktisch gleich aus). Und einmal habe ich fünf Packungen Nasonex einfach in der Schublade daneben gefunden. Das geht ja nun gar nicht!

Irgendwie erinnert es mich an meinen kleinen Sohn. Nachdem ich wiederholt über Spielzeug im Kinderzimmer gestolpert bin, hatte ich genug. Es braucht bei mir nicht perfekt zu sein, wirklich nicht, aber zumindest so, dass ich durchlaufen kann, ohne Tango-Schritte zu vollführen oder ständig auf etwas zu treten. Speziell einzeln herumliegende Lego-Steine gehören meiner Meinung nach auf die Liste der Europäischen Antifolterkonvention. Ich rief ihn also ins Zimmer und verkündete: «Du musst dein Zimmer aufräumen. Ruf mich, wenn du fertig bist!»

Als ich etwas später in das Zimmer komme, bin ich erstaunt: Der Boden ist spielzeugfrei, alles ist weg. Das ging ja schnell. Wahrscheinlich hat er einfach alles in den Schrank geworfen, denke ich. Ein Blick in den leeren Schrank stellt mich allerdings vor die nächste Frage: «*Wo* sind die ganzen Sachen, Junior? Hier sind sie nicht.» Die Eltern unter meinen Lesern ahnen es wahrscheinlich schon. Junior geht auf alle viere und beginnt die Spielsachen wieder unter dem Bett hervorzuziehen …

Aus den Augen, aus dem Sinn ist das Motto. Offenbar auch bei Minnie. Das gibt einen kleinen Zusammenschiss.

Beim Kinderarzt

«Warum darf ich nicht mit meinem Kind ins Krankenhaus?»

Das sagte eine Mutter mit krankem Kind zu mir – praktisch als Begrüßung.

«Wer sagt denn, dass Sie das nicht dürfen?»

«Ich habe mit dem Krankenhaus telefoniert, wissen Sie, mein Kind hat 39 Grad Fieber, aber die Ärztin hat gesagt, ich soll nicht kommen, ich soll mit ihm in die Apotheke.»

«Ah so.»

«Ist das nicht diskriminierend?»

«Ich bin sicher, das war nicht so gemeint. Sehen Sie, *verbieten* kann sie es Ihnen natürlich nicht, aber die sind dort nicht allzu erfreut, wenn man mit Bagatelleerkrankungen zu ihnen kommt. Dazu gehört auch eine einfache Erkältung. Wie alt ist das Kind denn?»

«Drei.»

«Haben Sie denn keinen Kinderarzt? Das wäre nämlich sonst die erste Anlaufstelle.»

«Nein. Wir wohnen noch nicht so lange hier.»

«Ich kann Ihnen ein paar Adressen von Kinderärzten geben. Aber ich habe auch einige Sachen hier, um Fieber zu behandeln, die bekommen Sie auch ohne lange Wartezeit.»

«Haben Sie auch Antibiotika?»

«Ja, schon, nur sind die in den meisten Fällen bei einer Erkältung weder notwendig, noch bringen sie viel. Was sind denn die Beschwerden?»

«Er hat Fieber, dazu läuft die Nase, und heute Morgen meinte er ‹Kopf aua›, das ist jetzt aber wieder weg.»

«Und was aus der Nase rauskommt – hat das eine Farbe?»

«Nein, das ist klar.»

«Das hört sich nach einer normalen Erkältung an, die wird durch Viren verursacht, da bringt es nichts, ein Antibiotikum zu nehmen. Das wäre nur eine unnötige Belastung für ihn. Dafür muss ich Sie auch nicht zum Arzt schicken, denn Antibiotika gibt es nur über Rezept. Ich würde Ihnen einen Sirup gegen das Fieber und die Kopfschmerzen mitgeben. Geben Sie es ihm, wenn die Temperatur über 38,5 Grad steigt und er sich schlecht fühlt. Dazu empfehle ich noch Salzwasser-Ampullen zum Ausspülen der Nase – dann bekommt er auch besser Luft.»

Die Frau guckt mich zweifelnd an: «Er mag es gar nicht, wenn ich etwas an seiner Nase mache.»

«O ja, das kommt mir bekannt vor. Meiner auch nicht. Aber es gibt einen Trick: Geben Sie zuerst ein paar Tropfen der Salzwasser-lösung in seinen Mund – Kinder mögen Salziges. Danach geht das mit der Nase auch viel besser.»

«Brauche ich sonst noch etwas?»

«Sie meinen außer einem Berg Taschentücher und viel Geduld? Nein.»

«Das war's?»

«Ja. Ist das nicht besser als stundenlanges Warten mit fiebrigem, quengeligem Kind in der überfüllten Notaufnahme? Nur um dann mit einem Rezept entlassen zu werden, wo genau dasselbe drauf steht, was ich Ihnen jetzt empfohlen habe?»

Also: zuerst in die Apotheke!

Aber nicht immer kommt man um den Besuch beim Kinderarzt herum.

Eine Mutter mit Kind gibt mir ein Rezept, auf dem vier oder fünf Mittel gegen Erkältung draufstehen, und sagt:

«Ich brauche aber nur die Fieberzäpfchen. Der Kinderarzt hat gemeint: ‹Ich schreibe ein paar Sachen auf, aber wenn man das Rezept zu Hause hat, dann braucht man die Sachen meist nicht mehr – das ist wie Voodoo›.»

Er hatte recht.

Manchmal braucht es auch nur den *Besuch* beim Kinderarzt. Nachdem uns Junior nachts dreimal aus dem Bett geholt hat und wieder beruhigt werden musste, damit er weiterschlief, war er am Morgen dafür nicht aus dem Bett zu kriegen.

Ein Glück, dass ich heute nicht arbeiten muss. Aber was hat er diesmal? Er schreit, wenn er den Kopf bewegt, und hat ziemlich Fieber. So verbringen wir den Vormittag zwischen Bett und Sofa. Er läuft keinen Schritt, macht immer wieder «Aua!, Aua!», wenn ich ihn bewege, fängt an zu weinen und trinkt und isst kaum was. Das kenne ich so nicht von ihm. Im Normalfall ist er ein Wirbelwind mit großem Bewegungsdrang. Da beunruhigt es mich doch sehr, wenn er nur so herumhängt. Der Sirup gegen Fieber und Schmerzen hilft anscheinend auch nicht wirklich.

Was könnte es sein? Erkältet ist er nicht, nicht das kleinste Schniefen. Offensichtlich tut ihm der Kopf weh – hat er Migräne wie ich? Aber da passt das Fieber nicht rein. Die Zähne sind es diesmal glaub ich auch nicht: es sind schon alle da, die da sein sollen. Also, was dann: Mittelohrentzündung? Oder gar eine Hirnhautentzündung? Manchmal ist das Fachwissen auch von Nachteil!

Mir gefällt das dermaßen nicht, dass ich ihn dann um 14 Uhr, als es nicht besser wird, sondern eher schlimmer, zum Kinderarzt anmelde. Zum Glück können wir gleich um 16 Uhr hin. Junior verbringt die Zeit bis dahin im Bett.

Der Arzt ist nur ein paar Straßen weiter, aber diesmal muss ich Junior hintragen, weil er immer noch nicht laufen kann oder will. Und beim Arzt? Hüpft er von der Liege, will sich absolut nicht untersuchen lassen, rennt im Praxiszimmer umher. Das ist toll, sag du dem Arzt dann mal: «Seit heute Morgen liegt er nur in der Gegend herum und weint bei jeder Bewegung.»

Jedenfalls komme ich mir jetzt vor wie die überbesorgte Glucken-Mutter, vor allem weil der Arzt nichts findet: die Ohren sind frei und gut belüftet, der Hals nicht rot, die Lungen auch okay.

«Wahrscheinlich Spannungskopfschmerzen und eine anfangende Erkältung», so die Diagnose. Und wer rennt den ganzen Weg nach Hause und hat auf einmal praktisch gar keine Beschwerden mehr? Junior natürlich.

Inzwischen habe ich aber die perfekte Methode herausgefunden um festzustellen, wie krank Junior sich denn fühlt.

Dazu muss man wissen, dass er Zäpfchen gar nicht mag. Als er einmal über Bein-Schmerzen geklagt hat – das war wieder so ein Wachstumsschub – und ich ihn gefragt habe, ob er etwas dagegen haben muss, hat er erst «Ja» gesagt, sich dann aber total gesperrt, als ich wirklich ein Zäpfchen brachte. Weil er sonst nichts hatte, habe ich dann darauf verzichtet, ihm sonst etwas zu geben.

Irgendwann bekam er eine ausgewachsene Erkältung, und es ging ihm wirklich nicht gut. Mein sonst so aktiver Junge hing nur noch auf dem Sofa oder im Bett herum. Er hatte Fieber, grenzwertig hoch, und fühlte sich schlecht. Offenbar hatte er Gliederschmerzen und Ohrenschmerzen, auch wenn es sehr schwierig ist, von einem Kind eine genaue Lokalisation herauszubekommen. Später sollte sich herausstellen, dass es eine ausgewachsene Mittelohrentzündung war.

Jedenfalls behandelte ich ihn mit Ibuprofen-Sirup. Den mag er, der schmeckt nach Orangen und ist reichlich süß. Am Abend klagte er wieder über Ohrenschmerzen. Weil wir uns aber langsam der Maximaldosierung näherten, sagte ich ihm:

«Ich kann dir keinen Sirup mehr geben, aber du kannst noch ein Zäpfchen gegen die Schmerzen haben. Möchtest du eins?» Er bejahte und ich ging verwundert eins holen.

Als ich zurückkam, lag er immer noch auf dem Bett, hatte sich aber in der Zwischenzeit die Hose und Unterhose runtergezogen und wartete mit mir zugestrecktem Po ergeben auf das Zäpfchen. Oh. Offenbar ging es ihm *wirklich* nicht gut.

Wir machten gleich wieder einen Termin beim Kinderarzt für den nächsten Morgen.

Ohrentzündungen gehören zu den Sachen, die man bei Kindern praktisch erwarten kann. Der Gang, der das Innenohr belüftet, ist kürzer, da können Bakterien eher hochsteigen. Außerdem ist er

enger, was bedeutet, dass er sich bei einfachen Erkältungen ver-
schließt.

Die schlechte Nachricht ist: Mittelohrentzündungen schmerzen
ziemlich. Die gute Nachricht ist: zumindest ein Teil davon geht
von selbst wieder vorbei. Für den Rest gibt es Antibiotikasirup
vom Arzt.

Sirup ist da eigentlich der falsche Ausdruck. Es handelt sich um
Suspensionen, also Pulver, aufgeschwemmt in Wasser. Dabei sind
die Suspensionen in den meisten Fällen noch nicht zubereitet, da
sie nicht sehr lange haltbar sind. Das bedeutet, entweder macht
das der Kunde zu Hause, oder ich mache das gleich in der Apotheke. Das ist der übliche Fall, denn dann sind wir sicher, dass das
auch richtig gemacht wird. Nicht, dass ich das den Eltern nicht
zutrauen würde. Obwohl es da so einige gibt …

Eine Mutter kommt mit einem Rezept für Antibiotikasirup für ihr
Kind in die Apotheke. Vor der Abgabe bereite ich ihn zu, das heißt
ich löse das Pulver in der richtigen Menge Wasser.

Später am Tag ruft die Mutter beunruhigt an:

«Das Sicherheitssiegel des Sirups ist offen!» Ja, anders kann ich
das Wasser zum Herstellen der Lösung auch nicht reinbekommen.
Hat sie nicht zugehört, als ich gesagt habe: «Ich mache das jetzt
flüssig», und kurz damit nach hinten verschwunden bin?

Erkältungen

Kinder sind sehr häufig erkältet. Laut der letzten Weiterbildung,
die ich besucht habe, haben Kinder zum Beispiel im Jahr durch-
schnittlich sechs- bis zehnmal Husten. Bei sieben bis zehn Tagen
Dauer pro Episode kann das Kind, wenn man Pech hat, also an
100 Tagen im Jahr krank sein.

Kinder, die in der Krippe oder im Kindergarten sind, haben vielleicht noch gefühlt mehr, weil sie dort auch mit mehr Erregern in Kontakt kommen. Die Eltern, deren Kinder zu Hause sind, sollten sich aber nicht zu früh freuen – diese Kinder holen das einfach in der Schule nach …

Nicht immer bedeutet krank auch, dass man zwingend etwas unternehmen muss. Gerade Erkältungen brauchen nicht viel Behandlung. Ein bisschen Salzwasser für die Nase, wenn es sich sehr schlecht fühlt vielleicht etwas gegen Schmerzen und Fieber. Husten ist ein anderes Problem, zu dem komme ich nachher noch.

Eine besorgte Mutter ruft an: «Hallo? Ich habe gerade so ein Nasen-Ballon-Ding für mein Baby gekauft, weil es so erkältet ist.»

«Ein Nasenpümpchen, ja – und?»

«Ja. Wird es auch nichts Wichtiges rausziehen?»

Ich muss schmunzeln. «Nein, nein, das Gehirn bleibt drin. Aber ich finde, als Mutter sollten Sie das mal zuerst an sich ausprobieren. Es ist schon ein seltsames Gefühl.»

Fieber – hohe Temperatur und kühle Köpfe

Kinder haben häufig Fieber. Bei kleinen Erkältungen, beim Zahnen, nach Aufregung – das reicht schon als Auslöser. In den meisten Fällen ist das aber auch nicht weiter gefährlich, und man muss das Fieber nicht zwingend behandeln, respektive die Temperatur drücken. Fieber kann dem Körper sogar dabei helfen, Infektionen zu bekämpfen. In der Apotheke empfehle ich erst ab 38,5 Grad (rektal gemessen) etwas zu geben, wenn der Allgemeinzustand des Kindes nicht so gut ist. Ansonsten kann man sogar noch länger warten.

Eine Frau kommt am Nachmittag in die Apotheke mit einem Rezept für ihr circa zweijähriges Kind. Auf dem Rezept stehen sage und schreibe drei Fieber- und Schmerzmittel:

1 OP Paracetamol-Zäpfchen
1 OP Mefenacid-Zäpfchen
1 OP Ibuprofen-Sirup
keine Dosierungsangaben.

Ich frage nach: «Wissen Sie, wie Sie es geben müssen? Es ist alles für dasselbe: Schmerzen und Fieber.»

«Ja, der Arzt hat es erklärt. Wir bekommen das Fieber einfach nicht herunter.»

«Wie hoch ist es denn?»

«Na so um die 38 Grad!» Hmpf.

«Und wie geht es dem Kind sonst?»

«Er ist etwas müde.»

«Isst und trinkt er normal?»

«Ja.»

«Und wie lange hat er schon Fieber?»

«Seit heute Morgen.»

«Warten Sie doch noch etwas ab. Ihm geht es sonst gut, und das Fieber ist auch nicht so hoch …»

«Aber ich habe heute Morgen etwas gegeben – und er hat danach wieder Fieber bekommen!»

«Das wundert mich nicht, so ein Mittel wirkt etwa sechs bis acht Stunden. Wenn die Ursache des Fiebers noch da ist – dann kommt das natürlich wieder.» Das ist nichts mit einmal nehmen und gut.

«Aber dem Kind geht es ja abgesehen von der etwas erhöhten Temperatur gut. Da muss man nicht wirklich etwas tun – und vor allem nicht mit drei Medikamenten gleichzeitig. Das würde ich mir für wirklich schwere Fälle aufsparen.»

Sie war nicht gerade begeistert von meinem Rat. Aber manchmal ist es meine Aufgabe, in der Apotheke von Medikamenten abzuraten. Ja. Tatsächlich.

Abends nach sechs Uhr kommt ein junger Vater in die Apotheke und fragt nach dem Rezept, das der Arzt gefaxt haben soll für sein dreijähriges Kind: Mefenacid-Zäpfchen gegen Fieber und Schmerzen. Der Arzt hat das Rezept aber nicht gefaxt, und erreichbar ist er auch nicht mehr. Ich entscheide mich für einen Vorbezug, unter anderem auch, weil das Kind die Mefenacid-125-mg-Zäpfchen schon einmal gehabt hat. Ein Vorbezug bedeutet: Ich gebe ihm das Medikament jetzt schon – das Rezept soll der Vater morgen noch mal vom Arzt verlangen, damit wir es bekommen. Das dürfen wir in der Schweiz im Gegensatz zu Deutschland. Ein paar Voraussetzungen dafür sind notwendig: dringender Bedarf und ein intaktes Vertrauensverhältnis zwischen Patient, Apotheke und Arzt. Wir hier machen das nur bei bekanntem Patient und Arzt.

Alles ist abgeklärt, und das Medikament abgegeben, der Vater ist zufrieden und geht.

Wenig später kommt der Anruf vom Vater:

«Der Arzt hat aber gesagt 250-mg-Zäpfchen, die 125er hatte er ja, als er ein Jahr alt war, und jetzt ist er älter!»

«Tut mir leid, aber die Stärke gibt es nicht. Bei diesen Zäpfchen gibt es nur die Dosierung 125 mg, und dann springt es gleich auf die Erwachsenen-Stärke 500 mg.»

«Ja … soll ich dann einfach *zwei* Zäpfchen reinschieben?»

«Nein!» Man stelle sich vor, wie unangenehm das ist! «Die Dosierung für Dreijährige ist maximal vier Zäpfchen am Tag.»

«Ah, okay, gut.»

Glück gehabt, Kleiner.

Husten – und was mache ich jetzt?

Husten bei Kindern ist eher schwierig. Einerseits husten Kinder gerne und häufig, sodass man nicht zu fragen braucht «Hustet das Kind?», sondern besser: «Wann hustet das Kind?», andererseits ist es, obwohl störend (vor allem für die Umwelt: auch Mama will einmal schlafen), ein Reflex, den man nicht ohne sehr guten Grund unterdrücken sollte. Darum sind bei uns auch so ziemlich alle Hustenmittel erst ab zwei Jahren ohne Rezept erhältlich.

Unsere Auszubildende Minnie meint zu mir: «Es hat gerade eine Mutter angerufen, dass sie mit ihrem Kind vorbeikommt. Sie sagt, sie will dich unbedingt gleich sprechen, offenbar hat das Kind die ganze Flasche Hustensirup vom Rezept getrunken!»
«Waaas? Hast du ihr nicht gesagt, sie soll gleich im Toxikologischen Zentrum anrufen? Was soll *ich* denn mit dem Kind machen?»
«…»
Na ja, wir haben schon ein paar Antidote an Lager, aber trotzdem … Ich lege mir die Nummer des Toxikologischen Zentrums parat und überlege fieberhaft, was ich über Überdosierungen weiß – was mag es wohl für ein Sirup sein? Mit Dextrometorphan? Codein? Morclofon? Butamirat? Oder Acetylcystein? Oder ??? Und die Auswirkungen? Atemdämpfung bis möglicher Atemstillstand? Muskelkrämpfe? Macht zu viel Acetylcystein etwas? Das habe ich nicht mehr im Kopf …
Die Mutter stürmt in die Apotheke, an der Hand das Kind, etwa drei Jahre alt. In der anderen Hand («Oh, gut», denke ich) hält sie den Sirup!
Mein Adrenalinspiegel ist am Anschlag. Ich nehme die Packung und schaue auf die Inhaltsstoffe: «Bryonia cretica 3 CH, Cephaelis ipecacuanha 3 CH, Dactylopius coccus 3 CH, Drosera TM …»
Abrupte Erleichterung meinerseits. Der Sirup ist auf homöo-

pathischer Basis. Keine Chance, das überzudosieren. Ich wäre vielleicht etwas beunruhigt, was den ganzen Zucker darin betrifft, aber sonst … okay.

«Ahhh … kein Problem. Dem Kind wird es gutgehen. Passen Sie aber auf, dass Sie in Zukunft die Medikamente an einem Ort aufbewahren, wo es nicht hinkommt. Und hier ist die Telefonnummer vom Toxikologischen Zentrum. Nur, falls es ein nächstes Mal gibt.»

Trotz ihrer Unaufmerksamkeit habe ich bei der Mutter oben doch das gute Gefühl, dass ihr die Gesundheit ihres Kindes am Herzen liegt. Bei der folgenden Begegnung bin ich immer noch nicht ganz sicher …

Erklär mir das mal jemand. Die Situation ist folgende: Am Morgen bekomme ich vom Arzt ein Rezept gefaxt und lege den Hustensirup für das Kind parat. Um Viertel nach sechs Uhr abends kommt die Mutter mit Kind im Schlepptau (es läuft in etwa 20 Meter Abstand hinter ihr) in die Apotheke und fragt nach dem Rezept.

Ich gebe es fertig ein und mache sie darauf aufmerksam, dass der Sirup von der Grundversicherung nicht übernommen wird und das Kind laut Krankenkassenabfrage keine Zusatzversicherung hat. Dementsprechend muss sie es selbst zahlen. Die Mutter wird sofort stinksauer, sagt: «Für so was habe ich jetzt keine Zeit, ich muss nach Hause!», grummelt noch was von wegen: «In der letzten Apotheke musste ich nie was zahlen!», und stürmt wieder aus der Apotheke. Das Kind läuft hinterher.

Ohne Hustensirup. Der etwa sieben Euro gekostet hätte.

Dafür hatte sie im Plastiksack deutlich sichtbar eine Stange Zigaretten. Ich will jetzt nicht damit anfangen, über den Zusammenhang von rauchenden Eltern und vermehrten Atemwegserkrankungen bei Kindern zu diskutieren … aber ihr Verhalten finde ich einfach egoistisch.

Über das Zahnen findet sich im Internet ja einiges. Das geht von Horrorgeschichten von nächtelang schreienden Kindern mit roten Backen und Fieber über Dauersabbern mit Nebenerscheinungen wie Hautausschlägen und Durchfall bis zu solchen Stimmen, die sagen, dass das Zähnekriegen gar keine Probleme macht – die Eltern sollten einfach nicht so ein Theater darum machen.

Nach meinen Erfahrungen kann ich dazu Folgendes sagen: «Durchbrechen» ist in diesem Zusammenhang nicht wirklich der richtige Ausdruck, weil das Zahnen trotz allem ein eher langsamer, stetiger Prozess ist. Man fühlt den Zahn schon lange vorher unter dem Zahnfleisch, dann sieht man oft an einer Stelle, wie das Zahnfleisch immer heller wird, dann schiebt sich der Zahn heraus, wie ein Eisberg aus dem Meer. Erstaunlicherweise ist das Zahnfleisch dabei kaum entzündet, und da blutet auch nichts.

Dabei hatte ich als gute Pharmama vorgesorgt: Bernsteinkette, natürlich mit Magnetverschluss, homöopathische Zahnkügelchen, Zahnungs-Gel und Fieberzäpfchen. Alles blieb in der Schublade, bis die Backenzähne kamen. Junior schrie auf einmal abends wie am Spieß und hatte auch Fieber. Er schlief dann bei uns im Bett. Die Alternative wäre gewesen, dass wir alle halbe Stunde nach ihm hätten schauen müssen.

Diese Zahnkügelchen helfen wirklich. Besonders, weil das Kind lange beschäftigt ist, wenn man ihm die Kügelchen einzeln gibt.

Das Zahnungs-Gel (mit Lidocain) ist nur begrenzt einsetzbar, weil es, kaum aufgetragen, schon wieder abgelutscht ist (das Zeug ist süß!), und allzu oft kann man das nicht geben. Die zwei Nächte, in denen es ganz schlimm war, habe ich Junior dann auch ein Schmerzzäpfchen gegeben, danach hat er gut geschlafen.

Zum Zähneputzen gibt es auch ein paar Dinge zu sagen. Das ist schon ab dem ersten Zahn wichtig, auch wenn es «nur» die Milchzähne sind. Die müssen auch ein paar Jahre halten – und wenn man bis zu den richtigen Zähnen nicht gelernt hat, dass Putzen wichtig ist, lernt man es nachher nicht mehr.

Zum Anfangen braucht es eine möglichst kleine Zahnbürste, Kinderzahngel (mit reduziertem Fluorid) und viel Geduld. Es ist bei Junior nicht so gewesen, dass er sich gewehrt hätte gegen das Putzen, vielmehr ist es ein Kampf zwischen «Ich will jetzt putzen» und «Ich will jetzt die Zahnpasta abschlecken».

Dazu fällt mir noch die folgende Begebenheit in der Apotheke ein: Eine Familie (Mutter mit Kopftuch, kleiner Sohn im Kinderwagen, Vater spricht nur gebrochen Deutsch) steht vor mir. Der Vater sagt: «Ich brauche etwas für mein Kind. Zähne werden gelb. Da gibt es was zum Aufpinseln?» Ein Blick auf das Kind zeigt, dass es viel zu klein ist für solche Weißmacher mit Wasserstoffperoxid.

«Da gibt es nur eins: Zähne putzen mit Zahnbürste und Zahnpasta. Haben Sie es ihm schon beigebracht?»

«Nein … und ich will jetzt bitte diese Lösung haben …»

Sorry. Manchmal gibt es einfach keinen schnellen oder einfachen Weg.

Auch wir machen Fehler

Wo gearbeitet wird, passieren Fehler. Fehler machen ist menschlich. Wer in der Apotheke arbeitet, ist auch nur ein Mensch, also macht er Fehler.

Natürlich haben wir, entsprechend unserer doch eher sensiblen Arbeit, eine Menge Vorkehrungen getroffen, um Fehler zu erkennen und zu vermeiden. Rezepte, die bei uns in der Schweiz (das kommt erschwerend dazu) noch oft handschriftlich sind, werden im Vier-Augen-Prinzip und immer von einer Apothekerin kontrolliert. Unser Computer unterstützt uns, indem er uns Wechselwirkungen anzeigt. Wir schauen uns die Dosierungen an, und bei Ungewöhnlichem fragen wir nach.

Am nächsten Tag werden alle Rezepte von einer anderen Apothekerin noch mal kontrolliert, ob alles richtig eingegeben wurde, die Krankenkasse aktuell ist und so weiter. Gelegentlich kann man dabei den einen oder anderen Fehler finden und ausräumen. Zum Beispiel wenn ein Antibiotikum für eine 7-Tage-Kur aufgeschrieben wurde und die abgegebene Menge Sirup reicht nur für fünf Tage. Oder wenn Rhinopront gelesen wurde und die nächste Person weiß, es müsste Rhinocort sein. Ich bin dankbar sagen zu können, dass Derartiges *selten* vorkommt, aber *nie* wäre gelogen.

Fehler sind etwas, über das man nicht gerne redet. Speziell nicht über die eigenen Fehler und ganz speziell nicht über die eigenen Fehler bei der Arbeit. Trotzdem sind sie – und der richtige Umgang mit ihnen – wichtig.

Im Idealfall macht man einen Fehler auch nur ein Mal, weil man daraus gelernt hat. Und natürlich hofft man immer, dass es kein Fehler ist, der den Kunden in irgendeiner Form schädigt.

Trotz allem sollte man die Verantwortung für seine Gesundheit nicht beim Betreten einer Arztpraxis oder Apotheke abgeben. Ansonsten passiert nämlich so etwas:

Am Montagmorgen steht eine ältere Frau in der Apotheke und reklamiert lautstark:

«Sie, ja SIE haben mir die Augentropfen falsch abgegeben! Ich hätte an diesem Mittwoch eine Operation am rechten Auge gehabt. *Hätte!* Denn jetzt müssen wir sie verschieben!» Reklamationsfälle gehen klassischerweise direkt zu mir. «Sie haben die Tropfen *falsch angeschrieben*!»

Erste Reaktion: leichte Erleichterung … immerhin ist es nicht eine Falschabgabe gewesen. Trotzdem sollte ich nicht *zu* erleichtert aussehen. Ein Fehler ist ein Fehler. Ich schaue mir das Fläschchen, das sie mir vorwurfsvoll unter die Augen hält, an. Darauf steht: «ins *linke* Auge geben». Hmmm …

Ich hole das Rezept wieder aus dem System (Technik ist doch was Wunderbares), und auf dem eingescannten Original steht drauf: *3 × täglich 1 Tropfen in das linke Auge geben, anzufangen 3 Tage vor der Operation* – und *genau so* haben wir es auch aufgeschrieben. Also gehe ich mit dem Beweisstück Rezept wieder zurück und erkläre ihr, dass wir genau das aufgeschrieben haben, was der Arzt auf dem Rezept vermerkt hat. Oder kurz gesagt: «Es war nicht unser Fehler.»

Dass sie mit der Antwort nicht zufrieden ist, war zu erwarten. Zumindest aber hat das die volle Wucht ihrer Anschuldigungen erst mal von uns genommen.

Dafür ruft sie jetzt aus: «Na, dem Arzt werde ich was erzählen!» Und stapft wieder aus der Apotheke. Ugh … *der* will ich jetzt auch nicht sein.

Aber ehrlich gesagt denke ich: Weiß sie denn selbst nicht, an welchem Auge sie die Operation hat?

Eine andere stete Quelle für Fehler sind Fremdsprachen. Selbst wenn es um so etwas Einfaches wie Hochdeutsch geht. Ja, Hochdeutsch ist für uns Schweizer eine Fremdsprache. Wie bei jeder Fremdsprache gibt es Übersetzungsfehler – und gelegentlich Missverständnisse.

So kommt an einem schönen Frühlingstag ein junger Mann in die Apotheke. Er steuert direkt auf die nächste Mitarbeiterin zu. Unglücklicherweise ist das unsere Auszubildende Minnie. Sie begrüßt den Kunden mit:

«Grüetzi, was dörf's sy?»

«Guten Tag. Aspirin, bitte, das zum Auflösen.»

Sie geht und kommt mit Aspirin-Brausetabletten und Aspirin-Granulat zurück und legt beides vor ihm ab.

«Was ist da der Unterschied?»

Minnie stellt schnell um auf Hochdeutsch: «Die hier macht man in Wasser, und das Granulat kommt direkt ins Maul ...»

«WAS?! *Was* haben Sie da gesagt? Wie reden Sie denn mit mir? Was fällt Ihnen ein?!»

Hoppla! Minnie ist vollkommen überrascht über den Ausbruch und weiß gar nicht, was sie sagen soll. Vor allem weiß sie nicht, was genau das Problem ist. Womit hat sie ihn bloß so erzürnt?

Der deutsche Leser wird das schon erfasst haben. Aber offenbar hat Minnie noch niemand gesagt, dass «Maul» im Hochdeutschen nicht gerade ein netter Ausdruck ist und eher für Tiermünder als für Menschen gebraucht wird. Im Schweizerdeutschen dagegen sagt man noch öfters «Muul» oder «Muël» und meint das nicht mal böse.

Ich komme ihr dann zu Hilfe und erkläre es dem Kunden – der das kaum glauben will.

«Das gibt's ja nicht», sagt er fassungslos.

Trotz der «Beleidigung» kauft er sein Aspirin. Auch wenn ich keine Ahnung mehr habe, welches er dann genommen hat.

Verabschiedet hat er sich noch klassischerweise mit «Tschüs!».
Und das ist etwas, was bei uns hier in der Schweiz gelegentlich
etwas seltsam ankommt. Denn «Tschüs!» gebraucht man hier
eigentlich nur bei jemandem, den man (gut) kennt und entsprechend duzt. Das macht man eigentlich nicht in einem Geschäft,
weder als Verkäufer noch als Kunde. Aber ich bin sicher, er hat das
auch nicht beleidigend gemeint. Denke ich. Oder?

Da finde ich dieses Missverständnis angenehmer:
Ein Kunde steht vor dem Deoregal: «Oh, Sie haben noch so ein
Mum-Deo. Die laufen nämlich aus!»
«Die laufen aus?», frage ich irritiert. «Ist das jetzt schon bei meh-
reren passiert? Dann könnte ich das nämlich der Firma mitteilen.
Vielleicht ist das ein Produktionsfehler …»
Der Kunde schaut mich ganz seltsam an: «Nein, sie laufen aus …
sie werden nicht mehr produziert.»
«Oh, *so* auslaufen, sie gehen also außer Handel.»
«Genau.» – Sagt's und nimmt den letzten Deoroller.

Manche Fehler passieren nur, weil man voreingenommen ist und
Fehlannahmen trifft. So wie bei dem jungen Mann, der nach «dem
Gel, das wärmend ist bei Hautkontakt» fragt.
Unsere Pharma-Assistentin Donna denkt an das neue wärmende
Gleitmittel, für das im Moment so Werbung gemacht wird, und
bringt ihn zu den Kondomen und Gleitmitteln. Der Mann schaut
auf die Auslage und meint dann abwehrend:
«O nein. So was braucht meine Großmama nicht, sie braucht ein
Gel gegen Schmerzen und Arthritis.»
Oh … Kommt sofort!

Falsch behandelt habe ich vielleicht folgende Kundin – wobei ich
mir auch jetzt noch nicht ganz sicher bin, wie ich es denn hätte

richtig machen können. Dass sie nicht gut Deutsch sprach, hat das Ganze wahrscheinlich noch verschlimmert.

Aber von Anfang an: Frau Broccoli kommt mit einem Rezept in die Apotheke. Da sie noch nie hier gewesen ist, verlange ich von ihr die Krankenkassenkarte und lese sie ein. Das Medikament haben wir leider nicht auf Lager. Das sage ich ihr und dass wir ihr das Medikament für den Nachmittag bestellen. Das Problem fängt an, als ich ihr den Abholzettel für die Bestellung gebe:

«Ich hätte gerne das Rezept», sagt sie zu mir.

«Tut mir leid, aber das brauche ich, damit ich kontrollieren kann, ob das richtige gekommen ist, und um es danach mit der Krankenkasse zu verrechnen.»

«Wie teuer ist das denn?»

«28,90 Euro. Ich kann es aber über die Krankenkasse abrechnen.»

«Aber ich brauche das Rezept.»

Nun, vielleicht kennt sie das System hier nicht. Ich versuche es zu erklären.

«Zum Abholen brauchen Sie nur diesen Zettel hier. Das Rezept brauchen Sie nur, wenn Sie es selbst zahlen und selbst einschicken wollen.»

«Das ist nicht richtig so. Es geht über die Krankenkasse, dafür haben Sie meine Karte genommen.» Ah, so weit hat sie es also verstanden …

«Ja, und *damit* ich es über die Krankenkasse abrechnen kann, brauche ich auch das Rezept. Ich kann Ihnen für Ihre Unterlagen eine Kopie davon machen, wenn Sie wollen.»

«Nein, nein, eine Kopie habe ich schon von der anderen Apotheke!» Das finde ich jetzt etwas seltsam, denn das Rezept, das ich in der Hand halte, ist definitiv das Original.

«Dann reicht doch der Abholzettel.»

«Nein, nein, da steht nicht drauf, dass es bezahlt ist. Es ist ja nicht gratis.»

«Nun, gratis ist ja nichts, die Rechnung geht über die Krankenkasse. Aber sehen Sie hier: Auf meinem Teil des Bestellzettels steht drauf, dass es ein Medikament auf Rezept ist und via Krankenkasse abgerechnet wird …»

«Aber ich will nicht, dass Sie es abrechnen, ich komme es holen!»

Jetzt bin ich etwas verwirrt.

«Wollen Sie es dann zahlen kommen?»

«Nein, ich will das Rezept mitnehmen!»

Spülen und wiederholen … Ich erkläre noch etwa dreimal, dass ich das Rezept hier brauche zur Kontrolle und zum Abrechnen, aber irgendwie kommt die Info nicht an.

Frau Broccoli erklärt mir, dass *ich* das nicht richtig mache, und das ärgert mich dann doch ein bisschen. Immerhin mache ich das jetzt schon über ein Jahrzehnt so. Und bisher gab das noch keine Reklamationen, weder von der Krankenkasse noch von irgendwelchen Patienten. Ich bezweifle auch, dass das eine andere Apotheke so viel anders macht.

Das Unschöne ist, dass sie, obwohl ich wirklich ruhig und freundlich bleibe und es ihr noch mal erkläre, immer aufgeregter und schriller, das heißt lauter wird. Das ist etwas, was mir noch gelegentlich auffällt: Wenn man nicht durch Argumente überzeugen kann, versuchen es manche Leute via Lautstärke.

Schließlich bin ich so weit, dass ich sie frage: «Was wollen Sie? Soll ich das Ihnen jetzt bestellen, oder nicht?»

«Doch, Sie haben es ja nicht hier, und ich brauche das! Aber ich finde, Sie behandeln mich nicht korrekt!»

Langsam hat die Pharmama genug: «Sie können das Rezept mitnehmen, ich mache eine Kopie für mich, aber ich sage Ihnen gleich: Wenn Sie nicht mit dem Original-Rezept kommen beim Abholen, dann bezahlen Sie es trotzdem. Ich kann es nur mit Rezept der Kasse verrechnen. Und wenn Sie nicht innerhalb von drei Tagen kommen, schicke ich das Medikament zurück!»

Was ich vermeiden will, ist auch, dass sie in drei Apotheken das Rezept vorlegt und das Zeug bestellen lässt. Es ist zwar nichts, was missbraucht wird, aber es ist trotzdem ein Aufwand das zu bestellen, nur um es nachher mit Verlust zurückzuschicken.

«Aber das ist nicht okay, es geht über die Krankenkasse.»

«Nur. Mit. Dem. Rezept.» Ich halte es ihr vor die Nase.

«Aber wenn ich es nicht holen komme, rechnen Sie mir das ab! Ich habe Ihnen meine Krankenkassenkarte und alles gegeben!» Was denn? Beschuldigt sie mich jetzt, dass ich sie oder die Kasse betrügen will?

«Wenn Sie es nicht abholen kommen, schicke ich es wieder zurück.»

Jetzt wird sie richtig laut: «Sie machen das einfach nicht richtig!»

Ich ziehe die Augenbraue hoch. Nur die eine. Wer mich kennt, weiß, dass das ein Warnsignal ist. Ich warte. Jetzt habe ich langsam genug geredet.

«Bis wann haben Sie offen?»

Sie kam dann am nächsten Tag mit dem Originalrezept, und ich «durfte» es über die Krankenkasse abrechnen. Seufz.

Das sind so die persönlichen Fehler, die man macht. Und dann gibt es noch die «professionellen». Die nächste Begebenheit ist für alle, die denken, ich sei die perfekte Apothekerin. Das bin ich nicht. Leider. Ja, es war mein Fehler.

Die Kundin bekam ein falsches Medikament mit. Am nächsten Tag bemerkte meine Kollegin das beim Kontrollieren der Rezepte und rief die Kundin, Frau Domare an, um das wieder in Ordnung zu bringen.

Es handelte sich um ein neues Medikament, das die Kundin bisher noch nie hatte. Abgegeben wurde die falsche Dosierung, 75-mg-Retardkapseln statt 25-mg-Dragees. Zu meiner Entschuldigung kann ich nur sagen, dass es sich um ein handschriftliches Rezept handelte und ich es *so* gelesen habe, während die kontrollierende Kollegin es *anders* las. Sie hat dann den Arzt angerufen, der ihre Version bestätigte.

Meine Kollegin ruft also die Kundin an, erklärt die Situation, entschuldigt sich und versucht eine Lösung zu finden:

«Guten Tag Frau Domare, Sie waren gestern in der Apotheke und haben von uns ein Medikament bekommen, richtig?

«Ja?»

«Könnten Sie es mal holen und einen Blick auf die Packung werfen? Steht da 25 mg oder 75 mg?»

«Da steht 75 mg.»

«Okay. Ich habe heute Morgen die Rezepte kontrolliert, und dabei habe ich gesehen, dass die Kollegin das abgegeben hat. Ich war mir aber nicht sicher wegen der Dosierung und habe deshalb beim Arzt nachgefragt. Er sagt, es sollten die 25 mg sein.»

«Oh.»

«Ja, es tut mir leid, dass das passiert ist. Haben Sie schon eine Tablette genommen?»

«Nein, noch nicht.»

«In Ordnung. Wäre es möglich, dass ich jemanden mit der richtigen Dosierung vorbeischicke, um die Schachteln auszutauschen?»

«Ah, ich bin im Moment schlecht erreichbar. Aber ich bringe sie Ihnen sonst vorbei.»

«Okay, ich mache alles bereit, dass Sie dann hier die neue Packung bekommen. Bitte entschuldigen Sie die Umstände!»

Man macht also alles für den Austausch bereit und legt die neue Packung in das Bestellregal mit einem Kommentarzettel. So weit, so gut. Bis ich eine Woche später das Medikament immer noch im Regal sah. Gut, dann rufe ich also noch mal an.

«Frau Domare, wegen dem Medikament, das wir noch austauschen sollen …»

«Ja, ja, ich weiß es, ich komme vorbei.»

Das tut sie dann auch – nachdem eine weitere Woche vergangen ist.

Zwei Wochen nach der falschen Medikamentenabgabe steht sie dann bei uns in der Apotheke und macht einen Aufstand:

«Was für eine Apotheke ist das hier eigentlich, dass Sie mir nicht das richtige Medikament abgeben können!?!»

«Das tut uns wirklich sehr leid, Frau Domare, und es sollte auch nicht passieren …»

Sie will nicht hören und tobt einfach weiter. «Ich sollte Sie verklagen, ich brauche dieses Medikament, und dann bekomme ich etwas Falsches!»

Mit Mühe schaffe ich es trotz rapide ansteigendem Adrenalinspiegel, ruhig zu bleiben. «Haben Sie mir das alte Medikament mitgebracht?» Die Packung, die sie zurückbringt, ist übrigens wirklich noch nicht angefangen, sieht inzwischen aber etwas … angegriffen aus.

«Ich hätte vergiftet werden können!»

Ganz ruhig bleiben. «Aus genau dem Grund machen wir am Tag nach der Abgabe ja Kontrollen. Hat man Sie nicht gleich angerufen?»

«Ja, aber …»

«Und haben Sie denn schon eine Tablette genommen?»

«Nein, aber …»

«Und *selbst wenn* Sie eine genommen hätten, es ist das richtige Medikament, nur die Dosierung war nicht korrekt. Bei dem Medikament wäre es auch nicht gefährlich gewesen, selbst wenn Sie ein paar genommen hätten.» Sie grummelt immer noch vor sich hin. «Also, hier haben Sie Ihr Medikament, und als Entschuldigung für den Aufwand hätte ich noch ein kleines Präsent für Sie …»

Frau Domare schnappt sich Medikament und Handcreme und stolziert aus der Apotheke. Ich fürchte aber, *die* Kundin haben wir verloren.

Auf der anderen Seite: Von wegen sie *braucht* das Medikament. Sie fängt nicht gleich damit an und lässt sich mit dem Austausch zwei Wochen Zeit …

Mea culpa, aber wenn man den Fehler bemerkt, sich entschuldigt und sich so schnell wie möglich bemüht ihn zu korrigieren (die Verzögerung lag dann ja an ihr) und außerdem nichts passiert ist, dann erwarte ich einen gewissen Anstand in der Apotheke.

Ein Blick auf ihre restliche Medikation lieferte dann aber doch noch eine Erklärung für ihr Verhalten: Beruhigungsmittel noch und noch. Vielleicht hat sie an dem Tag noch andere Tabletten nicht genommen?

Die Schrift der Ärzte ist ein riesiges Problem. Das beginnt eigentlich schon bei der Ausbildung der Ärzte, wo dem korrekten Ausstellen eines Rezeptes gerade mal *eine* Unterrichtsstunde gewidmet wird. Ich weiß das, weil ich, wie die anderen Pharmaziestudenten, in derselben Stunde gesessen und zugehört habe. Dass sie bitte sauber und deutlich schreiben mögen, ist in genau einem Satz abgehandelt worden.

Dass die Rezepte trotzdem meistens von den Apothekern gelesen werden können, hat mehrere Gründe:

1. Jahrelange Erfahrung und Rezepte von den gleichen Ärzten, sodass man ihre Schrift schließlich kennt.

2. Die meisten Ärzte haben ein beschränktes «Repertoire» an Medikamenten, die sie aufschreiben. Es sind oft die gleichen 20 bis 30 Medikamente, die man mit der Zeit erkennt, selbst wenn es dann noch so dahingesudelt ist.

3. Wenn der Patient weiß, für was das Medikament ist, das er bekommt, kann man anhand der Kenntnis der normalerweise gebrauchten Medikamente das Rezept korrekt interpretieren, selbst wenn man es nur ansatzweise lesen kann.

Aber auch in den Fällen kann das gefährlich sein. Immerhin handelt es sich bei den Sachen, die ich in der Apotheke abgebe, um Medikamente mit Wirkungen und Wechselwirkungen und der Gefahr der Fehldosierung.

Grundsätzlich führe ich ein Rezept nur aus, wenn ich ganz sicher bin, dass das richtige Medikament abgegeben wird. Bleibt eine Unsicherheit, wird der Arzt angerufen zur Abklärung.

Mit dem Vier-Augen-Prinzip werden die meisten Lesefehler vermieden. Actonel oder Actos? Rhinopront oder Rhinocort? Dafalgan oder Dafnegil? Omep oder Olmetec? Zu schnell geschrieben und wahrscheinlich auch schon das zwanzigste Rezept heute mit dem Gleichen drauf. Da wird man schludrig, das verstehe ich ja. Aber kann man nicht am Schluss noch mal schnell überprüfen, ob der andere dasselbe liest?

Nein, ich rufe wirklich nicht gerne beim Arzt an wegen so etwas, aber ich mache es, wenn nötig. Wirklich peinlich wird es, wenn der Arzt nicht da ist, es nicht im Patientendossier ersichtlich ist, was das sein könnte, und die Praxisassistentin das zurückgefaxte Rezept auch nicht entziffern kann.

Manchmal stehen auch Sachen drauf, die da nicht unbedingt hingehören.

Neulich entpuppte sich das Unleserliche schließlich als «Mit freundlichen Grüßen» …

Oh, danke! Aber das hatte ich nicht wirklich erwartet.

Missverständnisse en masse

Eine ziemlich mollige junge Frau kommt mit einem Rezept in die Apotheke und verkündet unserer Pharma-Assistentin Donna: «Ich brauche das Femibion.» Das sind Vitamine speziell für die Schwangerschaft.

Noch bevor Donna sich versichert, dass das Rezept auf die Frau selbst lautet, sagt sie: «Wann kommt das Baby denn?»
Darauf die Frau ziemlich sauer: «Ich bin nicht schwanger, das ist für meine Schwester!» Autsch.

Von all den Dingen, die wir den Patienten fragen müssen, wenn wir ein Dossier für ihn eröffnen, ist «Sind sie schwanger?» die wohl sensibelste Frage.
All die anderen Fragen: ob sie (regelmäßig) Medikamente nehmen müssen (wegen einer chronischen Krankheit), ob sie allergisch sind gegen irgendwelche Medikamente oder sonst irgendwelche Allergien haben, kann man eigentlich jedem stellen. Die Frage nach der Schwangerschaft sollte man allen Frauen im gebärfähigen Alter stellen.
Aber stellst du die Frage einer etwas beleibteren Person und sie ist es *nicht,* ist die Chance groß, dass sie leicht beleidigt reagiert. Stellst du die Frage einer Frau, die es gerne wäre, aber im Moment nicht werden *kann,* ist sie ziemlich traurig. Stellst du die Frage einer (deutlich) schwangeren Frau, stehst du ziemlich blöd da. Stellst du die Frage der Mutter oder dem Vater, die das Rezept abholen kommen für die Tochter … man kann es sich glaub ich vorstellen. Am besten wäre es eh, die Patienten würden das gleich von sich aus sagen. Und lieber einmal zu viel als zu wenig.

Ich bin ganz schlecht beim Schätzen des Alters. Und da bin ich nicht die Einzige.
Eine Frau mit einem Baby im Kinderwagen kommt in die Apotheke. Die Drogistin Sabine geht sie bedienen.
«Hätten Sie ein Hustenmittel für meine Tochter?»
Sabine schaut etwas zweifelnd auf das Baby: «Leider gibt es da nicht viel, was wir nehmen können, die meisten Hustenmittel sind erst ab zwei Jahren ohne Rezept erhältlich …»

Die Frau schaut Sabine an, als sei sie verrückt und sagt: «Aber sie ist 26!»

Das Baby war nicht ihre Tochter, sondern ihre *Enkelin*!

Eine Frau hat zum ersten Mal auf Rezept Diflucan verschrieben bekommen:

«Was ist der Unterschied zwischen dem Diflucan und dem Gyno-Canesten, das man ohne Rezept bekommt? Das habe ich nämlich schon ausprobiert.»

«Ja, beides ist gegen vaginale Pilzinfektionen wirksam, aber sie haben unterschiedliche Inhaltsstoffe. Diflucan ist eine Kapsel, bei der eine einfache Anwendung genügt, Gyno-Canesten ist für eine Drei-Tages-Behandlung.»

«Danke vielmals für die Erklärung!» Und die Frau geht wieder.

In dem Moment sagt Donna, die mitgehört hat, trocken zu mir: «Ich glaube, du hast da einen wichtigen Unterschied vergessen zwischen den beiden.»

«Welchen denn?»

«Dass man die Diflucan *schluckt* und die Gyno-Canesten *einführt*.»

Ich spurte aus der Apotheke hinter der Frau her und erwische sie noch! Das war tatsächlich ein wichtiger Nachtrag. Es ist schon vorgekommen, dass das falsch angewendet wurde …

Ein Teenager steht schon eine ganze Zeit vor dem Regal mit den Kondomen. Ich schaue in angemessener Entfernung zu, da ich weiß, dass das vor allem bei Jüngeren Diskretion braucht. Wenn er Fragen hat, bin ich da.

Schließlich kommt er mit einer Packung zu mir und fragt: «Haben Sie die auch in kleiner?»

«Kleiner?», frage ich. «Ich müsste nachschauen, da haben wir einen Prospekt, wo die Durchmesser und Längen angegeben sind.»

Er schaut mich an, wird auf einmal krebsrot und sagt: «Die Packungsgröße! Ich meinte *die Packungsgröße!*»
Oh. hoppla. So viel zu meiner Diskretion.

«Ich brauche eine Packung Fenistil, es ist für eine Katze.»
«Okay, wie viel wiegt die Katze denn?» Ich bin schon unterwegs, um die Unterlagen zu holen, damit ich die korrekte Dosierung für eine Katze nachschauen kann.
«Äh, ich weiß nicht, vielleicht fünf Kilo? Weshalb müssen Sie das wissen?»
«Damit ich die korrekte Dosierung berechnen kann. Also, geben Sie der Katze …»
«Entschuldigung, aber warum sollte ich der Katze die Medizin geben?»
«Um die allergische Reaktion der Katze zu stoppen?»
«Aber ich bin es, der allergisch ist auf die Katze!»
Ah.

Eine kleine, ältere Frau stellt die Frage ans uns:
«Ich habe da ein Rezept bei Ihnen eingelöst. Da waren zwei Arten Augentropfen drauf.»
«Ja … und?»
«Ich glaube, ich habe die einen Augentropfen gar nicht bekommen, als ich das Rezept eingelöst habe.»
«Sie wollten damals nur die einen Tropfen?»
«Nein, ich wollte beide Tropfen, aber … Ich habe zu Hause überall gesucht, die Tropfen habe ich aber nicht gefunden. Und schauen Sie mal: auf der Quittung sind die Tropfen drauf.»
Das stimmt. Auf der Quittung, die am Rezept hängt, ist das Fläschchen abgerechnet. Das bedeutet, es wurde per Scanner eingelesen. Auch auf dem Rezept selbst ist der Preis des Fläschchens vermerkt.
«Das sieht so aus, als wurde es abgegeben.»

«Vielleicht habe ich es auch hier liegen gelassen?»

Ich checke unseren Lagerbestand, obwohl wir normalerweise liegengelassene Medikamente den Kunden telefonisch melden. Vor allem wenn wir die Daten haben, da sie es auf Rezept hatten. Der Lagerbestand stimmt auch, es wurde nichts wieder eingeräumt oder angepasst.

Was jetzt? Ich kämpfe ein bisschen mit mir, ich bin versucht, ihr ein neues Fläschchen gratis zu geben, auch wenn es nicht so aussieht, als ob der Fehler bei uns liegt. Da fällt mein Blick auf das Datum des Rezeptes und der Quittung. Was zum Geier? *Die wurde vor vier Monaten ausgestellt. Vier. Monate!*

«Tut mir leid, aber das ist schon zu lange her. Das kann ich Ihnen nicht einfach gratis geben. Ich kann Ihnen höchstens noch eines auf das Rezept ausgeben und es so parat machen, dass Sie es mit diesem Rezept bei der Krankenkasse einschicken können.»

Widerwillig lenkt sie schließlich ein, aber nicht, bevor sie noch einen letzten Versuch startet: «Aber ich bin eine Stammkundin von Ihnen!» Das absolute Totschlagargument. Ja. In den letzten drei Jahren hat sie bei uns zwei Rezepte eingelöst. Inklusive das, was ich gerade vor mir habe. Das ist natürlich eine Stammkundin …

Ich denke, dass sie die Augentropfen in den *vier Monaten* (!) wahrscheinlich schon aufgebraucht hat – und es vergessen hat. Ich glaube nicht mal, dass sie es mit Berechnung gemacht hat, aber wie auch immer: Was denken diese Leute? Gehst du nach vier Monaten ins Geschäft zurück (egal, ob Lebensmittel, Kleider, Elektronik) und sagst: «Ich glaube, ich habe das eine Produkt nicht mitbekommen, obwohl ich es bezahlt habe, kann ich jetzt dafür ein neues haben?»

So was merkt man doch vorher! Nein, der Kunde hat NICHT immer recht. Und ich bin nicht bereit, für etwas Geld hinzulegen, das nicht unser Fehler war.

Aaaahhh! Ich könnte schreiend im Kreis herumrennen, so fühle ich mich. Nein, mache ich natürlich nicht, dazu bin ich ein bisschen zu stoisch veranlagt, aber im Moment hätte ich den besten Grund dafür.

Wissen auch Nicht-Apotheker, Nicht-Pharma-Assistentinnen oder Labortechniker, was es bedeutet, wenn der Lagerbestand nicht stimmt? Und zwar nicht von irgendwas, sondern von (Trommelwirbel) einem Betäubungsmittel?!?

Falls ja, wissen Sie, warum bei uns im Moment der Affe los ist, falls nicht – sollte ich das vielleicht erklären. Betäubungsmittel sind strengstens reglementiert. Da wird jede Bewegung dokumentiert, meist gleich doppelt. Jeder Eingang, das Lager, jeder Ausgang, wieder das Lager. Sie brauchen spezielle BG-Lieferscheine. Sie brauchen spezielle Rezepte mit Dreifach-Durchschlag vom Arzt. Ein Rezept bleibt beim Arzt, ein Rezept in der Apotheke und eines ist für den Kunden, respektive die Krankenkasse. Verlässt ein Betäubungsmittel die Apotheke, brauche ich also ein BG-Rezept mit Durchschlag und trage es aus dem BG-Buch aus. Und bei Lieferung (mit BG-Lieferschein) trage ich es dort ein.

Und am Ende des Jahres muss ich dem Gesundheitsamt alle BG-Ein- und -Ausgänge sowie den aktuellen Bestand melden. Die BG-Rezepte muss ich zehn Jahre zur Ansicht aufbehalten. Und wehe, da stimmt was nicht. Und jetzt fehlen mir gleich zwei 30er-Packungen Ritalin im Lager. Ich bekomme Schweißausbrüche.

Gemerkt wurde es, als man ein neues Rezept ausführte und kein Ritalin mehr da war, obwohl laut BG-Buch noch zwei im Lager sein sollten.

Mal zurückschauen. Letzten Freitag hat der Bestand noch gestimmt, da hatte ich eine Kundin, die auf Rezept vier Packungen verschrieben bekommen hat. Zwei hatte ich noch im Lager und abgegeben, den Rest und für den Vorrat hatte man für den nächsten Tag bestellt. Was war passiert? Am nächsten Tag kamen tatsächlich fünf Packungen, drei waren fürs Lager. Die Auslieferung der zwei Packungen wurde auch gemacht.

Ein paar Tage darauf bekamen wir wieder ein Rezept für eine Packung – für eine andere Person –, die auch abgegeben wurde. Dann kam das nächste Rezept für die nächste Packung – und da wurde der Fehlbestand bemerkt.

Es kam raus, dass die Kollegin vier statt zwei Packungen ausgeliefert hatte. Sie hatte offenbar den Vermerk auf dem Rezept und dem Bestellschein übersehen, dass schon zwei raus waren.

So ein Mist! Praktischerweise war die Patientin noch eine Woche in den Ferien.

Aber die Woche ging vorbei. Als sie zurückkommt, rufe ich sie an: «Wir haben da einen Fehler gemacht, und Sie haben am Samstag vor zwei Wochen vier statt zwei Packungen geliefert bekommen.» Es folgt ein bedeutungsschwangerer Moment Stille. «Haben Sie das nicht bemerkt?»

«Doch schon, aber ich dachte, das ist nicht mein Problem.»

«Nein, ist es auch nicht, es ist hauptsächlich meines. Aber jetzt muss ich das wieder in Ordnung bringen. Sie bekommen das ja regelmäßig. Ich werde mich also mit dem Arzt in Verbindung setzen für das nächste Rezept und ihm mitteilen, dass Sie zwei Packungen weniger brauchen.» Puh!

Sex and more, Teil 1 – von Schwangerschaftstests und Potenzmitteln

Schwanger oder nicht schwanger? Das ist hier die Frage.

Oh, wie einfach wir es heute haben, wenn wir wissen wollen, ob wir schwanger sind! Einfach das Teststäbchen auspacken, ein paar Sekunden in den Urin halten, eine Minute warten und – voilà, schon wissen wir mehr.

Als es bei meiner Mutter so weit war (so um 1970), da gab es *endlich* einen Schwangerschaftstest für *zu Hause*. Der früheste Moment, ab dem er anzeigte (oft noch falsch), war zwei Wochen nach Ausbleiben der Regel. Dabei musste man in ein Probenglas erst Morgenurin geben und darüber sehr, sehr vorsichtig, damit sich das nicht vermischte, als zweite Schicht eine Testflüssigkeit. Nach einer Stunde warten konnte man dann sehen, ob sich zwischen den Flüssigkeiten eine feine dunkle Grenze gebildet hat. Während dieser Stunde durfte das Probenglas nicht erschüttert werden – was bei meiner Mama fast Albträume verursachte, weil sie sich vorstellte, wie Papa das Glas fand, es hochnimmt und, «Was ist das denn?» fragend, schüttelt. Eine Stunde kann in manchen Situationen wirklich ewig plus eins sein. Etwas später haben sie dann erschütterungsunempfindliche Tests auf den Markt gebracht, sodass sie bei meinem Bruder nicht mehr so nervös sein musste.

Wenn meine Großmutter einen Schwangerschaftstest gemacht hat, hat sie auf professionelle Hilfe und einen Frosch zurückgreifen müssen. Dazu wäre sie wohl in eine größere Apotheke gegangen, die bis etwa 1960 extra für diesen Zweck Frösche hielten. Beim «Galli-Mainini-Froschtest» wurde einem weiblichen Krallen-Frosch Urin oder Blutserum der Frau gespritzt. Wenn der Frosch innerhalb von zwölf Stunden laichte, also Eier legte, dann war die Frau schwanger. Für den Frosch war das zwar vielleicht nicht super angenehm, aber zumindest nicht schädlich. Tatsächlich konnte der Frosch nach einer Erholungspause wiederverwendet werden. Den Krallenfrosch nennt man deshalb auch Apothekerfrosch.

Meine Urgroßmutter hätte theoretisch auch schon einen Schwangerschaftstest machen können, allerdings mit Hilfe von Tieren, die dabei noch ihr Leben lassen mussten. Bei der Aschheim-Zondek-Reaktion verwendete man jugendliche Mäuse, denen Urin gespritzt wurde. Nach 72 bis 100 Stunden konnte man an den Eierstöcken sehen, ob ein Eisprung stattgefunden hatte – das allerdings nur, wenn man sie dafür aufschnitt …

Schon viel früher wurde versucht herauszufinden, ob «frau» schwanger ist oder nicht. Sehr schön finde ich eine Methode aus dem alten Ägypten. Man mischte Weizen- und Gerstenkörner mit dem Urin der Frau. Gutes Keimen der Gerste sagte einen Sohn voraus, gutes Keimen des Weizens eine Tochter. Keimte keines der beiden, dann war die Frau nicht schwanger. Die Trefferwahrscheinlichkeit der Methode lag bei erstaunlichen 70 Prozent, wie man bei späteren Versuchen herausgefunden hat.

Definitiv haben wir es heute schon erstaunlich einfach. Die Tests sind leicht erhältlich, günstig, einfach und sicher – wenn richtig angewandt. Da kann man nichts falsch machen, sollte man denken. Man irrt.

Erstes Problem: Der Zeitpunkt. Optimalerweise wartet man bis zu dem Zeitpunkt, zu dem man seine Regel bekommen würde, und testet dann. Ein paar Tests sind in der Lage, schon ein paar (bis zu vier) Tage vorher anzuzeigen. Das geht allerdings auch bei diesen Frühtests zulasten der Genauigkeit.

Manchen Frauen ist auch das nicht früh genug, die versuchen dann noch ein paar Tage früher mittels Schwangerschaftstest herauszufinden, ob sie schwanger sein könnten. Das nennt sich Orakeln. Und eigentlich ist es genau das. Man könnte mit der gleichen Genauigkeit auch einen Würfel werfen und sagen, alle geraden Zahlen bedeutet schwanger, alle ungeraden … nicht.

Aber es geht noch ungeduldiger. Wie die aufgeregte, strahlende junge Frau, die zu mir kommt und mich fragt:

«Ab wann kann ich den Schwangerschaftstest denn machen?»

«Wann …» Was ich eigentlich sagen wollte, ist: «Wann sollten Sie denn Ihre Periode bekommen?» Aber so weit komme ich nicht.

«Vor zwei Stunden!», verkündet sie strahlend.

Ah ja. Selbst Frühtests zeigen nicht so schnell an. Da muss ich sie leider grad mal enttäuschen.

Zweites Problem: Wer misst wo? Es ist ja schön, dass inzwischen auch die Männer mit schwanger sein wollen. Aber so funktioniert das nicht.

Ein junger Mann kommt in die Apotheke:

«Diesen Schwangerschaftstest habe ich eben im Supermarkt gekauft. Kommt es drauf an, wer auf den Streifen pinkelt, meine Freundin oder ich?»

Na ja, zumindest war ihm klar, was man damit macht … und er hat gefragt.

Eine Frau bringt einen Schwangerschaftstest in die Apotheke zurück.

«Der hat nicht funktioniert!», empört sie sich.

Ich schaue ihn an. Tatsächlich: Der Referenzstreifen hat sich nicht gebildet. Das ist die Kontrolle, ob der Test funktioniert hat. Es kann sein, dass das ein Produktfehler ist. Anstandslos bekommt sie deshalb von uns einen neuen Schwangerschaftstest.

«Sie wissen ja, wie man ihn anwendet?»

«Ja. Natürlich.» Am nächsten Tag kommt sie wieder zurück – wieder hat sich der Referenzstreifen nicht gefärbt. «Die funktionieren nicht!»

«Das ist seltsam. Wie haben Sie ihn denn genau angewendet?»

«Na, ich habe ihn eingeführt, die drei Minuten gewartet und dann abgelesen. Aber Sie sehen ja, dass sich keine Streifen gebildet haben.»

«Haben Sie Morgenurin gebraucht oder es später am Tag gemacht?»

«Wie … Urin?»

«Sie haben nicht mit Urin getestet? Aber … wie?»

«Ich sagte doch, ich habe ihn eingeführt.»

«Wie … ein Thermometer?»

«Ja, nur vorne.»

Oh. Ah!

Wie schon gesagt, mir ist immer lieber, man fragt vorher, wenn man etwas nicht weiß. Manche Fragen erscheinen uns zwar amüsant, aber das ist immer noch besser als manche Alternative. Ein Pärchen bringt einen Schwangerschaftstest zur Theke.

Frau: «Wie oft kann man den benutzen?»

«Nur einmal.»

Mann: «Und was ist der Unterschied zu denen da drüben?»

«Das sind Thermometer …»

«Funktioniert der Schwangerschaftstest auch, wenn ich die Periode habe?»

Schon, aber meistens braucht man ihn dann nicht, oder?

«Welcher von diesen Schwangerschaftstests zeigt einem an, ob es ein Mädchen oder ein Junge wird?»

Keiner. Das ist noch Zukunftsmusik.

Schwangerschaftstests scheinen zu den Dingen zu gehören, die man öfter mal nicht für sich, sondern für «einen Freund» kauft. Ehrlich, es ist mir ziemlich egal, für wen er jetzt bestimmt ist und ob am Ende die Frau, die Freundin oder die Liebhaberin den verwendet. Aber vielleicht wäre es von Vorteil, sich vorher zu überlegen, was für eine Geschichte man erzählen will. Das könnte sonst zu Verwirrung führen.

Ein jüngerer Mann steht zweifelnd vor dem Aufsteller mit den Kondomen und Schwangerschaftstests. Ich erbarme mich und gehe ihn fragen, ob er Hilfe braucht.

«Ja, ich suche einen Schwangerschaftstest, das heißt … er ist nicht für mich, er ist für einen Kollegen … äh … für meine Schwester!»

«Ja, die Schwangerschaftstests haben wir hier.»

«Sind die sicher?»

«Ja, sehr. Es sind eigentlich Frühtests, das heißt, sie sollten schon zwei bis drei Tage vor der Periode anzeigen.»

«Ja, das ist gut. Sie hat zwar heute Morgen wieder die Periode bekommen, aber nur ein paar Tropfen, und dann hat es gleich wieder aufgehört. Außerdem hat sie ziemlich Krämpfe …»

«Sie könnte aber schon schwanger sein?»

«Ja, wir hatten … äh, *sie* hatte Sex.»

Alles klar.

Sabine holt mich zu einer Kundin, die noch ein paar tiefergehende Fragen zu ihrem Schwangerschaftstest hat:

«Ich musste vor ein paar Tagen Antibiotika nehmen wegen einer Blasenentzündung, könnte das den Test beeinflussen?»

«Nein, die sind sehr spezifisch.»

«Was ist mit Blut im Urin?»

«Auch nicht. Der Test zeigt mittels Antikörpern ein Hormon an, das wirklich praktisch nur in der Schwangerschaft gebildet wird.

Das ist wie ein Schlüssel, der nur auf ein ganz bestimmtes Schloss passt.»

«Wie ist das mit Hormonen, die man zur Verhütung braucht?»

«Das sind andere Hormone.»

«Ich frage, weil ich einen Test gemacht habe, und der war leicht positiv.»

«Dann … ist es schon sehr wahrscheinlich, dass Sie auch schwanger sind.»

Ein «bisschen schwanger» gibt es nicht. Die Frau überlegt.

«Ich habe die Pille genommen, bis Anfang März. Könnte es sein, dass darum meine Periode jetzt verschoben ist, nachdem ich aufgehört habe?» Mittlerweile haben wir Ende Mai.

«Na ja, es könnte sein, dass es eine gewisse Zeit braucht, bis sich der Zyklus wieder eingependelt hat. Wie lange ist denn Ihr Zyklus normalerweise?»

«Was meinen Sie?»

«Nun, manche Frauen haben einen kurzen Zyklus von 23 Tagen, bei anderen geht er über 30 Tage … Wie war er denn, bevor Sie die Pille genommen haben? Wissen Sie das noch?»

«Ich denke um die 27 Tage …»

«Okay. Und wie lange sind Sie jetzt drüber?» Man kann unseren Schwangerschaftstest etwa drei Tage vor dem erwarteten Termin der Periode machen.

«Hm, mal sehen. Haben Sie vielleicht einen Kalender?»

Ich zeige ihr den Kalender auf dem iPhone. «Wann war denn Ihre letzte Periode?» Sie blättert zurück und zeigt auf den 2. April. «April? Sind Sie sicher?»

Wir schauen beide etwas verdutzt auf das iPhone.

«Ja …»

«Das ist jetzt fast acht Wochen her …» Mir kommt der Gedanke, dass sie den Schwangerschaftstest kaum mehr braucht. «Und wenn wir von 28 Tagen ausgehen, sind Sie jetzt fast … nein, mehr

als drei Wochen drüber. Ich glaube nicht, dass das noch Zyklus-schwankungen sind …» Sie schaut den Schwangerschaftstest an.
«Und Sie hatten ungeschützten Geschlechtsverkehr in der Zeit?»
Ja, ich weiß, es ist eine doofe Frage.
«Jaaa …» Sie ist immer noch nachdenklich.
«Ich denke, Sie sollten so bald wie möglich Kontakt mit dem Frau-enarzt aufnehmen. Ja, das sollten Sie auf jeden Fall.»

Gelegentlich, wenn sich eine Kundin sehr unsicher fühlt, machen wir für sie den Schwangerschaftstest. Das heißt, sie bekommt einen leeren Urinbecher zum Befüllen, und ich mache den Rest. Nach der Prozedur berichte ich einer Kundin:
«Der Schwangerschaftstest war negativ.»
«Heißt das, ich muss ihn wiederholen? Oder soll ich zum Arzt ei-nen Bluttest machen lassen?»
«Nein, das heißt, Sie sind nicht schwanger. Der Test ist ziemlich sicher, aber falls Sie eine zweite Meinung brauchen, können Sie natürlich trotzdem zum Frauenarzt.»
Vielleicht habe ich mich nicht deutlich genug ausgedrückt? Oder denkt sie, der Test *muss* positiv sein, damit er funktioniert hat?
Der Schwangerschaftstest ist auf jeden Fall einer, bei dem man nicht durchfallen kann.

Eine junge Frau kommt in die Apotheke: «Ich möchte den Schwan-gerschaftstest abholen, den Sie für meine Freundin gemacht ha-ben.»
Ich bin etwas erstaunt, denn ich habe gerade erst meine Kollegin abgelöst und sie hat mir bei der Übergabe nichts von einem Test gesagt. Ich gehe trotzdem überall nachschauen, aber da ist nichts.
«Sie hat mir gesagt, ich soll ihn abholen. Ich rufe sie mal an.» Nach dem Telefonat kommt sie wieder rein. «Oh, ich habe sie falsch ver-standen. Sie wollte nur, dass ich einen kaufe.»

Pharma-Assistentin Donna: «Wie kann ich Ihnen helfen?»

Die aufgebrachte Kundin: «Diese Schwangerschaftstests», sie wirft vier auf die Theke von zwei verschiedenen Marken, «die ich bei Ihnen gekauft habe, sind *alle* kaputt. Ich will mein Geld zurück!»

«Moment, ich hole die Apothekerin.»

Pharmama: «Okay. Was genau ist denn kaputt? Waren sie zerbrochen? Hat der Kontrollstreifen nichts angegeben?»

«Nein. Die zeigen nur immer positiv an. Ich *kann* nicht schwanger sein!»

«Hmmm. Aber wenn Sie nicht denken, dass Sie vielleicht schwanger sind, warum haben Sie sie dann gekauft?»

«Es ist doch egal, warum ich sie gekauft habe. Jedenfalls sind diese Dinger fehlerhaft, und Sie geben mir jetzt mein Geld zurück!»

«Wie haben Sie sie denn angewendet?»

«Ich habe sie in den Urinstrahl gehalten. Ich weiß, wie das geht! Ich kann die Packungsbeilage lesen, wissen Sie!»

«Das ist sehr gut, dann wissen Sie auch, dass diese Dinger bei korrekter Anwendung sehr sicher sind. Es ist ausgesprochen unwahrscheinlich, dass die Tests beide defekt sind. Aber: Wenn Sie zur Frauenärztin gehen und von dort das Testergebnis bringen, dass Sie nicht schwanger sind, *dann* können wir über eine Geldrückgabe reden.»

Nein. Sie kam nicht mehr. Nicht schwanger sein können – das «kann» bedeutet in dem Fall eher «es *darf* nicht so sein».

Es ist enorm wichtig, dass wir in der Apotheke erfahren, ob eine Frau schwanger ist. Man kann in der Schwangerschaft nicht einfach bedenkenlos dasselbe schlucken wie sonst auch. Was immer man einnimmt (oder manchmal auch nur aufstreicht), bekommt das entstehende Kind genauso verabreicht. Und das kann sehr unerwünschte Auswirkungen haben, da es ja in der Entwicklung ist und sich die Zellen teilen und differenzieren und sich alles so ausrichtet, wie es soll. Darum gilt besonders in der Schwangerschaft: «So wenig wie nötig.» Und nur das, was erwiesen ungefährlich ist. Am liebsten ist es mir aber, wenn mir die Leute gleich sagen, dass sie schwanger sind oder es sein könnten. Das erspart mir eine Menge peinlicher Situationen. Von denen hatte ich nicht wenige …

Eine jüngere Frau fragt mich: «Haben Sie ein Mittel gegen Übelkeit?»

«Für was brauchen Sie es: Reisekrankheit? Schwangerschaft?»

«Fast. Ich mache Kopfstand, um die Chancen zu erhöhen, schwanger zu werden, und dabei wird mir immer schwindelig …»

Eine Kundin kommt mit einer Frage betreffend Inkontinenzeinlagen in die Drogerie. Sabine, unsere freundliche Drogistin, berät sie. Dabei kommt das Gespräch auf die Schwangerschaft der Kundin. Die Kundin denkt (nicht zu Unrecht), dass sich das Problem im Verlauf der Schwangerschaft verschlimmern könnte.

«Und dann noch der Bauch!», meint die Kundin.

Da antwortet Sabine mit Blick auf den gut sichtbaren Bauch der Kundin: «Aber so ein Schwangerschaftsbauch ist doch herzig.»

«*Der* Bauch ist aber noch nicht vom Kind – das ist erst zwei Zentimeter groß. Das hier», sie klopft sich auf den Bauch, «ist mein eigener Ranzen!» Upps.

Eine junge Frau: «Könnten Sie nachschauen, wann ich zuletzt meine Pille bezogen habe?»

Ich schaue im Computer nach: «Sie haben im Februar eine Dreimonatspackung bezogen.»

«Sind Sie sicher?»

«Äh, ja.» Meine Nicht-Lieblingsfrage. Wieso sollte ich irgendetwas sagen, wenn ich nicht einigermaßen sicher bin?

«Aber ich habe seit Januar keine Periode mehr gehabt.»

«Dann sollten Sie besser Ihren Frauenarzt aufsuchen.»

«Und seit Dezember nehme ich die Pille nicht mehr …»

«Ah …»

«Seit wann, denken Sie, bin ich schwanger?»

«Das kann ich wirklich nicht sagen …»

«Aber Sie arbeiten in der Apotheke …»

«Das macht mich nicht zum Frauenarzt. Aber ich schlage vor, dass Sie einen solchen aufsuchen.»

«Aber ich versuche nur das Datum herauszufinden …»

«Und das kann ein Frauenarzt mit einem Ultraschallgerät viel besser als ich hier.»

«Aber Sie haben doch so Schwangerschaftstests, die zeigen an, in welcher Woche man ist!»

«Ja. Allerdings zeigt das ab Woche drei nach der Empfängnis nur noch ‹3+› an. Und da sollten Sie schon drüber sein, wenn Sie seit Januar, also seit vier Monaten die Periode nicht mehr hatten. Tatsächlich bin ich nicht mal sicher, ob der Schwangerschaftstest da überhaupt noch etwas angibt. Gehen Sie doch zum Frauenarzt, ja?»

«Wie wird man schwanger?», fragt mich tatsächlich eine erwachsene Kundin.

Vorsichtig antworte ich: «Äh, indem man Sex hat?»

«Wie meinen Sie das?»

«Na ja, wenn ein Mann und eine Frau zusammen …»

Die Frau schüttelt abwehrend den Kopf: «Neinneinnein. Was ich meinte, war: Meine Schwester kann nicht schwanger werden, gibt es da nichts, was ich ihr mitbringen kann?»

Ah so. Lingerie vielleicht? Oder hochdosiertes Vitamin C für den Mann? Das soll auch helfen. Ich habe auch schon gehört, dass Mönchspfeffer, das pflanzliche Mittel, das man bei Periodenbeschwerden verabreicht, etwas helfen kann …

Heute kennt jeder Viagra und seine Verwandten. Aber als es herausgekommen ist, war es doch eine ziemliche Sensation. Ein Mittel bei Potenzstörungen, das wirklich wirkt. Als solches hat es als erstes Medikament zum Artenschutz beigetragen – in dem Sinn, dass weniger seltene Tiere oder ihre Bestandteile in Aphrodisiaka für den asiatischen Markt verarbeitet wurden. Man denke dabei an Nashornhorn und Schlangenblut.

Es ersetzte auch die bisher traditionell verwendeten Hilfsmittel wie die «Spanische Fliege», Yohimbin oder die Penispumpe. Außerdem ist es einfacher anzuwenden als die bisherigen Medikamente: Muse, das in die Harnröhre eingeführt werden muss, oder Caverject, das man in den Penis spritzen muss. Ich verstehe die Leute, die allein bei dem Gedanken zusammenzucken, da ist es doch schon einfacher, vorher eine Tablette zu schlucken. Doch fast wäre es nicht dazu gekommen.

Man kann sich vorstellen, wie enttäuscht die Forscher von Pfizer in Sandwich, England, waren, als sich 1992 herausstellte, dass es *doch* kein neues Mittel gegen Herzkrankheiten werden würde. Jahrelang hatten sie an Sildenafil gearbeitet, einem Hemmer des Enzyms PDE5, von dem sie hofften, dass es wirksam Herz-Arterien entspannen und Angina pectoris mildern würde. Es sollte nicht sein.

Nur einer von zehn Wirkstoffen, die in klinische Untersuchungen eintreten, ist erfolgreich und erreicht schließlich auch die Patienten. Aber Statistik ist kein Trost für diejenigen, die an den neun übrigen gearbeitet haben.

Unzufrieden beendeten die Forscher die Studie wegen ungenügender Wirkung und wiesen die Teilnehmer an, die ungebrauchten Tabletten zurückzugeben. Aber viele Männer weigerten sich und hielten am Medikament fest, als sei es aus Gold. Anfangs dachten die Forscher sich nicht viel dabei, Ungereimtheiten kommen in manchen Studien vor. Aber dann hörten sie Gerüchte über den Nebeneffekt des Medikamentes auf das Sexleben und, noch wichtiger – sie lasen eine Veröffentlichung über die Rolle des Enzyms PDE5 beim Entstehen einer Erektion.

Hoppla! Die Unzufriedenheit machte rasch Aufregung Platz. Sildenafil könnte doch noch für etwas gut sein! Eine neue Studie wurde gemacht, und diese bestätigte die Anwendung bei impotenten Männern. Man war über ein Medikament gestolpert zur Behandlung der erektilen Dysfunktion. Pfizer vermarktete es ab 1998 als Viagra.

Die Bezeichnung Viagra ist ein rechtlich geschütztes Kunstwort. Angeblich setzt sie sich aus den Begriffen vigor (lateinisch für «Stärke») und Niagara zusammen. Nebenbei ist «Viagra» lautgleich zu vyaghra, dem Sanskrit-Wort für Tiger.

Als Medikament ist Viagra nicht frei von Nebenwirkungen: Rot anlaufende Gesichter oder ein Blaustich beim Sehen sind nur einige davon. Weitere sind Schwindel, laufende Nase, Muskelschmerzen und Priapismus – das ist eine Dauererektion und nicht ungefährlich, auch wenn es sich amüsant anhört. Schlagzeilen machen die Runde, in denen von über einhundert Toten durch Viagra berichtet wird. Alles das hält aber mehr oder weniger potenzschwache Männer nicht davon ab, mit der Pille ein normales Sexualleben zu führen. Aber die doch heftigeren Nebenwirkungen sorgen dafür, dass Viagra wohl auch weiterhin rezeptpflichtig bleibt.

Sildenafil war der erste Arzneistoff der Wirkstoffklasse der PDE-5-Hemmer (Phosphodiesterase-5-Hemmer), inzwischen gibt es weitere: Tadalafil (Cialis) und Vardenafil (Levitra). Die Medikamente bewirken eine Erweiterung der Blutgefäße, auch im Penis, dadurch entsteht – bei entsprechender sexueller Stimulation (und nur dann!) – eine Erektion.

Auf Frauen hat es übrigens keinen luststeigernden Effekt – das nachzuweisen hat man nämlich auch schon versucht.

Es ist zu Anfang der Viagra-Ära. Das Mittel ist in aller Munde, und auch wir haben schon ein paar Rezepte dafür ausgeführt und diverse Fragen von interessierten Männern beantwortet.

Herein kommt ein guter Kunde, Herr Alzarsi. Ein älterer Herr, weit über 80, gebildet, immer freundlich, mit dem wir schon diverse gute Gespräche hatten:

«Ich habe vor einiger Zeit Viagra verschrieben bekommen. Jetzt will ich wissen, warum das einmal wirkt und das nächste Mal nicht mehr.»

Anfangs ist man auch als Apotheker bei solchen Fragen gelegentlich irritiert. Oft fragt man sich: Meint die Person das ernst? Man sollte das aber ernst nehmen, auch wenn es gelegentlich Leute gibt, welche die «Ansprechbarkeit» des Apothekers für solche heiklen Fragen zum Spaß ausnutzen. Bei diesem Herrn war ich aber sicher, dass das nicht der Fall ist.

«Was ist denn genau passiert?»

«Ja, das war so. Meine Frau und ich, wir haben dieses Jahr den 50. Hochzeitstag. Dafür haben wir eine Kreuzfahrt gebucht. Na ja, Sex war schon lange kein Thema mehr. Sie wissen schon, da war diese und jene Krankheit und dann halt auch das Alter. Jedenfalls im Moment geht es uns beiden gesundheitlich gut, und da wollte ich sie damit überraschen, und darum habe ich mir vom Arzt vorher das Viagra verschreiben lassen.»

«Ja, ich erinnere mich, dass Sie das geholt haben.»

«Nun, um sicherzugehen, dass das Mittelchen auch funktioniert … bin ich in den Puff gegangen.»

«…» Manchmal ist es besser, man sagt erst mal nichts, vor allem, wenn man nichts Gescheites zu sagen hat.

«Ja, und da habe ich mir eine Dame ausgesucht, die aussieht wie meine Frau … Okay, wie meine Frau vor 50 Jahren. Das war toll mit der Dame, mit der hat man sogar ein wenig plaudern können, weil … mir war das doch etwas unheimlich, wissen Sie? Aber die hat das verstanden. Und dort hat das mit dem Viagra auch gut funktioniert.»

«Okee?»

«Da habe ich gedacht, da kann nichts mehr schieflaufen. Aber dann auf der Kreuzfahrt mit meiner Frau … Fehlanzeige! Wieso?» Ich druckse ein wenig hin und her … Ich meine, wie sage ich ihm das am besten?

«Wissen Sie, mit Viagra ist das so, das wirkt nur, wenn … da eine gewisse ‹sexuelle Stimulation› vorhanden ist …»

«Oh.» Und dann, nach einer Pause: «Na ja, das erklärt die Sache natürlich. Also eigentlich erklärt das alles. Aber mein Arzt kennt doch meine Frau, warum hat er mir das Viagra dann *trotzdem* verschrieben?» Und zu mir gewandt: «Und Sie haben mir das auch nicht sagen können?»

Es ist Samstagabend, wenige Minuten vor Ladenschluss. Es war ein langer Tag, und ich bin einfach nur fertig und will nach Hause zu meiner Familie. Na ja, vielleicht noch nicht ganz fertig, denn einer unserer Stammkunden steuert mich an.

«Guten Abend, Herr Belli.»

«Haben Sie Viagra?»

«Ja, auch.»

«In was für Dosierungen gibt es die?»

«Äh, 25, 50 und 100 mg, aber …» Ich sehe schon, wo das hinführen wird.

«Dann hätte ich gerne die zu 25 mg.» Dachte ich mir.

«Dafür brauchen Sie ein Rezept.»

«Ah ja? Aber ich gehe erst in zwei Wochen wieder zum Arzt. Jedenfalls, zu wie vielen Tabletten gibt es die?»

«Nur vier oder zwölf Stück.»

«Nicht nur eine?»

«Nein. Vier ist die kleinste Packung.»

«Dann halt mit vier.» Er schaut mich erwartungsvoll an.

«Die sind rezeptpflichtig. Sie müssen zum Arzt dafür.»

«Aber die Krankenkasse übernimmt sie nicht?»

«Nein …»

«Dann zahle ich sie.»

«Okay, aber vorher brauchen Sie ein Rezept.»

«Wieso?»

«Damit der Arzt abklären kann, ob Sie die nehmen können.»

«Aber wieso?»

«Weil man das zum Beispiel bei Herzproblemen nicht nehmen soll!»

«Aber ich hatte schon einmal eine verschrieben bekommen, vor einigen Jahren.»

«Seit Sie bei uns sind, noch nicht. Außerdem nehmen Sie Herzmedikamente …»

«Ja, aber eine Tablette … was kann denn da passieren?» Soll ich jetzt noch ausführlicher werden? So wie: *Im schlimmsten Fall könnten Sie sterben*? Stattdessen sage ich: «Ich kann Ihnen keine geben. Sie brauchen ein Rezept dafür.»

«Vom Psychiater?»

«Eigentlich dachte ich mehr an den Hausarzt, aber der Psychiater könnte es Ihnen auch verschreiben.»

«Aber ich habe erst in zwei Wochen einen Termin. Könnten Sie mir nicht jetzt schon eine geben?»

«Nein, tut mir leid. Sie müssen vorher zum Arzt.»

«Aber es ist Samstag – der Arzt ist nicht da.» Tatsächlich. «Und ich hätte gerne jetzt eine. Eine würde reichen. Die niedrigste Dosierung. Könnten Sie mir nicht eine Packung aufmachen und eine rausgeben?»

Ich denke: Na klar, hier haben Sie eine, viel Spaß am Wochenende!

Inzwischen komme ich mir vor wie eine kaputte Schallplatte. Also noch einmal:

«Viagra ist rezeptpflichtig. Sie brauchen dafür VOR dem Bezug ein Rezept vom Arzt, der Sie untersucht hat. Erst DANN kann ich Ihnen eine geben.»

«Aber …» – «Nein!» – «Nur …» Kopfschütteln meinerseits. Er zieht geschlagen ab.

Im Normalfall läuft der Bezug von Viagra (und Co.) ab, wie bei jedem anderen rezeptpflichtigen Medikament auch. Mit der Ausnahme vielleicht noch, dass der Kunde es bezahlen muss, weil die Kassen das (als «Life-Style-Medikament») nicht übernehmen. Heute ist es nichts Besonders mehr, auch wenn wir das vielleicht etwas diskreter handhaben und rascher als anderes im Plastiksack verschwinden lassen. Für Aufregung beim Apothekenpersonal oder beim Kunden sorgt das jedenfalls kaum noch. Aber es gibt Ausnahmen.

Ein älteres Pärchen kommt in die Apotheke.
Er: «Kann ich dieses Rezept hier einlösen?»
Es ist ein Rezept für Viagra.
Frau: «Für was ist das? Für dein Herz?»
Er: «Das ist eine Überraschung!»
Er bezahlt und sagt zu mir: «Könnten Sie das als Geschenk einpacken?»

Ein kleiner alter Mann um die 80 kommt mit einem Dauerrezept für Viagra:
«Geben Sie mir einen Jahresbedarf!»
«Wie viel ist das?»
«Eine Packung mit vier Tabletten sollte reichen.»
Ernst bleiben, Pharmama!

Das Telefon klingelt: «Funktioniert Viagra?» – «Schon, aber darüber sollten Sie vielleicht lieber mit Ihrem Arzt reden …»

Kleiner Einschub. Normalerweise bin ich auch bei solchen Fragen nicht so kurz angebunden, höchstens vorsichtig, aber nachdem wir erst vor Kurzem wieder einmal von diesem Herrn mit deutschem Akzent einen Anruf bekommen haben, der unbedingt am Telefon von einer Frau über die Unterschiede verschiedener Kondome und deren Anwendung aufgeklärt werden will – und der dasselbe Spielchen allein bei uns schon zweimal versucht hat –, bin ich etwas misstrauisch geworden, was solche Fragen angeht.

«Nun, ich hab da diese Mail bekommen über pflanzliches Viagra …», druckst der Mann am Telefon herum. Ich denke: Na super, muss ich jetzt noch über Spam-Mails aufklären?

«Diese Internetseiten sind meist nicht seriös, wenn Sie wirklich Interesse an Viagra haben, reden Sie lieber mit Ihrem Arzt.»

«Aber ich wollte nur wissen, ob das auch wirkt …»

«Ich kann Ihnen *wirklich* keine Auskunft über ein Produkt geben, das ich nicht kenne, das wahrscheinlich gefälscht ist und Substanzen enthält, die nicht getestet wurden. Und ich würde *nie* etwas Derartiges im Internet bestellen.»

«Na dann, DANKE FÜR GAR NICHTS!», und hängt auf.

Oh, bitte.

Immer schön professionell bleiben!

Als Professionalität wird die von Angehörigen eines Berufsstandes erwartete Fertigkeit, Kompetenz oder Verhaltensnorm bezeichnet.

Wissen und Können. Wobei für mich als Apotheker in einer Offizin (der öffentlichen Apotheke) das natürlich das Fachwissen über die Medikamente und ihre Anwendung bedeutet und Können den Umgang und die Kommunikation mit den Patienten und Kunden beschreibt.
Dazu gehört, wie ich merken musste, eine Menge mehr als nur Theorie.

Eine ehrliche Stellenanzeige für Apotheker müsste in etwa so aussehen:

Apotheker / in gesucht 80–100 % für Offizin-Apotheke

Teamfähig, computererfahren und mit Händchen für Technik, wenn der Etikettendrucker wieder aussteigt oder das Faxgerät einen Papierstau hat
Flexible Arbeitszeiten (bedeutet: Notfalldiensteinsätze und gelegentlich längeres Arbeiten wegen Zu-Spät-Kommern)
Muss in der Lage sein, Ärzte-Hieroglyphen entziffern zu können, kindersichere Verschlüsse zu öffnen, gelegentlich Spezial-Mischungen für Hautärzte anzufertigen oder Kapseln für Kinder
Mit unendlicher Geduld (oder alternativ einer hohen Schmerz-

schwelle), mit hundertprozentiger Kontrolle über die Gesichts-
muskulatur
Glaskugel von Vorteil
Frische Studienabgänger mit mehrjähriger Berufserfahrung
bevorzugt
Bitte melden Sie sich bei Pharmama

Was unsere Arbeit so schwierig macht – und gleichzeitig so span-
nend und gelegentlich auch dankbar –, das sind die Leute, die
jeden Tag in die Apotheke kommen. Es folgt eine (unkomplette)
Liste von Kunden-Typen, die sich in der Apotheke finden. Speziell
in unserer, so kommt es mir jedenfalls vor. Wenn ich «er» schreibe,
kann auch «sie» gemeint sein. Normalerweise gibt es die jeweili-
gen Kunden bei beiden Geschlechtern.

Der Spätkommer kommt normalerweise etwa fünf Minuten vor
Ladenschluss und erwartet volle Beratung zur Kosmetik oder hat
fünf Rezepte für diverse Familienmitglieder, die jetzt gleich eingelöst werden müssen (aber vorgestern ausgestellt wurden). An
schlechten Tagen kommt er auch, wenn man schon geschlossen
hat und klopft an die Türe.

Der Scherzkeks: Keine Preisetikette auf dem Produkt? «Es muss
gratis sein!» Auf die Frage: «Darf es sonst noch etwas sein?»,
kommt eine Antwort wie: «Schönes Wetter!»

Der Versicherungsproblematiker hat eine neue Versicherung
seit Anfang des Jahres und bringt die neue Karte nicht mit. Dann
versteht er nicht, warum wir seine Medikamente ohne Versiche-
rungsnachweis nicht bei der neuen Kasse verrechnen können,
und will nicht verstehen, dass er es auch auf die althergebrachte
Weise machen kann: selber zahlen und einschicken. Ist ja auch

eine Frechheit von uns, so etwas zu verlangen! Schließlich geht es um seine Gesundheit.

Der Nervösling: Er steht vor einem und schwitzt kleine Bäche. Blick in das Patientendossier im Computer, alles, was er bisher hatte, ist Stilnox, Valium, Rohypnol etc. (also Schlaf- und Beruhigungsmittel mit Abhängigkeitspotenzial). Er springt praktisch von einem Fuß auf den anderen, während er ein weiteres «Notfallrezept» von einem weiteren Arzt abliefert. Und vorher hat er eventuell schon versucht, das ohne Rezept bei uns zu bekommen.

Der Bis-zum-letzten-Moment-Aufschieber gibt mir ein Rezept, das typisch ist für einen Besuch in der Notaufnahme: Schmerzmittel, Antibiotikum (kann aber auch mal ein Blutdruckmittel sein). Nur dass das Rezept schon etwa drei Wochen alt ist. Dann sagt er mir, er brauche es gleich und ich solle mich beeilen, er müsse danach zum Arzt. Wahrscheinlich zur Nachkontrolle.

Der Exhibitionist: Er oder sie ist oft älter, nutzt jede Gelegenheit, Haut zu zeigen, und ist da sehr unempfindlich, ob noch andere Kunden mitbekommen, dass sie eine Pilzinfektion unter dem Busen hat. «Schauen Sie sich das an!» – T-Shirt hoch. Oder er hat einen Pickel auf dem Hintern und zieht die Hose runter. Bevorzugte Opfer sind jeweils vom anderen Geschlecht, aber sonst nehmen wir, was da ist. In der Apotheke gibt es ein Beratungszimmer für so etwas. Man muss ja auch an die seelische Integrität der anderen Kunden denken …

Der «Nur schnell eine Frage»-Kunde unterbricht ungeniert ein Beratungsgespräch, um «schnell» eine Frage zu stellen. Und erzählt dann minutenlang *irgendetwas*, während der andere Kunde daneben langsam anfängt zu kochen. Abhalten oder beschleunigen lässt die Person sich davon aber nicht. «Nur schnell» mag die Frage sein – die Antwort darauf braucht dann häufig aber länger.

Der Telepath gibt einen Bruchteil der Info über das, was er will (Produkt oder Beratung), und erwartet dann, dass man selber den Rest herausfindet. Leider fehlte das Fach Gedankenlesen bei meiner Ausbildung, und die Glaskugel ist gerade in Reparatur. «Es sind weiße Tabletten – ich weiß nicht mehr genau, für was ...»

Der absichtlich Schwerhörige: Er stellt Fragen, im Normalfall intelligente und freundliche Fragen. Aber wenn man antwortet, unterbricht er einen – mit neuer oder wiederholter Info –, nur um dieselben Fragen ein paar Minuten darauf wieder zu stellen.

Der Spezialist: Er weiß nichts über das Produkt, das er gerne hätte, bis zu dem Moment, wo du ihm etwas zeigst oder erklären musst, dass es das nicht gibt. Dann ist er auf einmal Experte und sicher, dass das, was du ihm zeigst, nicht das ist, was er wollte, oder dass es das Produkt so auch wirklich gibt. Am Ende stehst du da wie jemand, der ihm seinen Wunsch absichtlich verweigert.

Der «Aber bei xy ...»-Kunde ist ein Untertyp des Spezialisten. Er stellt eine Frage, welche leider nur abschlägig beantwortet werden kann (hier oft aus rechtlichen Gründen), und kaum hast du abschlägig geantwortet, wirft er dir «aber bei xy geht das, erhalte ich das» etc. an den Kopf.

Der französische Duscher überdeckt seinen Körpergeruch und die Tatsache, dass er entweder keine Dusche hat oder nicht weiß, wie man eine benutzt, mit Parfüm. Und zwar in Mengen, die jeden im Laden nach frischer Luft japsen lassen. Zusatzpunkte für den, der extra in die Parfümabteilung geht, um sich mit den neusten Testern einzustäuben. Mit mehreren gleichzeitig.

Der Telefon-Shopper: Nein, damit meine ich nicht den Kunden, der anruft und per Telefon alles vorbestellt, sondern den, der mit dem Telefon am Ohr durch den Laden wandert, während er Instruktionen erhält, was er jetzt kaufen soll. Meist ist er männlich, und am Telefon ist die Frau oder Freundin. Einfacher wäre es, uns zu fragen, denn selbst vom Zuhören wissen wir inzwischen eigentlich schon, was sie will, aber nein …

Der Aber-ich-brauch-das-Kunde wird, wenn man ihn mit der Tatsache konfrontiert, dass etwas nicht an Lager / nicht lieferbar / nicht existent ist, automatisch antworten mit: Aber ich brauch das! Und dann erwarten, dass es automatisch erscheint. Wenn nicht, wiederholen wir es einfach ein paarmal. Vielleicht denkt er, dass wenn er nur *den richtigen Tonfall* trifft, es magisch erscheint?

Der Spekulierer ist offenbar in der Lage, verschiedene Zeitlinien in der Zukunft zu sehen – und will auf alle vorbereitet sein. Er startet eine Menge Sätze mit: «Aber was, wenn …?» und beendet sie mit der gerade aktuellen Vision. Angefangen mit der noch wahrscheinlichsten Variante, ist es gut, ihm nicht allzu sehr zu widersprechen, da sonst die Visionen immer abstruser werden: «Aber was, wenn ich mich auf die Blisterpackung setze und ein paar Tabletten herausgedrückt werden und mein Hund sie findet und isst?»

Der Info-Shopper ist bei uns meist weiblich und kaut der Drogistin ein Ohr ab über neu herausgekommene Produkte oder Pflegelinien. Und dann geht sie mit der Info in den Discounter oder sonst wohin, um es dort zu kaufen. Oder, die neueste Variante: Sie bestellt es im Internet. Bonuspunkte für die, die noch ein paar Muster abstaubt vom gewünschten Produkt.

Der Es-ist-nicht-für-mich-Shopper verwendet diese Aussage wie einen Schild für alles, was er kauft. Auch wenn keine Ausrede nötig wäre.

Der Ein-Wort-Shopper: Es scheint, als hätte er nie gelernt, ganze Sätze zu formulieren. In der Apotheke kommuniziert er in Ein-Wort-Sätzen wie «Aspirin», «Karte!», «Tüte!». Seltsamerweise fehlt oft das «Danke» in seinem Wortschatz.

Der Tresen-Ignorant geht beim Gespräch so nah an mein Gesicht heran, dass ich irgendwann gegen das Regal hinter mir gepresst stehen muss. Oder er kommt einfach mal durch den Durchgang, bis ich ihn auffordere, doch bitte *vor* dem Tresen zu stehen. Er argumentiert dann damit, dass er so schlecht sehen könne, was auf den Packungen steht.

Die Mama: «Ich hätte gern ein … nein, geh da weg! … ähm, ein Kleinkinder-Nasenspray – lass das da stehen, nein, nichts anfassen, zum Donnerwetter, nächstes Mal bleibst du im Auto – ja, und haben Sie etwas gegen Husten, was man auch Kleinkindern … ja, ich hab schon gesehen, dass da ein Bonbon ist … also Kleinkindern geben kann … ja, und der ist grün … warten Sie … nein, du darfst nicht meinen Geldbeutel, nein, heb das auf! – hier, bitteschön, ja, er darf ein Bonbon haben, aber erst zum Nachtisch, bitte geben Sie es – nein, nicht jetzt, lass das mal los, ich nehm das … Danke» – und das «Auf Wiedersehen» geht in lautem Zornesgebrüll unter. Ja, das kenne ich von mir auch …

Und nicht zu vergessen:

Der vorbildhafte Musterkunde: Er weiß, welche Medikamente in welchen Dosierungen er wann nimmt und ist mit möglichen Nebenwirkungen vertraut. Er stellt seine Fragen einmal und ist damit dann bedient. Er ist freundlich, denkt mit und ist sympathisch. Er weiß, was ein Generikum ist, lamentiert nicht über sich ändernde Verpackungen oder Preise von Dingen, auf die ich keinen Einfluss habe. Ich würde sagen, etwa 90 Prozent der Kunden sind so wie er.

Aber über diesen Kundentyp brauche ich hier nicht zu schreiben, das wäre auch ziemlich langweilig zu lesen. Darum halte ich mich lieber an die spezielleren Fälle.

Neulich bin ich gerade am Bedienen, bekomme aber noch mit, dass ein Kunde bei der Kollegin nach der Apothekerin fragt. Minnie zeigt auf mich und bittet ihn, einen Moment zu warten, bis ich frei bin.

Als ich so weit bin, wende ich mich ihm zu. Er zieht eine Digitalkamera aus der Hosentasche, tippt einen Moment darauf herum (wobei ich mich frage, was das soll?, will er ein Foto von mir machen?) und hält sie mir schließlich unter die Nase.

Auf dem Bildschirm ist ein Bild von … Oh.

«Das sind die Pickel, die ich auf meinem Penis habe, können Sie mir etwas dafür empfehlen?»

Das Wort *Penis* ist kaum heraus, da sind schon alle anwesenden Angestellten verschwunden – puff und in Luft aufgelöst. Nur von Minnie sehe ich noch einen Teil der weißen Schürze, als sie ins Labor entwischt.

Ich schaue mir den Herrn einen Moment genauer an: Ist das einer, der sich daran aufgeilt, anderen seine Hosenschlange zu zeigen? Er sieht eigentlich nicht danach aus, er trägt einen Anzug und hat ein bestimmtes, ruhiges Auftreten, und der Fokus des Bildes liegt auf dem Pickel, nicht auf seinem «besten Stück». Ich beschließe, ihn und sein Anliegen ernst zu nehmen.

Ich stelle ihm ein paar Fragen. Offenbar handelt es sich um ein immer wieder auftretendes Problem. Er denkt, es käme vom Rasieren (auch Männer rasieren ihren Intimbereich). Am Ende schicke ich ihn zum Hautarzt, weil ich nach seinen Antworten nicht mit Sicherheit sagen kann, dass es nicht doch irgendeine Infektion ist.

Nachdem er gegangen ist, tauchen meine Kolleginnen wieder auf und drücken ihre Bewunderung für mein professionelles Verhalten aus: «Du bist nicht mal rot geworden!» Tatsächlich. Ich glaube, ich war einfach *zu* überrascht.

Hmpf. Eigentlich finde ich es gut, dass man bei nicht gerade gravierenden Sachen erst in die Apotheke geht, um abzuklären, ob es einen Arzt braucht, aber bei so etwas, bei Problemen, die die Geschlechtsteile betreffen … Ich denke, ich würde gleich zum Arzt gehen. Im Übrigen: Geschlechtskrankheiten sind wieder stark auf dem Vormarsch, und ich meine nicht nur Aids, da gibt es noch Sachen wie Chlamydien, Gonorrhoe (Tripper) und Syphilis, die man lange fast ausgestorben glaubte, die jetzt aber immer mehr auftreten.

Und wer denkt, das sei ein Einzelfall: Am Tag zuvor kam eine Frau zu meiner Kollegin mit einem Foto von dem dicken Furunkel auf ihrem Hintern. Den konnte sie selber nicht sehen, deshalb der Umweg über das Foto.

«Ich hab eine etwas peinliche Frage», meint eine junge Frau. Ich nehme sie mit in unseren Beratungsraum.

«Ja?»

«Ich habe eine Pilzinfektion in der Vagina, und ich habe versehentlich die falsche Tube erwischt, als ich sie behandeln wollte …»

«Was war es denn?»

«Eine Fußcreme, die ich im Wellnessbad bekommen habe.»

«Und was ist da genau drin?»

Sie holt die Tube aus einer Plastiktüte. Ein Blick auf die Inhalts-stoffe zeigt nichts Spezielles außer Menthol und Kampfer. «Haben Sie es auch innerlich angewendet?»

«Nun ... ja ...»

«Das muss aber ziemlich gebrannt haben, nicht?!»

«Schon, aber ... zumindest rieche ich jetzt MINZIG!» Schlagfertig, die Frau! Solche Leute bringen mich zum Lächeln.

«Es ist nicht weiter schlimm. Falls Sie sich noch immer ... etwas kühl fühlen da unten, würde ich es nochmals mit Wasser aus-spülen. Ich gebe Ihnen für den Vaginalpilz sonst noch die richtige Behandlung ...»

Man kann natürlich auch telefonisch anfragen:

«Ich brauche einen Rat von Ihnen», meldet sich eine Kundin. «Ich fühle mich seit Tagen nicht sehr gut, schlapp halt, und seit vor-gestern habe ich auch ziemlich hohes Fieber.»

«Haben Sie denn noch andere Beschwerden? Schnupfen zum Bei-spiel oder Husten?»

«Nein, das nicht, aber ich habe einen ziemlich eklig riechenden grünlichen Ausfluss.»

«Aha ...»

«Könnte das mit dem Tampon zusammenhängen, den ich gestern noch in mir gefunden habe? Meine letzte Periode ist aber schon fast drei Wochen her ...»

Bingo. Vergessene Tampons sind sehr häufig die Ursache von teil-weise heftigen Entzündungen in Scheide und Unterleib. Samt den entsprechenden Symptomen einer Infektion – bis zur Blutvergif-tung. Ich habe sie zum Arzt geschickt.

Eine junge Kundin mit steiler Frisur und sehr bunten Haaren meint zu Donna:

«Ein Mundwaffer bitte.»

«Entschuldigung, ein was?»

«Etwaff zum Mundfpfühlen, ich habe ein neuef Thungenpier-phing.»

Jetzt ist der Groschen bei Donna gefallen.

«Aah, etwas zum Mund spülen wegen dem neuen Zungenpiercing. Etwas Desinfizierendes und Schmerzstillendes?»

«Genau! – Eine groffe Packung bitte.»

«Ich habe etwas ins Auge bekommen.»

«Sie können ein Augenwasser verwenden und versuchen es her-auszuspülen.»

«Wissen Sie, ich habe meinen Mann heute Morgen befriedigt und habe Sie-wissen-schon-was in mein Auge bekommen. Es hat ge-brannt, also habe ich mein Auge ausgewaschen.»

Ich behalte die Fassung.

«Ich bezweifle nicht, dass es brennt, aber es schadet Ihrem Auge nicht. Benutzen Sie einfach dieses Augenbad so oft Sie möchten oder es brauchen und morgen sollte es wieder gut sein.»

«Aber, *ich kann sie herumschwimmen sehen!*»

Pharmama: sprachlos.

Ein älterer Mann – er scheint etwas verängstigt – kommt in die Drogerie: «Haben Sie Mittel zum Haare-Entfernen?», fragt er Sa-bine.

«Für wo brauchen Sie das Mittel denn?»

«Ja, wissen Sie, ich habe nächstens eine Operation wegen meinem Leistenbruch, und da hat man mir gesagt, ich muss die Haare ‹da unten› entfernen.»

«Ah, ja.»

«Jedenfalls bin ich vorher bei einer Kosmetikerin gewesen, und die hat mir einen Termin gegeben, um die Haare zu entfernen.

Und dann hat sie mir noch gesagt, ich solle vielleicht vor der Behandlung ein Schmerzmittel nehmen. – Wissen Sie, die wollen die Haare *ausreißen*!»

«Eine Behandlung mit Wachs also?», meint Sabine mitfühlend.

«Ja, genau! Und da habe ich Angst bekommen … Gibt es da nicht etwas, das nicht so wehtut?»

«Ja, klar, Sie können rasieren oder eine Enthaarungscreme benutzen.»

«Ah, Gott sei Dank!»

Donna bedient einen Mann im mittleren Alter, der etwas gegen seinen Durchfall kauft. Ich bin gerade fertig geworden mit dem Rezept eines anderen Kunden. Da wendet er sich an mich.

«Sie sind doch die Apothekerin, oder?»

«Ja?»

«Ich war vor ein paar Tagen hier in der Apotheke, und ich habe von Ihrer Kollegin auf Rezept ein Antibiotikum bekommen. Jetzt will ich von Ihnen wissen, ob das das Richtige war.»

«Wieso denken Sie, es war das Falsche?» Das ist absichtlich doppeldeutig gefragt, denn bis jetzt weiß ich noch nicht, ob er denkt, der Arzt habe ihm die falsche Art Antibiotikum aufgeschrieben oder ob er meint, wir haben ihm etwas Falsches abgegeben.

«Auf dem Rezept stand nämlich Co-Amoxi Mepha. Sie haben mir Co-Amoxicillin Sandoz gegeben!»

«Ah, das stimmt in dem Fall schon. Das ist dasselbe Medikament, nur von einer anderen Firma.»

«Und das ist ganz sicher dasselbe?»

So was ärgert mich ein bisschen. Ich kann eine gewisse Unsicherheit verstehen, aber nachdem ich schon gesagt habe, dass es so ist, glaubt er mir immer noch nicht?

«Ganz sicher, ja. Derselbe Wirkstoff, dieselbe Menge, dieselbe Anwendung. Wieso fragen Sie?»

«Weil ich von dem Antibiotikum ganz üblen Durchfall bekommen habe! Das lief nur so! Da wollte ich wissen, ob das vielleicht daran lag, dass es nicht das war, was der Arzt aufgeschrieben hat.»

«Nein, es war dasselbe. Und ich bin überzeugt, dass Sie auch vom anderen Mittel Durchfall bekommen hätten. Das ist eine bekannte und leider häufige Nebenwirkung dieser Antibiotika.»

«Ah so. Nun gut.»

«Was nehmen Sie denn dagegen?»

Er hält die neu gekaufte Schachtel hoch: «Bioflorin.»

«Aber nehmen Sie das Antibiotikum denn noch?»

«Nein, der Durchfall hat am letzten Tag angefangen, an dem ich es nehmen musste.»

«Oh, das ist gut. Es ist wichtig, das Antibiotikum auch lang genug zu nehmen. Und Bioflorin nimmt man besser erst danach. Es besteht aus Bakterienstämmen zur Regeneration der Darmflora. Das Antibiotikum macht ja leider nicht nur die schlechten Bakterien kaputt, sondern auch viele der guten – eben die in Ihrem Darm. Darum der Durchfall. Aber wenn man Bioflorin nimmt, während man noch das Antibiotikum nimmt, könnten auch diese Bakterien kaputtgehen. In dem Fall würde ich Ihnen ein anderes empfehlen.»

«Nein, das Bioflorin ist schon in Ordnung. Das hat der Arzt gesagt. Wissen Sie eigentlich, dass das nicht gut ist bei einem Magengeschwür?»

«Äh … nein. Das habe ich bisher noch nicht gehört.»

«Es steht auch nicht in der Packungsbeilage hier. Aber im Internet habe ich eine Packungsbeilage vom Bioflorin, das in Österreich verkauft wird, gefunden – und da steht das drin!»

«Hmm. Interessant.» Die sollten eigentlich nicht so unterschiedlich sein, aber wer weiß?

«Aber im Moment weiß ich nicht, ob ich das weiter nehmen soll. Ich kann nämlich gar nicht mehr auf die Toilette.»

«Aber der Durchfall ...?»

«Der war nur die zwei Tage – und wirklich heftig!»

«Dann ist es gut möglich, dass das den Darm praktisch geleert hat – und jetzt sind Sie, wenn Sie etwas essen, erst wieder am Auffüllen. Nehmen Sie die Bioflorin ruhig.»

Schöne neue Informationswelt Internet. Tatsächlich haben wir heute nicht das Problem, dass Information Mangelware wäre. Eher haben wir eine Überversorgung. Das wirkliche Problem besteht darin, die richtige und wichtige Information vom Spreu zu trennen. Und es gibt wahrlich viel Spreu.

«Mein Arzt hat mir Omeprazol verschrieben. Für was ist das?»

«Das ist ein Magenschutz gegen zu viel Magensäure und bei Magengeschwüren.»

«Ja. Ich habe gelesen, dass es ein Protonen-Pumpen-Blocker ist. Aber ich habe keine Protonenpumpen und ich verwende auch keine!»

Für Laien: Das ist keine Science-Fiction-Medizin. Die Protonenpumpe ist der Teil der Magenwandzelle, der dafür sorgt, dass Magensäure produziert wird. Omeprazol hemmt also die Magensäureproduktion, indem es diese Pumpe blockiert.

Fachwörter sollte man im Umgang mit Kunden und Patienten meiden. Das ist eine der größten Umstellungen vom theoretischen Studium zur Praxis in der Apotheke. Im Studium wurde es geschätzt und mit guten Noten honoriert, wenn man möglichst viele Fachwörter verwendete, in der Apotheke erntet man bestenfalls irritierte Blicke, und im schlimmsten Fall kommt die Information gar nicht beim Patienten an.

Aber das gilt auch umgekehrt. Auch die Patienten sollten so wenig Fachwörter wie möglich brauchen. Besonders, wenn sie nicht ganz korrekt angewendet werden.

Ich versuche einer Patientin zu erklären, dass sie mit dem Antibiotikum Ciprofloxacin nicht an die Sonne soll, weil … Da unterbricht sie mich: «Ja, ja, ich weiß schon. Ansonsten riskiere ich eine Photosynthese!»

Na ja, knapp vorbei ist auch daneben. Eigentlich meinte sie eine phototoxische Reaktion. Ich hätte jetzt einfach gesagt, sie bekommt dann eher einen Sonnenbrand. Photosynthese ist das, was Pflanzen machen, um Energie aus Sonnenlicht zu gewinnen.

«Danke für die Empfehlung der Fußcreme, die hat mir glatt den Besuch beim Pathologen erspart.»

Das hoffentlich auch, aber ich glaube, sie meint den Podologen und nicht den Arzt, der die Toten anschaut.

Ein empörter Kunde: «Ich habe in der Packungsbeilage gelesen, dass das Medikament ekliptische Wutanfälle auslösen kann!»

Er meint wohl epileptische Anfälle, ein Wutanfall dagegen ist das, was er mir hier demonstriert.

Eine besorgte Mutter: «Was soll ich machen? Mein Sohn hat eine allergische Erektion?»

Ich hoffe sie meint *Reaktion* …

Ein Gartenzwerg kommt in die Apotheke. Gut, kein echter Gartenzwerg, aber das ist mein erster Eindruck. Das Männlein ist nicht allzu groß, hat eine grüne Latzhose an über rotem T-Shirt, dazu gelbe Gummistiefel. Seine Haare sind weiß, Bart hat er aber keinen. Was ihm noch fehlt, sind eine rote Kappe und dazu eine Gießkanne, passend in Gelb, dann wäre das Bild perfekt.

Stattdessen hat er ein Rezept in der Hand. Darauf: eine Packung Voltaflex. Das ist ein Nahrungsergänzungsmittel zum Erhalt der

Gelenke. Ich führe das Rezept aus, schreibe es an, gebe es dem Mann und erkläre die Einnahme.

Herr Gartenzwerg misstrauisch: «Das Medikament, das Sie mir gegeben haben, mit (liest) … Glucosamin … ist das tierischer Herkunft?»

«Äh, ja, das wird aus Schalentieren wie Krebsen und Garnelen gemacht.»

Herr Gartenzwerg fängt abrupt an zu toben und zu schreien: «Was soll das?! Ich bin *Vegetarier*, das ist eine unglaubliche Frechheit mir so etwas zu geben!»

Ich bin wie vor den Kopf gestoßen – was habe ich getan, so eine Reaktion zu verdienen? Nachdem ich ihn einen Moment lang toben gelassen habe, sage ich: «Entschuldigen Sie, aber wenn das für Sie so wichtig ist: Haben Sie dem Doktor, der das aufgeschrieben hat, gesagt, dass Sie Vegetarier sind?»

«Nein …»

«Und *woher* soll er das dann wissen? Und woher soll *ich* das wissen?»

«Dann will ich das aber nicht.»

«Es gibt eine Form von Glucosamin, die aus Pilzen gewonnen wird. Nehmen wir doch einfach das Mittel?»

Das war dann in Ordnung.

Zu Sabine kommt eine Frau mit ziemlich geschwollenen Lippen.

«Haben Sie etwas dagegen? Das letzte Mal habe ich das bekommen, als ich allergisch reagiert habe.»

«Haben Sie eine Ahnung, auf was sie reagieren könnten?»

«Nun, ich bin allergisch gegen Fisch und Meeresfrüchte, habe aber nichts Derartiges gehabt in letzter Zeit.»

«Haben Sie sonst irgendetwas gewechselt? Kosmetika oder Waschpulver?

Nein.»

«Wie sieht es aus mit Medikamenten? Was nehmen Sie da – auch Selbstgekauftes?»

«Ja, gelegentlich Aspirin, Voltaren-Gel, Pernaton-Kapseln ...»

«Halt! Pernaton-Kapseln? Die mit Grünlippmuschelextrakt? Das wäre die Erklärung: Muscheln sind auch Meeresfrüchte.»

«Das kann aber unmöglich von denen sein. Meine Nachbarin hat sie mir empfohlen, und man liest überall, wie gesund die sind!»

«Mag schon sein, aber für Sie nicht!»

Werbung

Meine Aufgabe ist es, die Leute über ihre Medikation zu beraten. Das gilt nicht nur für die rezeptpflichtigen Sachen, sondern auch für die freiverkäuflichen. Der größte Unterschied hier ist, dass für die Letzteren Werbung gemacht werden darf.

Werbung wird natürlich aber auch nicht nur für Sinnvolles gemacht. Speziell in diesen Heftchen, die beim Friseur ausliegen oder am Kiosk erhältlich sind, steht viel drin. Besonders liebe ich es, wenn in irgendwelchen Pseudo-Gesundheitssendungen im Fernsehen so etwas erwähnt wird. Dann kommen nicht nur einer oder zwei, das ist dann ein kleiner Boom, der folgt.

Und ich liebe es, wenn die Kunden – oder besser meist Kundinnen – mit den ausgeschnittenen Inseraten kommen – oder neuerdings mit Ausdrucken aus dem Internet. Manchmal könnte man meinen, das seien Reportagen über ein neues Wundermittelchen. Dass es sich um reine Werbung handelt, erkennt das geübte Auge an einem Mini-Aufdruck meistens irgendwo ganz am Rand. Ich glaube manchmal, die bauen darauf, dass ihr Zielpublikum schon unter Altersweitsicht leidet und das nicht mehr so gut entziffern kann ...

«Ist das etwas für mich?», fragt das gebrechliche ältere Fräulein.

«Denken Sie, das bringt etwas?», meint die Mutter von drei Kindern, die gerne ihre paar Pfund zu viel loswerden möchte.

«Können Sie mir das bestellen? Da steht drin, man bekommt es in jeder Apotheke und Drogerie», fragt die Frau, die schon ein paar (hundert?) Mittel ausprobiert hat.

Die meisten so beworbenen Produkte fallen nicht mal ansatzweise unter die Kategorie Medizin. Sie sind, wohl mangels Studien über die Wirksamkeit, als Nahrungsergänzungsmittel oder Medizinprodukt zugelassen.

Ich will nicht sagen, dass alle Nahrungsergänzungsmittel Quatsch sind. Heute kommen auch Produkte auf den Markt, die den «Medikamenten» von den Inhaltsstoffen her gleichwertig sind. Bestes Beispiel: Magnesium. Da gibt es teilweise Ergänzungsmittel, die höher dosiert sind als die entsprechenden Medikamente. Man muss nur wissen, worauf man achten muss.

Aber es gibt halt eben auch viel Unsinniges da draußen. Unsinnig für die Verwender, nicht für die Hersteller. Ich bin sicher, die verdienen gutes Geld damit. Aber wenn ich da so manche Behauptungen lese, da geht mir der Hut hoch – wenn ich denn einen hätte.

«Wieso können die denn so etwas behaupten?», höre ich gelegentlich, wenn ich dann von dem Produkt wegen Unwirksamkeit abrate.

«Papier ist geduldig.»

Heute sind die Hersteller gezwungenermaßen vorsichtiger mit ihren Aussagen.

Schauen wir mal genauer hin, was da so steht:

«Spielen eine wichtige Rolle im Aminosäurestoffwechsel» – eigentlich kann ich dasselbe über Wasser sagen. Solange die mir nicht genauer sagen können, was das macht, halte ich davon nicht viel.

Oder: «können den Säure- und Basenhaushalt regulieren» – können heißt nicht, dass sie es auch wirklich tun!

Oder: «hilft, die Fettaufspaltung und deren Verbrennung zu beschleunigen» – zusammen mit was? Hier wäre die klassische Antwort: Bewegung und weniger Fettzufuhr von außen.

Oder: «kann laut einer Studie …» – welche Studie? Eine? Die will ich sehen.

Oder: «soll das Immunsystem stärken» – soll. Macht es das auch?

Oder: «Ein Experte an der Uni X hat bestätigt … was denn? Einer? Hat er auch einen Namen? Oder hält er sich lieber bedeckt, falls das Mittel nicht wirkt?

«Dr.» kann man heute relativ einfach werden. Und das bedeutet nicht zwingend, dass dieser Doktor einen medizinischen Hintergrund hat. Es gibt auch Doktoren der Geisteswissenschaften, der Rechtswissenschaften, der Wirtschaftswissenschaft und nicht zu vergessen Ehrendoktorate …

Untermauert werden diese Behauptungen dann durch Aussagen von Menschen, die es (angeblich) erfolgreich ausprobiert haben. Ihre Bilder findet man aber häufig im Internet auch bei anderen Produkten.

Es geht um Feigenkaktus, Vitamin P, Bittermandelextrakt, Grapefruitkernextrakt, gemahlene Korallen (Ich dachte, die seien geschützt? Ah, das sind fossilierte … was hält mich dann davon ab, in den Jura zu gehen und dort die Steine mitzunehmen und zu zerkleinern? Ist dasselbe), um exotische Beeren wie Aça, Goji oder Maqui … und um Wundermittel, welche die Pharmaindustrie (angeblich) verhindern will, wie die Vitamin-B12-Salbe oder kolloidales Silber.

Manchmal kann ich dazu sagen: Nützt es nichts, so schadet es auch nichts. Bei anderen bin ich da allerdings nicht so sicher. Im Internet ist so ziemlich alles bestellbar, und vieles enthält nicht unbedingt das, was draufsteht. Das kann dann wirklich gesundheitsschädlich werden. Was man bei Kontrollen vor allem in Schlankheits- und Potenzmitteln gefunden hat, hält jeden Pharmazeuten davon ab, das je zu versuchen.

Aber in der Apotheke kann ich nur eines tun in so einem Fall: abraten. Abhalten kann ich aber niemanden.

«Könnten Sie mir nicht eine Spezialmischung machen?», fragt mich der alternativ aussehende Mann. «Ich bin mit meinem Hautproblem schon bei verschiedenen Ärzten gewesen, aber es wird einfach nicht besser.»

Danke für das Vertrauen, aber wenn die bisher angewendeten Medikamente nichts gebracht haben, denke ich nicht, dass ich da viel machen kann. Früher hat die Apotheke noch häufiger Mischungen auf Rezept gemacht, heute gibt es das meiste als fertige Spezialität, also als abgepacktes Medikament, zu kaufen. Und vieles, das von älteren Hautärzten zur Herstellung aufgeschrieben wird, enthält bedenkliche Stoffe, die aus gutem Grund nicht mehr groß verwendet werden. Steinkohleteer, Borax, Phenole, Resorcin und die ganzen farbigen Hautdesinfektionsmittel: Kaliumpermanganat, Gentianaviolett und Karmesin. Dann ist so eine Herstellung nicht ganz einfach.

Eine elegante Frau im schwarzen Mantel wirft mir mit eleganter Handbewegung das Rezept auf die Theke. Zum Glück war ich darauf schon vorbereitet, sodass ich dieses Mal nicht so unelegant hinter dem Rezept hinterherhechten muss, bevor es schwungvoll neben dem Tresen zu Boden geht.

Meine Laune bewegt sich noch ein Stück weit nach unten. Das ist nicht die Schuld der Kundin, aber ihr Rezept ist eine Rezeptur. Jetzt. Ich habe noch so viel anderes zu tun. Früher habe ich Rezepturen sehr gerne gemacht. Das war vor etwa 15 Jahren während des Studiums und danach im Praktikum. Das ist irgendwie noch richtiges Handwerk, und man hat nach der Mühe damit tatsächlich etwas in den Händen. Ein eigenes Produkt, mit Liebe hergestellt, sozusagen.

Dann kamen neue Regulationen und Vorschriften, was die Dokumentation und das ganze Drumherum betraf. Die Wirkstoffe müssen streng kontrolliert werden. Alles muss festgehalten werden. Sie haben Haltbarkeiten, die fünf Jahre nicht mehr übersteigen dürfen (was chemisch häufig absoluter Unsinn ist). Die Verfallsdaten müssen regelmäßig kontrolliert und dokumentiert werden. Früher reichte es, wenn ich in mein dickes Rezeptbuch mit hübschem Ledereinband schrieb, wie die Herstellung lautete. Heute muss ich genau dokumentieren, was ich eingewogen habe, ob am Ende das Gesamtgewicht stimmt, ob die Waage funktioniert hat und der Platz sauber war. Das alles ist nichts Neues, aber während ich das früher einfach gemacht habe, muss ich es jetzt machen *und* aufschreiben. Nicht zu vergessen die Chargennummern, die Verfallsdaten, die In-Prozess-Kontrolle, die Risikoprüfung …

Dann kamen neue Vorgaben, was alles auf die Etikette muss, womit man das Mittel anschrieb. Dann Änderungen und Erweiterungen der Vorschriften. Und inzwischen ist es so weit, dass ich für ein Mittel, für das ich früher maximal 20 Minuten gebraucht habe, zum Herstellen und Festhalten inzwischen mindestens 40 Minuten brauche – mehr als die Hälfte davon ist reine Dokumentation. Alles wird am Computer gemacht, damit es schön nachvollziehbar ist. Ah ja, ausdrucken, etwa zehn Mal visieren, datieren und ablegen muss ich es natürlich auch noch.

Und die Etikette ist ein Thema für sich. Das Chemikalienrecht wurde seit meinem Studium zweimal komplett geändert. Die einfache Einteilung nach fünf Giftklassen wurde ersetzt durch ein genaueres, aber auch komplizierteres System.

Heute gehört auf die Etikette: Angabe des Inhalts; die Warnsignale –

neu mit rotem Rand; die ausgeschriebenen Warnhinweise; die Verhaltensmaßnahmen – in der Schweiz nach Möglichkeit noch in zwei der vier Landessprachen gleichzeitig; der Abfüller; die Chargennummer; Verfallsdatum und Preis – volumenkorrigiert.

Eigentlich dürfte man keine Behältnisse unter sagen wir 200 ml abfüllen. Ansonsten ist nämlich gar nicht genug Platz für die Etikette!

Für Arzneimittel, also medizinische Sachen, ist die Etikette noch nicht ganz so überfüllt. Aber auch da gehört drauf: Name des Mittels; genaue Zusammensetzung; eventueller Alkoholgehalt in Prozent; woher die Vorschrift dafür kommt (zum Beispiel vom Arzt: formula magistralis); Anwendung; Art der Aufbewahrung; Chargennummer; Abfülldatum; Verfallsdatum; Inhalt und Preis.

Jedenfalls hat mir der ganze Papierkram die Lust an der Herstellung deutlich vergrault.

Dafür kann die Frau allerdings nichts, also bemühe ich, mir meinen fehlenden Enthusiasmus nicht allzu sehr anmerken zu lassen, als ich das Rezept durchgehe. Es ist eine relativ einfache Mischung einer Körperlotion mit etwas gegen Juckreiz und Cortison. Das haben wir – laut Computer – alles an Lager.

«Ich brauche etwa eine Stunde», sage ich zu ihr. «Möchten Sie es später holen kommen, oder soll ich es für morgen parat machen?»

Das bringt mir erst mal einen entsetzten Blick ein.

«Ich dachte, ich könnte es gleich mitnehmen?»

«Nein, das ist etwas, was ich speziell für Sie herstellen muss.»

«Dann komme ich morgen wieder.»

Von der Apothekenschublade besorge ich die Körperlotion. Dann gehe ich ins Labor und nehme die Chemikalien heraus, die ich dafür brauche. Hmm, die eine ist aber ziemlich leer. Wie viel brauche ich denn da von dem Triclosan?

Oh, Mist – das reicht ja gar nicht! Jetzt werde ich etwas hektisch. Hoffentlich hat eine der Nachbarapotheken das an Lager. Bestellen kann ich das nämlich nur einmal die Woche.

Ich habe Glück, und eine Apotheke in der Nähe kann uns aushelfen. Ich schicke Minnie los, während ich das Herstellungsprotokoll vorbereite, die Frage kläre, ob das auch stabil ist in der Lotion, das Risiko der Herstellung abschätze und im Labor den Arbeitsplatz säubere. Bis Minnie zurückkommt, haben wir dann noch ein paar Rezepte, sodass ich durchaus beschäftigt bin. Als ich aufschaue, steht die Dame im schwarzen Mantel vor mir mit erwartungsvollem Blick.

«Ist es schon fertig? Es ist jetzt eine Stunde vorbei.»

«Oh, Sie sagten, Sie würden es morgen abholen kommen. Ich habe es noch nicht gemacht.»

«Und *wann* haben Sie es?», fragt sie mit genervtem Blick.

«In einer Stunde?», sage ich, als ich Minnie hereinkommen sehe. Die Dame wirft mir einen noch ärgerlicheren Blick zu, dann geht sie wieder.

Im Labor binde ich mir die Haare nach hinten, desinfiziere meine Hände und mache mich an die Arbeit. Die Wirkstoffe werden abgewogen und dokumentiert. Gut mischen und weiter zerkleinern. Die Körperlotion ana partes – also in Portionen, die immer größer werden, daruntermischen. So wie es die Kunst vorschreibt. Gut mischen. Totalgewicht festhalten, rechnen, ob das stimmt. Stimmt. Bei dieser Rezeptur kann ich das Originalbehältnis verwenden für meine Mischung. Abfüllen. Fertig.

Na ja, eben nicht ganz. Dann geht es zurück an den Computer, um die Chargennummern der Inhaltsstoffe festzuhalten, die abgewogenen Mengen, die Inprozess-Kontrolle, die Abfüllung. Den Preis ausrechnen. Die Etikette erstellen. Die Etikette aufkleben. Eine fürs Protokoll machen. Auf das ausgedruckte und visierte Protokoll kleben. Dann noch im Computer die Mischung im Patientendossier eingeben mit der Chargennummer, die wir dafür gemacht haben, und dem Preis.

Dass ich dazwischen noch etwa drei Mal unterbrochen worden

bin und wieder nach vorne musste, um zu bedienen – und danach wieder die Hände desinfizieren musste –, ist in der Zeitplanung drin. Die Erfahrung macht's hier.

Nach ziemlich genau einer Stunde habe ich es denn auch komplett geschafft. Und bin geschafft. Das hier ist noch relativ einfach, vor allem, wenn man es mit der Herstellung von Kapseln vergleicht. Die machen wir auch gelegentlich, meistens für Sachen, wo es keine Kinderdosierungen gibt. Aber wenn man den Aufwand mit dem Ertrag vergleicht, ist das etwas, was sich kaum lohnt. Das ist eigentlich schade, denn das ist wirklich noch Handwerk und Kunst. Und sie geht langsam verloren.

Dementsprechend bin ich tatsächlich etwas stolz auf «mein» Produkt, als ich es der schwarzbemantelten Dame am nächsten Tag überreiche. Sie quittiert das bloß mit einem «Na endlich!». Bitte sehr.

Wenigstens ging sie mit meinem mühsam hergestellten Produkt gut um. Ich erinnere mich noch an mein Praktikum, als ich einmal Castellani Solutio Colorata herstellen musste. Das ist eine wunderbar rote Lösung zur Behandlung von Hautkrankheiten. Der Kunde schaffte es, die Flasche im Plastiksäcklein noch beim Herausgehen an den Türrahmen zu schlagen – was in einem leuchtend roten Fleck (Karmesin ist schön!) an Rahmen und auf dem Boden endete. Mein Glück, dass ich zu Übungszwecken damals gleich die doppelte Menge hergestellt hatte. Aber den Fleck, ich glaube, den sieht man heute noch.

«Ich bräuchte etwas Chloroform.»

«Entschuldigen Sie», gibt Sabine zu bedenken, «aber nach dem neuen Chemikaliengesetz ist die Abgabe verboten.»

«Gut, dann halt Äther.»

«Das tut mir leid, aber das haben wir nicht an Lager. Ich könnte es höchstens für nächste Woche bestellen …»

«Aber was mache ich denn jetzt? Mein Kanarienvogel ist alt und krank und ich wollte ihn erlösen.»

«Ah, vielleicht bringen Sie ihn zum Tierarzt?»

«Genau den wollte ich mir sparen. Gut, wenn Sie es mir nicht geben wollen, machen wir es halt auf die alte Methode und ertränken ihn. Und *Sie* sind schuld dran!»

Abgang.

Sabine hatte für den Rest des Tages ein schlechtes Gewissen. Manche Leute sollten einfach keine Tiere halten.

Wir können halt nicht immer das machen, was der Kunde gerne hätte, auch ich nicht.

Eine Kundin hält mir eine noch zu drei Vierteln volle Packung Dynamisan-Forte-Beutel unter die Nase und sagt: «Ich möchte diese hier umtauschen.»

«Okay», sage ich. «Ist etwas damit nicht in Ordnung, haben Sie es nicht vertragen?»

«Das Verfallsdatum ist zu kurz. Mein Arzt hat mir gesagt, ich soll unbedingt nur frisches nehmen!»

Ich schaue auf das Verfallsdatum: Es ist noch ein ganzes Jahr haltbar!

«Umm, entschuldigen Sie, aber das kann ich nicht umtauschen, das ist noch mindestens ein ganzes Jahr in Ordnung, die Packung ist gut.»

«Aber mein Arzt hat mir gesagt, ich soll schauen, dass der Verfall nicht zu kurz ist …»

«Ja, und das ist er ja auch nicht. Soll ich das vielleicht mit dem Arzt abklären? Vielleicht handelt es sich ja um ein Missverständnis, und er meinte einfach, es soll bald getrunken werden, wenn man es in Wasser gelöst hat?»

Die Kundin winkt ab: «Nein, nein, nicht nötig, dass Sie anrufen. Er ist sehr beschäftigt.» So was dachte ich mir. «Ich bekomme also kein neueres?»

«Nein, tut mir leid, das kann ich so nicht umtauschen.»

«Sie haben gerade eine gute Kundin verloren, ich komme nie mehr hierher!»

Seufz. Früher hat mich so etwas ziemlich aufgeregt. Inzwischen weiß ich aber, dass auch diese Kunden in vielen Fällen wiederkommen ...

Eine Frau um die 80 Jahre kommt in die Apotheke. Sie ist gut angezogen, eine von den Frauen, die ihre weißen Haare noch mit einem extra Mittel pflegen, damit sie nicht gelbstichig werden, und es vielleicht etwas übertreibt. Jedenfalls sind die Haare jetzt eher leicht blau. Sie kommt regelmäßig als Kundin zu uns, auch wenn ich noch nicht häufig mit ihr zu tun hatte.

«Haben Sie einen Moment Zeit? Kann ich mich irgendwo setzen?»

«Ja, gleich hier vorne haben wir Stühle.» Ich begleite sie und setze mich neben sie. «Fühlen Sie sich nicht wohl?»

«Ja, mir ist flau und schwindelig. Ich fühle mich sehr unsicher auf den Beinen.»

«Seit wann denn?»

«Seit vorgestern, als ich die Tabletten genommen habe.»

«Was waren das für Tabletten? Neue?»

«Nein, das sind meine normalen Blutdrucktabletten. Allerdings hatte ich sie eine Zeit nicht genommen.»

«Wieso denn das? Hatten Sie schon vorher Probleme damit?»

«Nein, eigentlich nicht. Es ist nur so ... Ich war diesen Monat so beschäftigt, dass ich, als mir die Tabletten ausgegangen sind, nicht dazu gekommen bin, neue zu holen.»

«Hmmm.»

«Da habe ich also keine genommen. Und dann habe ich Kopfschmerzen bekommen.»

«Es ist möglich, dass das wegen dem hohen Blutdruck war.»

«Ja, das sagte ihre Kollegin vor ein paar Tagen auch, als ich hier zum Blutdruckmessen gekommen bin. Der war auch viel zu hoch. Jedenfalls habe ich dann auch gleich meine Medikamente wieder mitgenommen. Und sie dann zu Hause wieder eingenommen.»

«In der gleichen Dosierung wie vor der Unterbrechung?»

«Ja. Natürlich.» Nun, dann weiß ich jetzt, warum sie Probleme hat.

«Wissen Sie noch, als Sie angefangen haben, die Tabletten zu nehmen, dass Sie damals erst mit einer niedrigeren Dosierung anfangen mussten?»

«Jaaa??»

«Es ist nämlich so: Sie haben die Blutdrucktabletten jetzt so lange nicht mehr genommen, dass Sie praktisch wieder neu anfangen. Ihr Körper hat sich auf den hohen Blutdruck eingestellt und reagiert «zu stark» auf die Tabletten. Sie müssen langsam hochdosieren, dann haben Sie das Problem nicht.»

«Heute habe ich die Tabletten noch gar nicht genommen. Ich habe mich nicht mehr getraut.»

«Das verstehe ich. Aber wegen Ihrem hohen Blutdruck müssen wir etwas machen. Wenn das in Ordnung ist für Sie, spreche ich mich noch rasch mit dem Arzt ab, wie wir das am besten machen.»

«Okay.» Das mache ich dann. Ihr Arzt überwacht im Normalfall ihre Therapie, da ist es gut, wenn er auch informiert ist. Sie bekommt einen neuen Dosierungsplan und soll noch ein paarmal zu uns zum Blutdruckmessen kommen.

«Ich glaube, das mache ich nie mehr, einfach meine Tabletten nicht mehr zu nehmen.»

«Es ist nicht bei allen Tabletten gleich, aber … ich glaube die Lektion haben Sie gelernt.»

Manchmal gibt es Anfragen, die will man gar nicht glauben, weil sie so abstrus sind. So unmöglich, vielleicht auch frech, der Vernunft widersprechend, dass man eigentlich auch nicht glaubt, dass die Person gegenüber selbst begriffen hat, was sie da von einem verlangt. Und eventuell hat man auch die Hoffnung, dass die Erkenntnis bei der Person noch kommt.

Vielleicht indem man nachfragt und einfach wiederholt, was die Person da gerade will.

«Lassen Sie mich das noch mal wiederholen: Sie sollen also für Ihre Frau Tabletten holen, aber Sie wissen nicht den Namen der Tabletten, nicht, wofür sie sind, und auch nicht, wie die Packung aussieht, aber es sind ‹die einen, die sie morgens nehmen muss!› Okeeee … Wie wäre es, wenn Sie jetzt Ihre Frau anrufen und nachfragen?»

«Lassen Sie mich das noch mal wiederholen: Sie haben also ein Medikament gegen Ihre Arthritis verschrieben bekommen, in der Dosierung dreimal täglich zwei Tabletten, dann aber entschieden, nur eine Tablette pro Tag zu nehmen. Also ein Sechstel der vorgeschriebenen Dosierung. Und jetzt können Sie sich nicht vorstellen, warum Sie immer noch Schmerzen haben und nicht laufen können? Ich kann es Ihnen gerne noch mal erklären!»

«Lassen Sie mich das noch mal wiederholen: Sie sind eine sonst gesunde 25-jährige Frau ohne irgendwelche chronischen Krankheiten. Letzte Nacht hatten Sie Kopfschmerzen, und das Einzige, was Ihnen eingefallen ist, war, eine unbekannte Anzahl Tabletten eines unidentifizierten Bluthochdruckmedikaments Ihrer Mutter zu nehmen. Und weil Ihre Kopfschmerzen dadurch weggegangen sind, glauben Sie jetzt, dass Sie Bluthochdruck haben, und wollen, dass ich Ihnen etwas dagegen gebe?»

«Lassen Sie mich das noch mal wiederholen: Sie fragen also bei mir an, ob wir eine Stelle offen hätten für Sie als Pharma-Assistentin, und das, obwohl ich A) weiß, dass sie regelmäßig Beruhigungsmittel und Antidepressiva nehmen (damit könnte ich noch leben), und B) ich selbst Sie schon einmal erwischt habe, wie Sie ein Rezept gefälscht haben, indem Sie die Anzahl der Tabletten erhöht haben – was ich *keine* gute Voraussetzung für eine Angestellte unserer Apotheke finde.»

«Lassen Sie mich das noch mal wiederholen: Sie haben sich also vor etwa 20 Minuten beim Kochen die Fingerkuppe abgeschnitten. Dann haben Sie die aufgesammelt, abgewaschen, mit Desinfektionsmittel besprüht und wieder an den Finger angelegt und das Ganze mit einem Pflaster befestigt. Und jetzt stehen Sie mit reichlich blutigem Verband bei mir in der Apotheke und fragen, ob Sie noch etwas tun können? Ja, können Sie! Wenn Sie Ihre Fingerkuppe behalten möchten, dann gehen Sie ganz schnell in die Notaufnahme, denn einfach so wächst die nicht mehr wieder an. Und die Tetanus-Spritze ist wahrscheinlich auch schon überfällig, oder?» Brrrrrr …

«Lassen Sie mich das noch mal wiederholen: Sie sind also der Ex-Mann der Tochter des ehemaligen Inhabers der Apotheke – der seit Jahren (noch bevor ich angefangen habe hier zu arbeiten) nichts mehr mit unserem Geschäft zu tun hat – und Sie *bestehen* darauf, dass wir Ihnen darum jetzt *Mitarbeiter*rabatt geben?»

«Lassen Sie mich das noch mal wiederholen: Sie wollen also für Ihre schwangere Tochter, die nicht hier ist, ein Antibiotikum ha-

ben, weil der Zahnarzt findet, sie sollte eins nehmen. Der Zahnarzt – den ich angerufen habe – will aber selbst keines verordnen,
ohne zuvor mit dem Frauenarzt gesprochen zu haben, der aber
wiederum schon im Wochenende ist. Und jetzt wollen Sie, dass
ich Ihnen ‹einfach ein› Antibiotikum abgebe. Außerdem scheinen
Sie zu denken, dass hier laut zu werden die Sache beschleunigt.
Sorry, nein. Gehen Sie mit Ihrer Tochter ins Krankenhaus, da gibt
es eine frauenärztliche Notaufnahme.»

«Lassen Sie mich das noch mal wiederholen: Sie wollen also Fe-
nistil-Tropfen für Ihr knapp sechs Monate altes Kind, aber nicht,
weil es eine Allergie hat, und auch nicht, weil es Juckreiz hat
wegen Windpocken, sondern weil Sie gehört haben, dass es als
Nebenwirkung müde macht und sie ‹auch etwas Ruhe brauchen
können›. Und Sie wollen auch vorher nicht einfachere Sachen wie
Orangenblütentee ausprobieren, weil Sie jetzt gleich etwas wollen,
das ‹wirkt› …»
Und was machen wir in ein paar Monaten, wenn es aktiver wird?
Bekommt es dann Benzodiazepine? Oder steigen wir gleich auf
Ritalin um?

«Lassen Sie mich das noch mal wiederholen: Sie haben also wegen
Ihrem gebrochenen Bein tägliche Spritzen zur Thromboseprophy-
laxe aufgeschrieben bekommen – aber Sie wollen sie nicht haben, weil Sie ‹Nadeln nicht mögen›. Gut, aber irgendwie habe ich
Probleme, das zu glauben, wenn ich Ihre mindestens drei Tattoos
und fünf Piercings anschaue. Aber natürlich frage ich gerne den
Arzt, ob bei Ihnen auch etwas anderes ginge.»

«Lassen Sie mich das noch mal wiederholen: Sie sind also Ärztin
– sagen Sie – und hätten gerne von mir eine 30er-Packung Stilnox.
Dafür bräuchte ich aber ein Rezept – was Sie wissen sollten – oder

ersatzweise einen Ärzteausweis. Den haben Sie aber leider nicht dabei. Sie wollen also von mir, dass ich das Gesetz breche und Ihnen nur auf Ihr Wort hin etwas abgebe, was unter die Betäubungsmittelgesetzgebung fällt?»

«Lassen Sie mich das noch mal wiederholen: Es stimmt, Lithium gibt es in Batterien und in Antipsychotika. Trotzdem: *Nein*, die Lithiumbatterie in Ihrer Armbanduhr hat keinen Einfluss auf Ihren medikamentbedingten Lithium-Blutspiegel. Aber ich kann sehen, warum Sie das fragen …»

«Lassen Sie mich das noch mal wiederholen: Sie fliegen also *morgen* nach Afrika in die lang geplanten Ferien und brauchen unbedingt heute noch – und es ist Samstagnachmittag – Ihre vier Packungen Malariamittel. Sie haben das Rezept schon seit über einer Woche zu Hause, aber jetzt ist es *meine* Schuld, dass ich nur noch zwei Packungen hier habe und Sie wahrscheinlich krank werden, wenn ich es nicht schaffe, in einer anderen Apotheke noch rechtzeitig zwei weitere Packungen aufzutreiben? Neee, machen Sie das schlechte Gewissen jemand anderem.»

«Lassen Sie mich das noch mal wiederholen: Sie haben also dieses spottgünstige Medikament gegen Ihre Beschwerden verschrieben bekommen und Ihre Versicherung übernimmt das nicht, also müssen Sie es selber zahlen. Unglücklicherweise können Sie sich das nicht leisten, weil es ‹einfach zu teuer ist›. Und während Sie mir das sagen, ziehen Sie Ihr brandneues Smartphone aus der italienischen Designer-Handtasche, in der auch der Schlüssel für den neuen BMW klingelt?»

«Lassen Sie mich das noch mal wiederholen: Sie, lieber Arzt, sind sauer auf mich, weil ich extra bei Ihnen anrufe, wenn ich die

Dosierung, die Sie auf das Rezept mit dem Psychomedikament gekritzelt haben, beim besten Willen nicht entziffern kann. Und dann motzen Sie mich an, weil da ‹deutlich› (hah!) draufstehe: ‹Fragen Sie den Patienten, ich weiß es nicht›!»

«Lassen Sie mich das noch mal wiederholen: Sie wollen von mir also etwas für Ihr Carpaltunnelsyndrom, aber ich darf nicht nachfragen, was genau das Problem ist, denn Sie ‹wissen schon alles darüber›, schließlich seien sie einmal Pflegefachfrau gewesen. Und jetzt wollen Sie sofort etwas gegen die Nackenschmerzen, die Ihnen das macht. Ich bin etwas verwirrt. Tut Ihnen jetzt der Nacken weh oder die Hand? Letzteres wäre vielleicht wegen dem Carpaltunnel, der den Nerv einklemmt, Ersteres hat überhaupt nichts damit zu tun.»

«Lassen Sie mich das noch mal wiederholen: Sie waren also die letzten Jahre in Amerika. Und jedes Mal, wenn Sie eine Erkältung hatten, sind Sie einfach in eine Apotheke dort gegangen und haben eine Packung Antibiotika und eine 1000er-Packung Aspirin gekauft, worauf die Erkältung nach wenigen Tagen weg ging. Und jetzt können Sie überhaupt nicht verstehen, warum ich Ihnen nicht einfach auch irgendwelche Antibiotika verkaufen kann, nur weil die hier rezeptpflichtig sind und weshalb die Packungsgröße der Schmerzmittel auf 20 Stück beschränkt ist.»
Dazu kann ich nur sagen: Andere Länder, andere Gesetze. Und: Antibiotika nützen bei Erkältungen, die in den meisten Fällen durch Viren verursacht werden, etwa gleich viel wie Placebos.

«Lassen Sie mich das noch mal wiederholen: Sie waren also schon seit drei Jahren nicht mehr bei uns, weil Sie sich Ihre Medikamente inzwischen per Post schicken lassen. Und jetzt sind die Medikamente, die Sie brauchen, nicht gekommen und Ihr Arzt ist, weil

Samstag ist, auch nicht erreichbar. Sie möchten Ihre Medikamente aber nicht von mir, weil es eine Apotheke gibt, die noch etwas näher liegt, und denen soll ich sagen, dass sie die Ihnen liefern sollen?»

«Lassen Sie mich das noch mal wiederholen: Sie waren zur Untersuchung im Krankenhaus und dabei ist herausgekommen, dass Sie einen Tumor im Kopf haben. Inoperabel. Der Arzt, der Ihnen das mitgeteilt hat, tat das mit den Worten: ‹Hier sind Ihre Entlassungspapiere. Sie haben einen Tumor und nicht mehr allzu lange zu leben. Wir können nichts mehr für Sie tun. Sie suchen sich am besten gleich einen Hospiz-Platz.›
O Gott. Bitte setzen Sie sich einen Moment. Kann ich Ihnen ein Glas Wasser bringen? Wie kann er nur?»

«Lassen Sie mich das noch mal wiederholen: Sie können also die Voltaren-Tabletten nicht schlucken, die ich Ihnen empfohlen habe, und hätten jetzt lieber gerne etwas in Kapselform. Aber ich weiß, dass Sie seit Jahren mehrmals täglich ohne Probleme die Metformin-1000-mg-Tabletten einnehmen – und die sind riesig.»
Wieso sagt er mir nicht gleich, dass er die Werbung von den neuen Flüssig-Kapseln gesehen hat und lieber die probieren will?

Schrecklich nette Kunden – Abhängige

In der Apotheke haben wir es – grob gesagt – mit zwei Typen Abhängigen zu tun:

Da sind die Süchtigen, die von meist illegalen Drogen abhängig sind – die beschaffen sich ihren «Kick» hauptsächlich auf der Straße. Die Apotheke ist für die nur ein Ort, wo man Spritzen und Nadeln bekommt, außerdem Zubehör wie Ascorbinsäure oder Salmiakgeist und andere Chemikalien. Und gelegentlich auch – wenn man an ein Rezept dafür kommt – starke Schmerzmittel oder Schlaf- und Beruhigungsmittel, die missbraucht werden können.

Und dann gibt es die ganz «normalen» Leute, die unglücklicherweise von einem Medikament abhängig geworden sind. Das können frei verkäufliche Dinge wie Abführmittel, Hustenmittel, Schmerzmittel, Schnupfensprays, Alkohol, Baldriantinktur und Nikotinersatz sein oder auch Rezeptpflichtiges wie starke Schlafmittel, Beruhigungsmittel oder opioide Schmerzmittel.

Die sehen wir viel häufiger in der Apotheke. Und sie sind schwer zu erkennen, denn: Den *typischen* Medikamentenabhängigen gibt es nicht. Man findet ihn in allen Schichten und Altersklassen. Manchen sieht man es schon von Weitem an, anderen gar nicht.

Was machen wir dagegen?

1. Vorbeugung: Denn wenn man mal von etwas abhängig ist, ist es sehr schwierig, davon wieder wegzukommen. Also Info, Info, Info: «Das Nasenspray darf nur eine Woche am Stück angewendet werden», «Das Abführmittel / Schlafmittel ist nur für kurzfristigen Gebrauch gedacht» …

2. Aufmerksam machen: Wir sagen den Leuten immer wieder, wie sie die Medikamente richtig anzuwenden haben. Kommt jemand öfter, machen wir ihn auf möglichen Missbrauch aufmerksam beziehungsweise lassen durchsickern, dass wir bemerkt haben, dass sie immer dasselbe verlangen.

Das hört sich vielleicht etwas scheinheilig an, ist aber geeignet, ein bisschen nervös zu machen. «Sie waren doch vor ein paar Tagen schon hier? Ist der Husten denn noch nicht besser?»

«Mir fällt auf, dass Sie schon einmal hier waren und Abführmittel gekauft haben. Vielleicht darf ich Ihnen etwas empfehlen, das besser zur regelmäßigen Einnahme geeignet ist?»

3. Einschränkung: Bei offensichtlichem Missbrauch von Medikamenten dürfen und sollen wir die Abgabe verweigern. Und machen das zum Unmut mancher Mitmenschen auch.

Und zur Info, so was wie: «Aber Sie müssen mir die Hustentropfen geben! Sie haben kein Recht, mir die Abgabe zu verweigern! Sie sind nur eine machthungrige nichtsnutzige Verkäuferin, und jetzt geben Sie mir das!» hilft Ihnen gar nicht, das zu bekommen, und macht mich nur ein bisschen ärgerlich.

4. Fraktionierte Abgabe: Schwieriger ist es, wenn der Patient ein Rezept hat, vor allem bei Dauerrezepten. Da muss man sich mit dem Arzt absprechen, wie man das handhabt. Wer zu viel bezieht, landet irgendwann an dem Punkt, wo er nur noch alle X Tage Y Tabletten und nur noch in der Apotheke Z vom Arzt A beziehen darf. Spätestens dann wird es auch für den Kunden sehr unangenehm.

5. Beratung und Hilfe: Wir geben Tipps und Hilfestellungen, wie man von der Abhängigkeit wieder loskommen kann, und bieten Alternativen. Leider wird diese Hilfe viel zu selten in Anspruch genommen.

Man kann sich vorstellen, dass das bei manchen Leuten nicht gut ankommt. Immer wieder hört man: «Das liegt nicht in Ihrem Ermessen, das ist meine eigene Verantwortung, wie viel ich davon nehme! Geben Sie es mir einfach!»

Wäre ich einfach nur Verkäuferin, hätte ich damit wenig Probleme. Aber Medikamente sind keine Lebensmittel oder Kleider. Medikamente sind Dinge, die man dem Körper zuführt und die eine direkte Wirkung auf ihn haben. Manchmal halt auch Wirkungen, die man nicht will.

Wir sind schon von genug abhängig: Wir brauchen Luft, Essen und zu trinken, wir brauchen Schlaf. Muss man denn da selber noch mehr zufügen? Auch wenn das vielleicht kurzfristig sehr, äh, «angenehm» ist? Ich habe doch nur ihr Wohl im Blick. Warum sind sie dann sauer auf mich?

Das sind so die Abhängigkeiten, die uns in der Apotheke begegnen und die dafür «typischen» Kunden:

Abführmittel: Werden darmreizende Abführmittel regelmäßig genommen, wird der Darm träge, er funktioniert nicht mehr ohne den zusätzlichen Reiz. Das ist wie ein Arbeiter, der nur noch das macht, was man ihm sagt, wenn man ihm einen Tritt in den Arsch gibt. In Gefahr sind hier einerseits Personen, die Probleme mit Verstopfung hatten und die dann in einen blöden Kreislauf reinkommen, und andererseits junge Frauen, die das Ab*führ*- als Ab*nehm*-Mittel missbrauchen.

Typischer Kunde: Weiblich, zwischen 20 und 40, meist superdünn, wie ausgemergelt, und die Haut hat so einen seltsam gelblichen Ton, vor allem wenn sie die Mittel schon eine Zeitlang nimmt.
Typischer Spruch: «Eine Packung Irgendetwas-lax – sie sind nicht für mich.» Und das Geld ist immer schon genau abgezählt.

Im Kopf habe ich diesen Kunden schon oft Briefe geschrieben:

Liebe Bisacodyl-abhängige Kundin,
ich weiß, es nervt Sie, wenn ich jedes Mal, wenn ich Ihnen eine
Packung verkaufe, sage: «Die sind nur für den kurzfristigen
Gebrauch gedacht, bleiben Sie bei der Dosierung: Eine bis
maximal zwei Tabletten abends.»
So wie Sie aussehen, so ausgemergelt und mit diesem seltsamen
gelblichen Hautton, vermute ich, dass Sie von Apotheke zu Apo-
theke gehen und Packungen sammeln, weil Sie davon abhängig
sind. Dementsprechend oft dürften Sie diesen «Spruch» schon
gehört haben.
Außerdem wollte ich noch anmerken: Wenn Sie in der Apotheke
schon fragen, ob das Dulcolax-Generikum immer noch nicht
lieferbar ist, dann vermute ich nicht nur, dann weiß ich, dass
auch Sie zu den Laxantien-Abhängigen gehören.
Aber ich habe immer noch die Hoffnung, dass meine kurzen
Bemerkungen beim Verkauf vielleicht, vielleicht doch etwas be-
wirken und Sie eventuell sogar dazu bringen, über den Konsum
nachzudenken und zumindest nicht zu steigern, oder sogar
abzubauen.
Im Gegensatz zu Ihnen weiß ich nämlich, was die Zukunft
für Sie bereithält: Dosissteigerung, noch mehr Darmprobleme,
dann allgemeine körperliche Probleme wegen des Salzverlusts
und, wenn Sie dann auf mehreren Tabletten pro Tag sind und
doch versuchen, davon loszukommen, übelste Krämpfe und
schmerzhafter Entzug. Dann wären Sie wahrscheinlich froh,
hätten Sie auf mich gehört.

Mit mitleidigen Grüßen
Ihre Apothekerin

Alkohol: Ja, auch Alkoholabhängige findet man in der Apotheke. Obwohl es günstiger ist, sich seine Alkoholdosis in einem Discounter zu besorgen, benutzen manche Leute die Apotheke, um ihre Alkoholsucht vor der Umwelt zu verbergen. Die eine oder andere Flasche Baldriantinktur (66 % Alkohol), Melissengeist (79 %), Carmol (65 %), früher auch Frauengold (16,5 %) oder heute Wick MediNait (nur 18 %, dafür mit noch ein paar psychisch aktiven Substanzen) fällt weniger auf (auch im Abfall) als literweise Bierdosen und Schnapsflaschen.

Typischer Kunde: Weiblich oder männlich, eher älter (40 aufwärts). Oft berufstätig, versucht so seine Sucht zu verschleiern. Er kommt fast täglich. Eine Zeit lang hatten wir sogar einen Taxifahrer, der offenbar von Apotheke zu Apotheke ging für seine Klosterfrau. Erschreckend!

Hustenmittel mit Codein oder Dextromethorphan: Vielleicht handelt es sich hierbei nicht immer um eine wirkliche Abhängigkeit, sondern eher um Missbrauch. Für manche Jugendliche ist es ein Mittel zum Aufputschen und um euphorische Zustände hervorzurufen. Natürlich gibt es auch da genug, die immer weitermachen, immer mehr brauchen und nicht mehr davon loskommen. Das Zeug ist aber auch absolut nicht nebenwirkungsfrei (Halluzinationen und Atemstillstand gefällig?) und kann üble Nachwirkungen haben.

Typischer Kunde: Entweder die Frau um die 40, die einfach «ein Resyl plus» (oder andere codeinhaltige Tropfen) verlangt, oder der Jugendliche, der mehr um die Sache herumdruckst: «Ich brauche diese Tabletten gegen Husten, wie heißen sie noch?»
Typischer Spruch: «Ich nehme sie gegen Reizhusten» (meist noch, bevor man gefragt hat) oder «Ich nehme es nur abends zum Schla-

fen». Sehr schön auch das künstliche Hüsteln, mit dem einen manche zu überzeugen versuchen.

In dem Zusammenhang habe ich gerade eine Bemerkung an unsere liebe Auszubildende Minnie: Du kannst es mir schon glauben: Wenn ich sage «Von den codein- und dextrometorphanhaltigen Hustenmitteln gibt es pro Kunde nur *eine* Packung», dann *ist* das so.

Keine Ausnahmen heißt: Auch nicht, wenn der Kunde der Nachbarin / Freundin / Mutter eins mitbringen soll.

… Auch nicht, wenn die Person sagt, dass sie in die Ferien geht und Vorrat braucht, weil sie nicht weiß, ob es das da gibt.

… Auch nicht eine Packung für zu Hause und eine für die Ferienwohnung (oder die Arbeit oder die Handtasche oder was auch immer).

… Und *vor allem* auch nicht, wenn der Kunde sagt, er nimmt es ständig und will nicht dauernd deswegen in die Apotheke gehen müssen!

Und, liebe Minnie, du brauchst auch nicht bei *jedem* Kunden mit einer neuen Ausrede oder Erklärung zu mir zu kommen, nur um dir *noch mal* sagen zu lassen, dass es dabei bleibt: Keine Ausnahmen.

Nikotinersatz: Zigaretten machen abhängig. Das sollte inzwischen jedem klar sein. Und Abhängige brauchen ihren «Stoff». Nur werde ich bei dem nie begreifen, warum mancher das auch in der Apotheke sucht:

«Verkaufen Sie auch Zigaretten?», wird Donna, unsere Pharma-Assistentin, gefragt.

«Nein, wir sind eine Apotheke.»

«Auch keinen losen Tabak?»

Ganz langsam und deutlich: «Nein. A-po-the-ke – Gesundheit und Wohlbefinden, wissen Sie?»

«Das ist ja doof.»

«Dafür hätte ich ein paar Nikotinkaugummis oder Nikotinpflaster?»

Unvergessen auch der Mann, dem ein langer Flug bevorstand und der keine Ahnung hatte, wie er den überstehen sollte, da man ja an Bord nicht rauchen darf. Der ist mir fast um den Hals gefallen, als ich ihm gezeigt habe, dass wir Kaugummis und Pflaster mit Nikotin haben. Die sind zwar zum Aufhören gedacht, aber man kann sie natürlich auch anwenden, um lange Pausen zu überstehen.

Im Übrigen bin ich der Überzeugung, dass man von Nikotinersatz genauso abhängig wird wie von Zigaretten. Immerhin hat der Ersatz vielleicht noch den Vorteil, dass er nicht so viele Schadstoffe enthält und auch nicht so Lungenprobleme macht …

Apropos Lungenprobleme: Eine Frau, die unglaublich nach Zigaretten stinkt (darauf bin ich empfindlich), kommt in die Apotheke mit einem Rezept für einen Salbutamol-dosieraerosol. Das ist ein Mittel gegen Atembeschwerden. Sie hat keine Krankenkassenkarte dabei und war noch nie mit einem Rezept bei uns.

«Wenn Sie die Krankenkassenkarte nicht dabeihaben», sage ich zu ihr, «können Sie es auch zahlen und dann selbst bei der Kasse einschicken.»

«Dann zahle ich es halt. Wie viel?»

«Das macht 14 Euro.»

«Waaas? Aber ohne kann ich nicht atmen!»

Und dann geht sie. Als Nächstes sehe ich sie mit einer Stange Zigaretten an der Apotheke vorbeilaufen. Ich könnte mich ja irren, weil ich nicht rauche, aber die hat sicher mehr gekostet als der Inhalator. Ja, ja, Prioritäten halt.

Opioide Schmerzmittel mit Codein darin oder morphiumähnlichen Substanzen erzeugen körperliche Abhängigkeit. Wenn man sie eine Zeitlang nimmt und dann aussetzt, reagiert der Körper mit Entzugssymptomen wie Übelkeit, Schwitzen oder Zittern. Außerdem erzeugen diese Schmerzmittel höher dosiert Rauschzustände, weshalb sie gerne missbraucht werden. Je länger man sie nimmt, desto mehr muss man nehmen, um den gleichen Effekt zu erzielen (sei das Schmerzstillung oder Rausch).

In der Schweiz scheinen diese meiner Erfahrung nach nicht so häufig missbraucht zu werden. Offensichtlich haben auch eine Menge Ärzte Bedenken, sie zu verschreiben. Sie sind oft nur das allerletzte Mittel, zum Beispiel bei Krebsschmerzen, und dann kann man selbst bei hohen Dosen kaum von Missbrauch reden.

Typischer «Kunde», der das missbraucht: Um die 20, männlich, schmuddelig, oder um die 40 und noch schmuddeliger.

Ich erinnere mich an einen ziemlich ausgefeilten Versuch, an etwas Rezeptpflichtiges zu kommen:

Es ist Samstag. Ein junger Mann kommt in die Apotheke. Es fällt auf, wie nervös er ist, während er wartet. Außerdem schwitzt er enorm, dabei ist es nicht sehr heiß. Was mich aber am meisten stört am Bild ist die Sonnenbrille, die er auch im Laden nicht abnimmt. Ich finde das unschön, wenn man den Leuten nicht in die Augen schauen kann beim Gespräch.

«Eine Flasche Tramal, bitte», sagt er hinter der Sonnenbrille.

Tramal ist ein opioides Schmerzmittel, für das es noch kein Betäubungsmittelrezept braucht. Es wird noch ab und zu verschrieben bei starken Schmerzen zum Beispiel nach Operationen. Es wird allerdings auch gerne als Rauschmittel missbraucht. Darum sage ich: «Dafür brauchen Sie ein Rezept.»

«Aber es ist Samstag! Könnten Sie mir nicht eines geben, und ich liefere das Rezept nach?»

«Vorbezüge machen wir eigentlich nur bei Stammkunden. Wie ist denn Ihr Name?»

«Fiesel, Mark.»

Es stellt sich heraus, dass der Mann schon im Computer ist, aber nicht als Kunde, sondern weil einmal eine Warnung vom Gesundheitsamt kam, dass er mittels gefälschter Rezepte versucht hat, an Tramal zu kommen. Keine wirkliche Überraschung hier. Ich schaue ein bisschen sparsam. «Tut mir leid, aber ich kann Ihnen keinen Vorbezug machen. Sie müssen ein Rezept bringen.»

«Gut, dann rufe ich halt meinen Arzt an.» Er geht hinaus. Es dauert etwa eine Viertelstunde, dann kommt ein Anruf. Mit unterdrückter Rufnummer, was bei einem Arzt eher ungewöhnlich ist.

«Guten Tag, ich bin Doktor Kozlowski, Herr Fiesel war vorhin in Ihrer Apotheke und wollte Tramal. Bitte geben Sie ihm das Tramal, ich schicke Ihnen ein Rezept, sobald ich am Montag wieder in meiner Praxis bin.»

Ich schreibe mir das auf, sage erst einmal «Danke und auf Wiederhören», hänge auf und finde im Internet die Privatnummer des Arztes heraus. Es nimmt ein Mann ab, der sich auch mit «Kozlowski» meldet, aber eine ganz andere Stimme hat. Oha!

«Entschuldigen Sie bitte die Störung, ich hatte vorhin einen Anruf von einem Mann, der sich als Dr. Kozlowski ausgegeben hat und mich gebeten hat, Tramal an einen Herrn Fiesel abzugeben.»

«Fiesel? Den Herren kenne ich, aber ich habe heute nicht mit ihm gesprochen. Geben Sie ihm das Tramal auf keinen Fall!»

Inzwischen steht der junge Mann schon wieder in der Apotheke. Selbstbewusst grinst er unter seiner dunklen Brille, weil er denkt, er bekommt jetzt sein Tramal.

Da muss ich ihn aber enttäuschen: «Herr Fiesel, ich habe gerade mit Doktor Kozlowski telefoniert …»

«Ja, und er hat die Abgabe bestätigt, richtig?»

«Nein. Der *richtige* Doktor Kozlowski überlegt sich im Moment gerade, ob er Sie wegen Betrug anzeigen will. Und wenn Sie nicht ganz schnell verschwinden, tue ich das auch.»

Der Gerechtigkeit halber will ich sagen, dass ich auch schon den Fall hatte, dass der Arzt die Abgabe erlaubte. Das gab noch ein nettes Gespräch über das Suchtverhalten des Kunden – das dem Arzt bekannt war und an dem er «am dran arbeiten» war.

Vertrauen ist gut. Kontrolle ist besser.

Schmerzmittel: Auch die ganz normalen Schmerzmittel (Aspirin, Paracetamol, Voltaren, Contra Schmerz, Ibuprofen, Thomapyrin …) können abhängig machen. Wenn man sie regelmäßig nimmt, zum Beispiel bei Kopfschmerzen, gewöhnt sich der Körper daran, dass er Schmerzmittel bekommt, und wenn man sie dann einmal nicht mehr nimmt, kommt es zu sogenannten Rebound-Kopfschmerzen. Ein Teufelskreis. Koffein- oder Codeinhaltige Schmerzmittel sind besonders gefährlich.

Ganz beliebt (vor dem Wirkstoffwechsel vor ein paar Jahren) waren früher die Saridon-Tabletten. Noch heute hört man von Leuten, die sich erinnern, wie ihre Eltern oder Großeltern sich die Tabletten aufs Butterbrot gestreut haben.

Den typischen Kunden gibt es eigentlich nicht, das kann allen passieren.
Typischer Spruch: «Eine Packung (Schmerzmittel) und eine als Reserve.»

Diese Abhängigkeit ist oft schwierig zu bemerken. Umso wichtiger ist es, da besonders aufmerksam zu sein.

Minnie kommt zu mir, um zu fragen, ob es okay ist, der Frau zwei Packungen Panadol Extra zu verkaufen. Meine Anweisung ist eigentlich die: Frag, *warum* es mehrere Packungen sein sollen.

Ich finde, mindestens *eine* offene Frage sollte gestellt werden. Aber es muss nicht diese sein. Manchmal ist es auch gut, die Leute etwas zu überraschen.

Zum Beispiel so: «Wie viele Tabletten davon nehmen Sie am Tag?» Eigentlich erwarte ich eine Antwort im Sinn von «Oh, ich nehme sie nur, wenn ich sie brauche ...» oder «Meist reicht eine ...»

Doch die Frau antwortet: «Drei Tabletten.»

Jetzt bin ich selber überrascht: «Täglich?»

«Ja.»

«Haben Sie schon einmal davon gehört, dass Schmerzmittel, wenn man sie regelmäßig nimmt, selbst Kopfschmerzen auslösen können?»

«Oh.» Sie wirkt nachdenklich. «Nein.»

«Leider ist das so. Wenn man regelmäßig Schmerzmittel nimmt, sinkt die Schmerzgrenze, dann nimmt man schon leichte Reize als Schmerz wahr. Das Medikament dämpft zwar momentan den Schmerz, aber der kommt wieder.»

«Und was mache ich da?»

«Nun, erst mal ist es gut, dass wir das bemerkt haben. Aber das Einzige, was wirklich hilft, ist keine mehr zu nehmen.»

«Aber Sie haben selbst gesagt, dann kommt der Schmerz zurück!»

«Ja. Leider. Sie werden mit etwa zehn Tagen Schmerzen rechnen müssen.»

«Autsch.»

«Ich würde empfehlen, mit einer Schmerzklinik oder einem spezialisierten Arzt Kontakt aufzunehmen und das vorzubereiten.»

Ich konnte die Frau (noch) nicht davon überzeugen, mit den Tabletten aufzuhören, aber zumindest habe ich sie nachdenklich gemacht. Und sie wird sich hoffentlich weiter informieren.

Schlafmittel und Beruhigungsmittel von der rezeptpflichtigen Sorte (Benzodiazepine, Zolpidem, Xanax): Noch etwas, das sehr schnell abhängig macht. Einerseits wegen der von manchen Menschen als angenehm empfundenen Wirkung des «Abschaltens», beziehungsweise «Abstandes», andererseits weil es in körperliche Mechanismen eingreift. Ein Schlaf unter Schlafmitteln ist anders als ohne. Man träumt zum Beispiel nicht. Abruptes Absetzen führt auch wieder zu Schlaflosigkeit oder bei den Beruhigungsmitteln zu Symptomen wie Angstattacken, sodass der Patient denkt, das ursprüngliche Problem sei noch da und er das Mittel weiternehmen «muss».

Typischer Kunde: Entweder ein junger Mann aus dem Drogenmilieu oder eine Frau ab 40. Den Frauen sieht man es nicht an, egal wie viel sie nehmen, was ich immer erstaunlich finde. Würde ich auch nur die Hälfte derer Tagesdosis nehmen, würde ich wohl wie eine Pflanze irgendwo in der Ecke sitzen und vor mich hin lächeln ... oder tagelang tief schlafen ... oder im Krankenhaus landen.

Kommt ein junger Mann zu mir:
«Ich hätte da eine Frage: Wenn ich Rohypnol *bar zahle*, brauche ich dann ein Rezept dafür?»
«Ja.»
«Sie sagen also, es gibt keine Möglichkeit, das zu bekommen ohne Rezept?»
«Genau!»

Gerade Rohypnol ist ein Schlafmittel, ein Benzodiazepin, das leider oft missbraucht wird. Einerseits weil es abhängig macht, andererseits als «K.-o.-Mittel» für Vergewaltigungen. In Amerika ist es deshalb schon verboten. In der Schweiz haben sie das Problem damit gelöst, indem sie einen ziemlich heftigen grünen Farbstoff in die Tabletten gemacht haben, sodass sie in jedem Drink auffallen.

Diesen Versuch fand ich amüsant: Da lief ein Nordafrikaner im Viertel von Tür zu Tür und kommt auch in die Apotheke: «Ich sammle Medikamente für Afrika. Am interessantesten wären Valium oder Rohypnol ...» Ja, klar. Genau das brauchen sie dort. Nicht.

Aber, wie gesagt, auch mit den Kunden, die sonst alles «legal» beziehen, haben wir so unsere Probleme:
Frau Juncker ist Stammkundin, etwa 60 Jahre alt, eine noch rüstige Frau mit weißen Haaren. Nie würde man von ihr denken, dass ihre gute Stimmung zum Teil auf Tabletten beruht. Sie hat bei uns ein Dauerrezept für Temesta. Das ist ein nicht ganz harmloses Beruhigungsmittel mit ziemlichem Abhängigkeitspotenzial.
Auch Frau Juncker ist abhängig. Und laut ihrer Patientenhistorie fängt sie langsam an, die Bezugsabstände zu verkürzen. Was darauf hindeutet, dass sie in Eigenregie ihre Medikamentendosis erhöht. Gar nicht gut!
«Frau Juncker, ich sehe, Sie haben schon in der letzten Woche eine Packung geholt. Und zwei Wochen davor auch ...»
«Ja. Ich brauche etwas mehr im Moment.»
«Wie ist denn Ihre Tagesdosis?»
«Äh, also der Arzt hat gesagt bei Bedarf eine pro Tag. Im Moment sind es vielleicht ... drei?»
«Hmmm, wenn ich so Ihre Bezüge anschaue, müssten Sie pro Tag etwa acht schlucken, und das ist viel zu viel. Ich denke, ich frage mal beim Arzt nach, wie viele Sie denn pro Tag maximal nehmen sollten.»
«Aber ... äh, also, ich nehme sie nicht alleine ...»
«Wie meinen Sie das?»
«Nun, mein Mann nimmt auch gelegentlich welche. Und meine Tochter, wenn sie zu Besuch ist, hat auch schon ...» Sie fasst sich wieder. «Jedenfalls habe ich jetzt keine mehr und brauche eine Packung.»

«Sie dürfen Ihrem Mann und Ihrer Tochter nicht Ihre Tabletten geben. Falls die das tatsächlich auch brauchen, brauchen sie vom Arzt ein eigenes Rezept dafür.»

«Und was mache *ich* jetzt?»

«Jetzt rufe ich erst mal den Arzt an wegen Ihrer Dosierung. Und dann schauen Sie, dass Sie nicht mehr nehmen, als der Arzt verschrieben hat, ja?»

Und wenn das nicht klappt, gibt es noch die kontrollierte Abgabe. Aber das muss ich jetzt nicht sagen, sie ist schon beunruhigt genug. Und es gibt Leute, die bekommen ihr Medikamentenproblem mit etwas Hilfe auch in den Griff. Der erste Schritt ist, dass sie einsehen, dass sie ein Problem haben.

Schnupfensprays: O ja. Die abschwellenden Nasensprays verengen die Gefäße in der Nase, wodurch nicht mehr so viel Wasser «herausleckt». Wenn man das aber eine Zeitlang macht (ab einer Woche reicht), geht die Nasenschleimhaut kaputt und bildet sich zurück. Man nennt das Prinismus. Der Körper reagiert, indem er die Durchblutung erhöht. Die Nase geht dann zu und läuft, sobald das Nasenspray aufhört zu wirken. Man nimmt noch mehr Nasenspray – ein Teufelskreis.

Typischer Kunde: Kann jedem passieren, dementsprechend sieht man Männer und Frauen in allen Altersklassen. Manche wissen um das Problem und versuchen es auch etwas abzuschwächen, indem sie Nasenspray für Kinder nehmen.

Typischer Spruch: «Drei Packungen Xylo-Nasenspray. Ja, ja, ich weiß, dass ich das nicht länger als eine Woche nehmen soll!»

Und dann gibt es die unbelehrbaren Spezialfälle:

«Sechs Nasensprays bitte.» Natürlich von der abschwellenden Sorte, die man nicht länger als fünf bis sieben Tage anwenden soll.

Minnie, überrascht von der Menge: «Uuuh, sechs? Wieso brauchen Sie so viele?»

Der Kunde ist schon gereizt: «Eins für die Manteltasche, eins fürs Büro, eins für zu Hause, eins als Reserve, dann noch jeweils eins für meine Freundin und … meine Mutter.»

Na ja, es könnte ja sein … Oder?

«Ah, wir haben eine Beschränkung, sie können zwei haben.»

«Was? Wieso??»

«Man soll Nasenspray nicht ständig anwenden. Die Nase gewöhnt sich daran, und dann ist es sehr schwer, davon loszukommen. Die langfristige Anwendung macht auch die Nase kaputt. Wenn Sie das Problem schon haben, können wir Ihnen zeigen, wie …»

«Nein!», fällt ihr der Kunde ins Wort. «Ich will einfach meine sechs Nasensprays!»

Minnie schaut mich hilfesuchend an, aber ich schüttel einfach den Kopf. Sie macht das eigentlich gut und kann selber fortfahren, aber jetzt wendet er sich an mich, wohl weil er merkt, dass ich hier darüber entscheide.

Vorwurfsvoll sagt er: «In der Kreuz-Apotheke habe ich schon sechs bekommen!»

«Das mag sein. Aber wie gesagt, wir haben unsere Richtlinien.»

«Ich könnte auch einfach hier die zwei nehmen und dann in die nächste Apotheke gehen!»

«Das könnten Sie. Das ändert nichts an Ihrem Problem.»

«Oder ich könnte die zwei nehmen, rausgehen und wieder reinkommen und noch mal zwei kaufen.»

Jetzt ziehe ich die rechte Augenbraue hoch. Das kann ich gut, so wirklich skeptisch dreinschauen. Darauf brauche ich wohl nichts zu sagen, oder? Denkt der wirklich, dass wir uns nach ein paar Minuten nicht mehr an ihn erinnern? Oder dass die Regeln nur dazu da sind, umgangen zu werden?

Nun haben wir, glaube ich, alles an Argumenten durch, die man bei so was zu hören bekommt, außer vielleicht noch: «Aber ich brauche das!» oder «Ich sterbe ohne …»» Doch das kommt jetzt nicht, stattdessen zitiert er den Götz von Berlichingen: «Ach, leckt mich doch am …!» und zieht ab.

Meine innere Pharmazeutin gratuliert, dass ich standhaft geblieben bin und ihn in seiner Abhängigkeit nicht unterstützt habe. Gleichzeitig schilt mich die innere Verkäuferin, hätte ich doch auf einen Schlag sechs Sprays verkaufen können. Es ist ein echtes Problem. Speziell wenn wegen Allergien einige Leute trotz Warnungen Nasensprays regelmäßig und lange anwenden. Und je länger man sprayt, desto mehr geht die Schleimhaut der Nase kaputt. Selbst der Geruchssinn kann darunter leiden. Es ist also wichtig, dass man damit wieder aufhört.

X-Beliebiges: Manchmal wird man auch selber überrascht, was alles so missbraucht wird: Es ist schon eine ganze Weile her, da hatten wir ein paar interessante Erlebnisse mit einem … umm, Kunden kann ich schlecht sagen.

Erster Akt:
Der Mann in mittlerem Alter, mit angegrautem Haar und unrasiertem Gesicht kommt in die Apotheke und fragt: «Bekomme ich von Ihnen Akineton?» Akineton ist ein Medikament gegen Parkinson (und ähnliche Beschwerden) und rezeptpflichtig. «Ich habe kein Rezept, aber ich brauche es jetzt. Sie können ja den Arzt anrufen!» Er gibt mir seinen Namen und den Namen des Arztes, und ich nehme das Medikament Akineton aus der Schublade mit nach hinten, um zu telefonieren.

«Guten Tag, ich habe Herrn Elder hier in der Apotheke, der fragt, ob er Akineton haben kann. Könnten Sie mir ein Rezept dafür schicken?»

«Herr Elder?», fragt die Arzthelferin. «Oh, einen Moment, ich hole gleich den Arzt!» *Kein* gutes Zeichen, denn im Normalfall stören sie den Arzt nur ungern. Einige benehmen sich tatsächlich wie eifersüchtige Wächterinnen. Jedenfalls kommt der Arzt sofort ans Telefon und sagt: «Geben Sie es ihm *nicht*! Er hat ein Dauerrezept in der Kreuz Apotheke, wo er alle seine Medikamente beziehen soll, aber er versucht es immer wieder in anderen Apotheken.»

Gut, das ist eine klare Ansage, die ich auch gerne an Herrn Elder weitergeben würde, aber als ich wieder nach vorne komme, ist er verschwunden. Das überrascht mich angesichts der Auskunft nicht. Überraschender fand ich, dass man ein Mittel gegen Parkinson missbrauchen kann, geschweige denn will. Aber offensichtlich kann man auch damit einen «Flash» kriegen, vor allem in Kombination mit anderem. So was.

Der zweite Akt folgt etwa eine Woche später:
Herr Elder kommt wieder in die Apotheke, diesmal zu meiner Kollegin. Er erzählt die gleiche Geschichte, und auch meine Kollegin geht nach hinten ans Telefon, aber ohne das Akineton mitzunehmen. Kaum ist die Apothekerin außer Sicht, springt Herr Elder erstaunlich fix hinter die Theke, geht zur Schubladenwand, reißt die Schublade auf und nimmt das Akineton heraus. Er dreht sich um und rennt zur Tür hinaus, wobei Donna und Sabine noch erfolglos versuchen, ihn zu stoppen.

In der Zwischenzeit hat der Arzt meiner Kollegin Folgendes mitgeteilt: «Herr Elder ist nicht mehr Patient bei mir. Er hat Rezepte aus der Praxis geklaut. Für ihn ist jetzt die Psychiatrische Klinik zuständig.»

Nachdem sich die Aufregung etwas gelegt hat, rufen wir dort an, um den zuständigen Arzt zu informieren. Der bittet uns, den Diebstahl anzuzeigen, damit sie Herrn Elder (wenn genug Derartiges vorgefallen ist) unter Vormundschaft stellen können. Das machen wir dann auch.

Dritter Akt:

Es vergehen ein paar weitere Wochen, da kommt ein älterer unrasierter Mann in die Apotheke, bei dem es bei mir irgendwie klingelt. Ich denke noch: «Wieso kommt mir der so bekannt vor?» Aber erst, als er wieder seine Geschichte erzählt, fällt der Groschen. Derselbe Kerl. Dieselbe Geschichte. Schon wieder!

«Herr Elder!», sage ich.

Der Mann ist erstaunt, dass ich seinen Namen kenne – ganz offensichtlich ist Medikamentenmissbrauch auch schlecht fürs Gedächtnis. Dann sehe ich, wie die Erkenntnis dämmert.

«Oh. *Sie* haben mich angezeigt?»

«Ja.» Gut, technisch gesehen war es meine Kollegin, aber das kommt aufs Gleiche raus. Worauf er sich umdreht und die Apotheke wieder verlässt. So surreal!

Aus dem Milieu ...

Zehn Minuten vor Ladenschluss. Ein (entschuldigt den Ausdruck) ziemlich abgewrackt aussehender Mann mit schmutzigen Jeans und am Kragen zerrissenem T-Shirt schlurft in die Apotheke und fragt: «Habt ihr Nadeln?»

«Ja.» Wobei die Frage hier wohl besser wäre: «Verkauft ihr Nadeln?», denn nicht alle Apotheken machen das, wenn sie die Vermutung haben, dass die für etwas anderes als medizinische Zwecke gebraucht werden. Ich habe damit keine Probleme, mir ist es lieber, die Leute haben frische Nadeln und Spritzen, als dass sie sich beim Spritzentauschen mit etwas anstecken.

«Wie viel kosten die?»

«40 Cent pro Stück oder 12 Euro die ganze Packung.»

«*Was*? Das ist ja unglaublich teuer!» Und läuft kopfschüttelnd wieder raus.

Ich drehe mich um zu Sabine, die das mitbekommen hat: «Da juckt es mich auf der Zunge, zu fragen, wie viel denn der Stoff gekostet hat, für den er die Nadel braucht.»

Und Sabine merkt an: «Man trinkt teuren Wein ja auch nicht aus billigen Gläsern ...»

Methadon

In der Schweiz gibt es Apotheken, welche (gegen Rezept und Verordnung) Methadon an Patienten ausgeben. Methadon ist das Ersatzmittel für Opiate wie Heroin. Das Ziel dieser Substitutionstherapie ist, dem Patienten trotz seiner Sucht ein geregeltes Leben zu ermöglichen. Er braucht nicht mehr hinter dem Stoff herzujagen, kann einer normalen Arbeit nachgehen. Das funktioniert sogar erstaunlich gut.

Das zweite Ziel wäre, ihn dann irgendwann vom Stoff wegzubekommen, das Methadon abzubauen, bis er irgendwann gar nichts mehr braucht. Bisher habe ich das aber zugegebenermaßen bei kaum einem gesehen. Es ist sehr schwierig, eine Sucht loszuwerden, und Methadon macht noch üblere Entzugserscheinungen als Heroin.

Jedenfalls gibt es bei der Methadon-Abgabe verschiedene Möglichkeiten: Das geht, je nach Zuverlässigkeit und Vertrauenswürdigkeit des Patienten, von «Muss jeden Tag in die Apotheke kommen und seine Portion unter Aufsicht trinken» bis zu «Bekommt einmal wöchentlich seine ganze Wochenportion mitgegeben». Das Methadon wird in kleinen Fläschchen abgegeben, mit Wasser verdünnt und entweder mit Orangensaft oder Sirup versetzt. Dies nicht etwa wegen des besseren Geschmackes, sondern weil man verhindern will, dass es gespritzt wird. Manche ganz verbissene lassen sich aber auch davon nicht abhalten, was man oft nachher an üblen Venenentzündungen und Eitertaschen an den Armen (und anderswo) sehen kann.

Wer einmal in einer Apotheke, die Methadon abgibt, gearbeitet hat, dem werden die folgenden Aussagen sicher bekannt vorkommen:

- «Als ich das Fläschchen aufgemacht habe, habe ich alles verschüttet.»
- Bei festen Ersatzmitteln: «Es ist mir in die Toilette gefallen und nass geworden» – was noch lustig ist, sind doch die meisten Medikamente bei uns in Blistern. Dementsprechend sage ich bei so etwas auch: «Och, das können Sie noch gebrauchen. Einfach abwaschen und trocknen lassen.»
- «Drei der Fläschchen waren nicht richtig verschlossen und sind ausgelaufen!»
- «Meine Putzfrau hat die Fläschchen weggeworfen.» Wow. Sie haben eine Putzfrau?!?
- «Sie haben mir nicht die richtige Menge Fläschchen mitgegeben.» So? Ich habe hier Ihre Bestätigung, dass Sie die richtige Menge bekommen haben.
- «Der Arzt hat gesagt, ich kann auch mehr nehmen, wenn ich will.» Ja, sicher! Nicht bevor ich das vom Arzt direkt gehört habe.
- «Ich habe sie bei meiner Freundin vergessen, als ich dort zu Besuch war.» Das ist aber ein Pech!
- «Mir sind drei Fläschchen kaputtgegangen, als die Tasche herunterfiel.»
- «Jemand hat mein Fläschchen geklaut, während ich in der Tram / auf der Bank / im McDonald's schlief.» Klar. Bringen Sie mir den Polizeibericht über den Diebstahl, dann können wir noch mal darüber reden. Und es waren nur die Fläschchen, die geklaut wurden, nichts anderes? Wie seltsam.
- «Ich habe meiner Kollegin zwei Fläschchen gegeben, als es ihr schlechtging …» Sehr großzügig von Ihnen. In Ihrem eigenen

Interesse sollten Sie das aber nicht, denn jetzt geht es vielleicht Ihnen schlecht.

- «Ich hatte eine sehr schlechte Zeit: mein Onkel / Freund / Hund ist gestorben / hat Selbstmord begangen / ist sehr krank, und da habe ich mehr gebraucht … Könnten Sie mir noch mal welche geben?»
- «Ich gehe morgen in die Ferien / einen Verwandten im Ausland besuchen und brauche bis zu meiner Rückkehr die Fläschchen.» Wie schön für Sie, haben Sie auch mit dem Arzt über diese Ausnahme gesprochen?
- «Der Hund von meiner Schwester ist gestorben. Kann ich die Dosis für morgen auch gleich mitnehmen, damit ich zur Beerdigung kann?» – Vom Hund?

Das alles ist schon ausgesprochen seltsam, und passiert eigentlich nur mit Mitteln, die missbraucht werden können. Derartiges hört man so gut wie nie von Blutdruckmedikamenten oder Asthmamitteln. Das Problem: Je mehr man sich auf Derartiges einlässt und eine Ausnahme macht, desto öfter wird man solche Ausreden zu hören bekommen. Da hilft nur: Hart bleiben und gleich am Anfang darauf hinweisen, dass Ausnahmen nur über den Arzt gemacht werden, egal was passiert.
Ich bin ziemlich tolerant, was diese Ausreden angeht, das heißt, ich nehme das im Normalfall auch nicht persönlich. Es sei denn, der Kunde behauptet steif und fest, er habe die letzte Dosis von uns nicht bekommen und ich müsste ihm darum Ersatz geben. Wir halten Abgaben fest. Wenn Derartiges behauptet wird, werden wir zu Lügnern gemacht. Und *das* vertrage ich gar nicht. Wollen Sie sich vielleicht eine andere Apotheke als Abgabeort suchen?

Es kommt immer wieder vor, dass versucht wird, Rezepte ein-zulösen, die gefälscht sind. Am meisten haben wohl die richtig großen Apotheken damit zu tun und solche, die zu ungewöhn-lichen Zeiten offen haben, zum Beispiel spätabends oder sonn-tags.

Gefälschte Rezepte zu erkennen ist manchmal gar nicht so ein-fach. Es gibt allerdings **ein paar Warnzeichen:**

• das Rezept lautet auf folgende Medikamente: Schlafmittel, star-ke Beruhigungsmittel, starke Schmerzmittel
• es sind meistens Großpackungen
• der Kunde (oder die Kundin) kommt zu einer Randzeit, wenn der Arzt, der das angeblich verschrieben hat, nicht erreichbar ist
• der Kunde zahlt sein Rezept selbst (das ist für uns, wo sonst alles über die Krankenkasse zu laufen hat, ein deutliches Zeichen)
• der Kunde ist sehr nervös und macht auf «Ich hab's eilig!»
• das Rezept selbst kann manchmal auffällig sein: zu deutlich ge-schrieben, nicht im typischen Stil gehalten (1 Packung statt 1 OP, die Mengenangaben nicht in römischen Zahlen), Farbkopien, verschiedene Kugelschreiberfarben etc.

Ich kann mich noch gut an mein erstes gefälschtes Rezept er-innern, das war im letzten Studienjahr während eines Praktikums. Es war gegen ein Uhr mittags, als dieser junge, leicht gehetzt aus-sehende Mann in die Apotheke kommt.

«Ich brauche die hier.» Ich nehme das Rezept entgegen. Darauf steht: *1 Packung Dormickum 30 Stück.* In der Schrift eines Schul-kindes. Ärzte haben schon sehr spezielle Schriften, aber die hier ist anders. Außerdem fehlt der Stempel, die Unterschrift ist dafür ebenso lächerlich lesbar. Das Rezept sieht aus wie eine Kopie von einem Rezept, das mit Tipp-Ex behandelt wurde. Und ganz nebenbei: Dormicum schreibt man nicht mit «ck». Unter Garantie hat das kein Arzt geschrieben.

Ich schaue also das Rezept an, runzle die Stirne und schaue (wohl etwas ungläubig) den Kunden an. Der Gedanke «Meint der das wirklich ernst?» schießt mir durch den Kopf und lässt mich etwas die Augen zusammenkneifen, dann schaue ich wieder auf das Rezept. Ich überlege nervös, was ich jetzt wohl tun soll. Ein schneller Blick zu ihm. Was denkt er wohl? Sollte ich die Polizei rufen? Ich schaue wieder auf das Rezept. Also mit dem Ding bekommt er auf jeden Fall nichts von mir.

Offensichtlich hat der junge Mann gemerkt, dass ich ihm auf die Schliche gekommen bin, denn als ich das nächste Mal den Kopf hebe, sehe ich ihn nur noch von hinten aus der Tür verschwinden.

Es gibt übrigens auch den Fall von verfälschten Rezepten. Dabei handelt es sich um Originalrezepte, auf denen etwas verändert wurde – meistens die Menge oder Dosis. Das kommt gelegentlich auch bei Stammkunden vor, die via Krankenkasse abrechnen können. Die meist älteren Kundinnen haben das Medikament legal von ihrem Arzt verschrieben bekommen und werden dann, weil sie es länger nehmen, davon abhängig. Für den Arzt ist es offenbar auch einfacher, Dauerrezepte auszustellen, als die Kundinnen zum Beispiel zur Weiterbehandlung zum Psychologen zu schicken.

Und dann fangen irgendwann die Probleme an. Sie brauchen mehr, als der Arzt aufschreibt, also verfälscht man einfach die Rezepte: Dann macht man aus einem normalen Rezept ein Dauerrezept. Oder aus einer 100er-Packung eine 200er.

Zumindest ist der Umgang mit diesen Patienten weniger problematisch, als man denkt. Ich kläre derartige Fälle rasch mit dem Arzt ab und mache die Kunden dann darauf aufmerksam, dass sie nur die Menge bekommen, die der Arzt auch verschrieben hat.

Was den Patienten, die ihr Rezept manipulieren, oft nicht klar ist: Sie begehen damit eine Straftat. Das fällt unter Urkunden-fälschung und kann mit einer Geld- oder Haftstrafe geahndet werden. Bei sehr hartnäckigen Fällen erwähne ich diese Tatsache gegenüber dem Kunden. Das hilft im Normalfall. Denn die meis-ten von ihnen sind ganz normale und oft auch ältere Leute.

Wenn wir einen Verdacht haben, fragen wir beim Arzt nach. Auch bei denen, die nicht gerne von der Apotheke angerufen werden. Wie der hier:

«Ist da ein Problem mit dem Antibiotikum, das ich aufgeschrieben habe?», fragt der Arzt leicht grummelig.

«Nein, aber bei dem zweiten Medikament auf dem Rezept haben wir Bedenken.»

«Aber ich habe nur ein Antibiotikum aufgeschrieben!»

«*Das* haben wir uns gedacht. Sie sehen also, warum wir zögern, die 100er-Packung Dormicum, die unter dem Antibiotikum steht, ab-zugeben …»

Von da an war der Arzt irgendwie netter am Telefon.

«Nehmen Sie eigentlich auch ausländische Rezepte?», fragte eine Kundin.

«Kommt darauf an», sage ich vorsichtig, denn da ist es viel schwe-rer zu kontrollieren, ob es ein echtes Rezept ist. «Um was geht es denn?»

«Um Wachstumshormone und Insulin.»

«Hmmm.» Das wird leider gern missbraucht. «Für wen ist es denn?»

«Für meinen Kollegen. Er ist Berufsbodybuilder, und er braucht das.»

Die Pharmama denkt: Er *will* das sicher, aber *brauchen* tut er das nicht, und sagt: «Nein, tut mir leid, *dafür* bräuchte ich ein Rezept von hier. Und wenn er keine medizinische Indikation dafür hat, also es nicht wegen eines medizinischen Problems nimmt, dann denke ich nicht, dass er das bekommt.»

«Aber in … (sie nannte irgendein Land in Osteuropa) bekommt er das problemlos.»

«Schon möglich – aber hier nicht.»

Offenbar gibt es auch bei Bodybuildern keine Dopingkontrollen!? So was.

Abwärts – ein Fallbeispiel:

Man stelle sich eine jüngere Frau vor, hübsch, blond, schlank, etwa in meinem Alter. Nennen wir sie Frau Narciss. Als ich das erste Mal ein Rezept bekam, war ich doch etwas erstaunt zu sehen, was da alles draufstand: Valium, Xanax, Stilnox und noch ein Schmerzmittel. Zwei starke Beruhigungsmittel und ein starkes Schlafmittel. Und das Rezept war ein Dauerrezept. Ausgestellt in einem unserer französischsprechenden Kantone, was es für mich nicht einfacher machte, den Arzt zu informieren, als Frau Narciss anfing, ziemlich viel von den Mitteln zu beziehen.

Ich fragte den Arzt mehrmals telefonisch nach der Dosierung, ich wies ihn auf die Mengen hin, die sie nahm. Immer kam die Reaktion: «Die Dosierung ist individuell. Das ist schon okay, geben Sie ihr das.» Wir haben die Telefonanrufe im Patientendossier festgehalten.

Frau Narciss nahm Mengen, bei denen ich wohl nur noch in der Ecke sitzen und leise summen würde. Natürlich ist da der Gewöhnungseffekt, aber trotzdem …

Irgendwann wurde es ihr wohl doch zu viel, so weit zum Arzt zu fahren (wenn sie ihn denn überhaupt je gesehen hat), oder der Arzt wollte kein Rezept mehr ausstellen, jedenfalls brachte sie dann ein Rezept von einem Arzt in der Nähe.

Wieder war es ein Dauerrezept, aber diesmal *mit* Angabe der

Dosierung auf dem Rezept und ausgestellt von einem richtigen Psychiater. Dazu muss ich sagen, ich finde das eigentlich bedenklich, dass «normale» Ärzte für derartige psychoaktive Substanzen Dauerrezepte ausstellen dürfen. Das ist reine Symptomunterdrückung – und man macht die Leute abhängig.

Endlich wussten wir genau, wie viel sie nehmen durfte. Und auf dem Rezept war auch ein richtiges Antidepressivum drauf. Depressionen könnten die Ursache manch ihrer ursprünglichen Probleme sein. Die Beruhigungsmittel kam Frau Narciss immer noch schön regelmäßig holen, mit gelegentlichen Versuchen, an mehr zu kommen. Die Ausreden, die sie dabei benutzte, unterschieden sich nicht von denen der Methadon-Bezieher. Das Antidepressivum dagegen wollte sie nach der ersten Packung nicht mehr. Aber jetzt wird es erst richtig interessant.

Es ist ein Donnerstagabend, zehn Minuten vor Ladenschluss.

Frau Narciss kommt hereingeweht: «Ich brauche wieder meine Medikamente vom Dauerrezept!» Ich brauche die Erinnerung zwar nicht, aber bei ihr steht als Kommentar im Computerdossier: «Auf die Abstände des Bezuges achten», und der letzte lag erst etwa eine Woche zurück – sie ist zwei Wochen zu früh dran.

«Haben Sie nicht noch? Sie waren vor sieben Tagen hier und haben Ihre Medikamente bezogen.»

«Ja, aber ich gehe in die Ferien. Da brauche ich Vorrat.»

«Okay. Bis wann gehen Sie?»

«Bis zum 22.» Das sind drei Wochen. «Ich hätte gerne je eine große Packung als Reserve. Außer das Antidepressivum, das brauche ich im Moment nicht.»

«Hmm … Das möchte ich erst mit dem Arzt abklären.»

«Aber warum? Ich brauch das für die Ferien!»

«Natürlich. Aber mir fällt auf, dass Sie erst vor zwei Monaten schon einmal ein paar Wochen in den Ferien waren.»

«Ich hatte noch keine Ferien dieses Jahr!»

«Das ist seltsam, weil ich da eine Notiz drin habe, dass Sie damals auch für die Ferien Reserve brauchen.»

«Oh, das waren keine Ferien. Da war ich in der Klinik. Ja.»

«Ah ja? Aber gibt die Klinik dann nicht die Medikamente aus?»

«Jaaa …» Ich werfe ihr einen langen Blick zu. So. Sie hat also sowohl die Medikamente in der Klinik als auch unsere gehabt.

«Ich möchte das mit dem Arzt abklären. Sie bekommen sie, sobald ich mit ihm geredet habe.»

«Aber ich gehe am Samstag in die Ferien!»

«Na, dann reicht es ja, wenn wir das morgen klären!», sage ich versöhnlich.

Der erste Anruf, den ich am nächsten Morgen mache, gilt dem Arzt von Frau Narciss. Ich erkläre die Situation.

«Die Patientin hat ein bisschen ein Suchtproblem, ja?», fasst der Arzt zusammen.

«Sagen wir es mal so: Vor Ihnen hatte sie einen anderen Arzt, der auch Dauerrezepte für die Medis ausgestellt hat. Und auch damals gab es ständig Ausnahmen für Ferien und dergleichen.»

«Hmm, dann machen wir es so: Geben Sie genau die Menge Medikamente ab, damit sie – bei vorgeschriebener Dosierung – bis zum Ende der Ferien reichen. Vor diesem Termin gibt es nichts mehr. Und ab dann machen wir eine fraktionierte Abgabe, dann kann sie ihre Wochenportion bei Ihnen abholen.»

«In Ordnung. Ich bereite das so vor und erkläre es ihr.»

Frau Narciss ist erwartungsgemäß nicht zufrieden mit der Regelung und versucht erst mal ihren Frust an mir abzuladen: «Haben Sie dem Arzt gesagt, ich hätte ein Suchtproblem? Wie kommen Sie darauf, so etwas zu tun?»

Weil es so ist? Aber darauf gehe ich nicht ein, worauf sie das Thema fallen lässt. Ich könnte dazu vieles sagen: Sie haben ein Suchtproblem … Schauen Sie nur, wie viel Sie von den Medikamenten nehmen … Ich muss darauf achten, dass die Medikamente nicht missbraucht werden … Es ist auch im Sinne Ihrer Gesundheit …

Sie bekommt ihre Ferienration. Und die Anweisung, nach den Ferien regelmäßig die Medikamente abgezählt einmal pro Woche bei uns zu beziehen.

Das geht tatsächlich ein paar Wochen gut. Und dann kommt der Zeitpunkt, an dem sie sagt: «Ich gehe wieder in die Ferien, drei Monate lang ins Ausland, und muss dafür die Medikamente haben.» Ich habe ein Déjà-vu.

«In Ordnung. Ich muss das nur mit dem Arzt abklären. Wann gehen Sie denn?»

«Nächsten Montag. Ich kann Ihnen auch die Flugtickets zeigen, wenn Sie mir nicht glauben!»

«Das wäre gar nicht schlecht. Wo fliegen Sie denn hin?»

«In die Türkei. Da fällt mir ein: Muss ich noch irgendetwas beachten, wenn ich die Medikamente mitnehme?»

«Das ist eine gute Frage. Gerade bei Beruhigungsmitteln hat jedes Land seine eigenen Bestimmungen. Sie können die bei der Botschaft des Landes erfragen. Ich kann aber dem Arzt schon einmal die Unterlagen durchgeben, die er ausfüllen muss, wo draufsteht, dass Sie die Medikamente für den persönlichen Bedarf haben.»

Ich finde das benötigte Formular (samt türkischer Übersetzung) im Internet und bereite alles vor. Als ich den Arzt allerdings am nächsten Tag anrufe, erlebe ich eine kleine Überraschung: «Sie wollte ich eigentlich auch noch anrufen wegen Frau Narciss!», sagt der Arzt.

«Ach ja?»

«Streichen Sie alle Rezepte von mir für sie. Frau Narciss kommt nie vorbei, obwohl sie Termine hat, und sie lügt mich an. Unter diesen

Umständen kann ich nicht weiter ihr Arzt sein. Und ich will auch nicht, dass auf meine Rezepte weiter Medikamente für sie abgegeben werden.» Autsch. Na denn ...

Auch als Patient ist man immer ein Team mit dem Arzt. Man sollte mitarbeiten, ansonsten passiert so etwas.

Das ist unschön für sie, denn ich bezweifle, dass sie so kurzfristig hier einen neuen Arzt finden wird, der ihr das ausstellt. Aber vielleicht kann sie ja noch auf den alten zurückgreifen. Alles abrupt abzusetzen ist auch wirklich keine gute Idee, das kann eine Menge Probleme machen: von Panikattacken bis zu epileptischen Anfällen. Interessanterweise nimmt sie die Neuigkeiten wirklich gelassen auf. Vielleicht hat sie schon einen neuen Arzt und versucht nur noch möglichst viel aus dem alten Dauerrezept herauszuholen? Es ist auch möglich, dass sie in anderen Apotheken ihr Mittel bezieht. Ich sehe sie jedenfalls nie wieder.

Was nicht heißt, dass ich nichts mehr von ihr lese. Wirklich überrascht bin ich nicht, als sie im Rundschreiben der Gesundheitsbehörden über die für bestimmte Medikamente gesperrten Personen auftaucht. Das ist der nächste logische Schritt. Jetzt wissen es wirklich alle Apotheken hier, dass sie diese Medikamente nur noch von einer einzigen Apotheke und nur von einem einzigen Arzt ausgestellt bekommen kann. Für die nächsten fünf Jahre. Das ist hart, aber das hat sie sich alleine zuzuschreiben.

Die lieben Kollegen –
Ärzte und die Hauspflege

In den letzten sagen wir zwei Jahrhunderten wurden im Bereich der Medizin und der Gesundheit enorme Fortschritte gemacht. Man weiß heute viel mehr über den menschlichen Körper, Krankheitsgeschehen, Wirkstoffe und Wirkungen auf den Körper. Tatsächlich gibt es da so viel an Wissen, dass es kaum möglich ist, dass ein Einzelner alles weiß und kann. Die Zeit der Universalgenies ist vorbei. Deshalb gibt es auch Spezialisierungen auf verschiedene Bereiche. Manches Mal überlappen sich diese Bereiche auch.

Das heutige Gesundheitssystem sehe ich als Teamsport. Für die Gesundheit des Patienten sorgen zusammen verschiedene Ärzte, Krankenpfleger, die Apotheken und die Hauspflegehilfe. Im optimalen Fall ergänzen sich die Leistungen, aber manchmal auch nicht. In der Apotheke bin ich von der Ausbildung her Arzneimittelspezialist und habe auch ein medizinisches Hintergrundwissen. Aber die Diagnosen machen die Ärzte, und sie verschreiben aufgrund dessen auch die Medikamente. Ich schaue dann, zusammen mit dem Patienten und manchmal auch der Hauspflege, dass die Medikamente richtig angewendet werden.

Die allermeisten Arzthelferinnen sind ja nett und recht kompetent. Ausnahmen gibt es natürlich immer, zum Beispiel solche, bei denen man das Gefühl hat, sie wollen «ihren» Arzt vor Störungen jeglicher Arzt schützen. An denen muss man dann erst mal vorbei. Ich nenne diesen Typus den Vorzimmerdrachen. Was diese Arzthelferin oft nicht versteht, ist, dass wir nicht aus Spaß anrufen, sondern weil wir ein Problem haben, das nur der Arzt selber lösen kann. So wie dieses:

Auf dem Rezept der Kundin steht die Dosierung:

1 Tablette täglich, 1/2 Tbl 1 × tgl. Huh?

Ich frage die Kundin: «Was hat der Arzt Ihnen zur Dosierung gesagt?»

«Ich erinnere mich nicht.» Und auch die Packungsbeilage hilft hier nicht weiter, da es bei dem Medikament verschiedene Arten der Anwendung gibt. Also ist es Zeit, den Arzt anzurufen. Ich gebe der Arzthelferin die Daten der Patientin, sie sucht das Dossier mit der Rezeptkopie heraus und sagt:

«Da steht ‹Eine Tablette täglich, eine halbe Tablette einmal täglich›.» Okay, das klärt natürlich alles. Nein ehrlich, lesen kann ich.

«Ja, das steht so auf dem Rezept. Also: *welches* von beidem?»

«Eine Tablette täglich, eine halbe Tablette einmal täglich.» Es folgt anhaltende Stille, irgendwie erwarte ich fast Grillenzirpen, aber ich unterbreche die Ruhe nicht. Vielleicht kommt es ja doch noch an … «Der Arzt meint wohl eine halbe Tablette täglich, denke ich», sagt sie dann.

«Denken oder wissen?»

«Ich bin ziemlich sicher, das heißt es.»

«*Ich* will nicht raten, aber wenn *Sie* raten wollen, okay. Wie heißen Sie noch mal? Nur für unsere Unterlagen …»

Der Vorzimmerdrache grummelt nur noch ein «wieistihrenummerichrufezurück» und legt auf. Na also. Geht doch.

Vorausschickend: Ich habe absolut nichts gegen Generika und empfehle sie wo möglich auch aktiv. Aber es gibt Situationen, wo Generika aus medizinischen Gründen nicht angebracht sind. Oder manchmal auch bei älteren Leuten, die nach einem Wechsel nicht mehr zurechtkommen.

Zum Beispiel haben wir einen Arzt, Dr. Stoffel, der leider versucht Machtspielchen zu spielen, was eher nervig ist als wirklich beeinträchtigend. Dr. Stoffel hat einen Patienten, Herrn Rupp, der auch zu uns kommt. Herr Rupp ist schon älter und langsamer und bekommt seit Jahren dieselben Medikamente, darunter auch Plavix, ein Blutverdünner. Seit das Generikum Clopidogrel vor ein paar Monaten herausgekommen ist, habe ich Herrn Rupp mehrmals darauf hingewiesen, aber er will nicht wechseln.

Für die deutschen Leser muss ich hier etwas ausholen. Rabattverträge gibt es bei uns nicht. Also bei uns entscheidet nicht die Krankenkasse, welches Generikum der Patient bekommt. Bei uns entscheidet faktisch noch der Patient selber – mit unserer Unterstützung. Natürlich verschreiben die Ärzte Generika oder idealerweise den Wirkstoff. Und wir in der Apotheke haben auch die Möglichkeit, Originale selbständig – zusammen mit dem Patienten – durch ein Generikum zu ersetzen. Oder auch Generika untereinander. Das hat zumindest den Vorteil, dass ein Patient im Idealfall immer dasselbe Generikum bekommt und nicht durch ständige Wechsel im Namen und im Aussehen der Tabletten oder Kapseln verwirrt wird.

Außerdem suchen wir die Generika nicht nur mit dem Augenmerk auf möglichst billig aus, sondern auch anhand von Kriterien wie: möglichst nahe am Original, zuverlässige Firma, gute Einnehmbarkeit, breite Palette der Anwendungsformen oder Dosierungen. Die Politik unterstützt uns hier mit der Preisbildung und indem es für teurere Medikamente, wo es Generika gäbe, einen selbst zu bezahlenden Anteil von 20 Prozent statt den üblichen 10 Prozent veranschlagt.

Zurück zu Herrn Rupp mit dem Plavix. Offenbar hat es auch Dr. Stoffel selber schon versucht, ihn auf das Generikum einzustimmen. Und im Januar hat er es ihm auch so aufs Rezept aufgeschrieben: *Clopidogrel.*

Ich habe dem Patienten damals die Packung Clopidogrel gegeben und ihm, als er fragte, was das Neues sei, erklärt: «Das ist das Generikum vom Plavix, das Sie schon haben – nichts Neues. Es sieht nur etwas anders aus.»

Was soll ich sagen? Er weigerte sich, das zu nehmen.

«Lieber zahle ich die 20 Prozent, das ist mir egal. Das andere nehme ich nicht! Ich bin die Plavix gewohnt – und *nur die* will ich!»

Nun haben wir die Situation, dass er entweder die Original-Plavix nimmt oder gar keine. Und das wäre gerade bei dem Blutverdünner seeehr schlecht. Ich habe ihm dann seine Plavix gegeben.

Nun kam Herr Rupp Anfang April wieder, als Dr. Stoffel gerade in den Ferien war, und wir haben ihm für seine benötigten Dauer-Medikamente einen Vorbezug gemacht. Ja, auch wieder für die Plavix.

Und *was* schreibt der Dr. Stoffel auf den Vorbezug, den wir ihm gefaxt haben?

Diesen Vorbezug unterschreibe ich nicht! Ich habe Ihnen schon im Januar gesagt, er soll die Clopidogrel bekommen! Offenbar sind Sie nicht in der Lage, ihm das richtig abzugeben!

Oh. Wie. Nett. In einem anderen Land wäre ich jetzt angeschmissen und trüge einen finanziellen Schaden. Aber hier und jetzt beeindruckt mich das mäßig. Das Gesetz erlaubt mir in der Schweiz nämlich, in begründeten Ausnahmefällen eine Packung von maximal der gleichen Größe wie schon auf Rezept einmal zu wiederholen. Es ist ja nicht so, als wären die Medikamente hier nicht angebracht und wirklich gebraucht, also gibt das auch keine Probleme mit der Krankenkasse.

Ich freue mich schon auf das nächste Rezept für den Kunden mit Clopidogrel drauf … Ich habe in seinem Computerdossier eine Notiz gemacht, in dem Fall sofort Dr. Stoffel anzurufen und den Kunden das gleich selbst mit ihm ausdiskutieren zu lassen.

Ein paar Monate später: Auf dem neuen vom Dr. Stoffel für Herrn Rupp frisch ausgestellten Rezept steht wieder Plavix. Ich sag ja, der Patient ist stur!

Eine Frau kommt in die Apotheke mit dem Ärzteausweis eines Freundes, der im Moment krank bei ihr zu Hause liegt. Der Arzt hat ihr einen Zettel mitgegeben mit zwei Medikamenten, die sie ihm besorgen soll. Einen Moment habe ich sie wohl etwas seltsam angeschaut und (wie misstrauisch ich bin) ein Schlaf- und Beruhigungsmittel oder so etwas erwartet. Aber nein. Auf dem Zettel steht: *Spasmo cibalgin Supp und Torecan supp.* Ah ja. Oder besser: Ah, schlecht. Denn beides gibt es nicht mehr. Die Spasmo cibalgin seit etwa sieben Jahren, die Torecan-Zäpfchen seit einem Jahr.

Ich könnte sie durch Medikamente mit ähnlicher Wirkung ersetzen. Ich könnte aber auch fragen, ob er beim Torecan die Tabletten will, die gibt es noch, oder vielleicht statt der Buscopan die Paspertin-Zäpfchen. Es gibt also Ausweichmöglichkeiten.

Ich frage erst mal die Frau, die vor mir steht, aber die ist damit voll überfordert. Sie selber hat keinen medizinischen Hintergrund und kann mir auch nicht sagen, warum genau ihr Freund das braucht. «Es geht ihm nicht sehr gut» ist alles, was ich aus ihr herausbekomme.

Die Frau gibt mir ihre Telefonnummer. Ihr Mann nimmt ab. Als ich ihn frage, ob ich den Arzt wohl kurz ans Telefon bekommen kann, versucht er es, aber die andauernden, lauten Kotzgeräusche im Hintergrund zeigen mir deutlich, dass er nicht zu sprechen ist. Ich gebe der Frau dann den von mir selbst ausgesuchten Ersatz mit. Auch wenn die beiden Sachen nicht rezeptpflichtig sind, helfen sollten sie trotzdem. Dass der Arzt nicht wusste, dass es die Medikamente nicht mehr gibt, wundert mich allerdings. Doch im weiteren Gespräch mit der Frau erfahre ich: Er ist Arzt, aber mit der Fachrichtung Psychiater. Und als solcher hat er nicht so viel mit den körperlichen Sachen zu tun.

Ich hoffe, die Medikamente haben ihm dann geholfen – gehört habe ich auf jeden Fall nichts mehr.

Ärzte sind unsere Kollegen. Wir müssen uns zusammen um die Gesundheit und die richtige Anwendung von Medikamenten bei Patienten kümmern. Und das tun wir. Aber es gibt da «diese» Tage. Nein, ich meine nicht Freitag den 13. Nein, auch nicht, weil ich die «Tage» hätte. Es sind die Tage, an denen ich frühmorgens in die Apotheke komme und diverse Rezepte und Zettel auf meinem Schreibtisch vorfinde.

Rezept 1: Arzt hat eine ungewöhnliche Dosierung aufgeschrieben, bitte nachfragen, ob das so sein soll.

Rezept 2: Bitte Tel. mit Dr. Sowieso, ob anstelle des Feigensirup eine Paraffin-Emulsion abgegeben werden kann, da dies dann auf Rezept / über Krankenkasse gehen könnte. Frau Müller-Schulze hat nicht viel Geld und möchte nichts, das sie gleich selbst zahlen muss.

Rezept 3: Frau Roth hatte bisher immer Dauerrezepte für ihre Antiepileptika – dies hier ist keines. Bitte Arzt anrufen, ob man da eines draus machen kann.

Rezept 4: 2. Medikament auf Rezept ist unleserlich, und Kunde weiß auch nicht, was es sein soll. Bitte mit Arzt abklären.

Und **Rezept 5:** Frau Donner hat immer Seroquel, aufgeschrieben wurde Sertalin – soll das wirklich so sein? Sie weiß nichts von einem Wechsel.

Na, dann hänge ich mich jetzt erst mal ans Telefon.

PS: Falls es interessiert, hier die Antworten:
1: Ja, bis zur nächsten Kontrolle.

2: Geht in Ordnung, sie können was aussuchen.

3: Ja, habe ich vergessen draufzuschreiben.

4: Tyroqualin. Das sind Halsschmerztabletten

5: Hoppla, da habe ich mich verschrieben. Es soll das Seroquel sein, wie bisher.

Ist es nicht gut, dass sich immer noch jemand das Rezept ansieht? Obwohl ich wirklich nicht gerne ständig beim Arzt anrufe, gibt es Tage, da ist es einfach unvermeidbar. Dafür hat man am Abend das befriedigende Gefühl: «Heute hat es meine Arbeit wirklich gebraucht» – und das ist doch auch schön, oder?

Mir ist bewusst, dass Ärzte sehr beschäftigt sind und es gelegentlich an Zeit fehlt, einen Patienten richtig anzusehen, aber die Ärztin hier war ein wirkliches Negativ-Beispiel.
Folgende Situation: Ein älterer Mann kommt in die Apotheke. Er ist auf Besuch hier in der Schweiz, und seine Dauer-Medikamente gehen zur Neige. Das ist blöd (und dem ließe sich vorbeugen, indem man genug mitnimmt), aber immerhin steht er nicht da und meint: «Ich brauche die Tabletten gegen meinen Blutdruck. Ich weiß aber nicht, wie sie heißen. Sie sind klein und weiß.» Da habe ich keine Chance.
Der Patient ist etwas besser vorbereitet: Er zeigt mir ein Döschen, auf dem der Name des Medikaments steht und wie man es einnimmt. Eine kurze Computerrecherche zeigt, dass es ein Mittel gegen Blutdruck ist und es kein Medikament mit diesem Inhaltsstoff in der Schweiz gibt.
Weil ich ihm nicht einfach in Eigenregie irgendetwas anderes geben kann, das wäre ein Therapiewechsel, muss ich ihn zu einem Arzt schicken. Da er ja keinen Hausarzt hat und es schwierig ist, schnell einen Termin zu bekommen, muss er halt in die Notaufnahme. Ich erkläre ihm alles und wie er zum Krankenhaus kommt.

Eine Stunde später ist er wieder da. Mit einem Rezept.

«Oh», denke ich. «Das ging ja schnell.»

Auf dem Rezept steht der Inhaltsstoff seines Medikaments und darunter «aut idem». Stempel, Unterschrift der Ärztin. Fertig. WAAAS?!? Die faule Zwetschge von Ärztin hat also bloß das, was auf seiner Schachtel stand, abgeschrieben und daruntergesetzt «oder Gleichwertiges».

Auf Deutsch: Gib ihm das oder ein Generikum davon. *Wenn es das gäbe, hätte ich das wohl gemacht – ohne ihn zum Arzt zu schicken!* Echt. Sie hat sich nicht mal die Mühe gemacht, nachzuschauen, was das ist. Wahrscheinlich weiß sie nicht einmal für was das ist (auch ich kannte den Wirkstoff noch nicht). Und angeschaut hat sie ihn wohl auch kaum.

Okay. Hilft nix. Anruf in der Notaufnahme (und ihr wisst schon, wie gern ich mit dem Krankenhaus telefoniere):

«Ich brauche die Ärztin, die das Rezept ausgestellt hat!»

«Sie ist im Moment beschäftigt.»

Die Pharmama denkt: Überraschung. Und ich etwa nicht? «Es ist wichtig.» Ich erkläre der Krankenschwester, warum: «Der Mann braucht ein anderes Medikament, einen Therapiewechsel.»

«Okay, sie ruft in 15 Minuten zurück.»

Weil ich mir schon denken kann, was als Nächstes kommt, gehe ich noch mal selbst über die Bücher. Dass sein Medikament gegen Bluthochdruck ist, wusste ich schon. Es ist ein Diuretikum, genauer gesagt ein Thiazid-Diuretikum. Thiazid-Diuretika werden in der Schweiz hauptsächlich in Kombinationspräparaten eingesetzt, nur ganz wenige als Mono-Medikation. Ich suche mir eines davon heraus und auch die Norm-Dosierung.

Die Ärztin ruft nach etwa einer halben Stunde tatsächlich zurück. Das heißt, sie lässt zurückrufen, es ist nämlich wieder die Stationsschwester:

«Sie lässt ausrichten, dass die Apothekerin einfach *irgendetwas Ähnliches* nehmen soll. Falls die Apothekerin ein Problem hat, kann sie noch mal anrufen.»

Genau das habe ich erwartet. «Okay, nicht nötig. Ich habe schon eines herausgesucht, aber ich möchte, dass der Ärztin ganz klar ist, dass es ein anderer Wirkstoff ist. Fragen Sie sie, ob es in der Dosierung eine Tablette täglich für den Patienten geht.»

Die Ärztin steht offenbar neben dem Telefon und lässt ausrichten: «Das ist okay.»

So kommt der Patient also endlich doch noch zu seinem Medikament. Auf dem Rezept (und im Computer) steht aber auch ganz deutlich: «Nach telefonischer Absprache mit der verschreibenden Ärztin – Dr. Faule-Zwetschge».

Dass ich die ganze Arbeit gemacht habe und nicht die Ärztin, lassen wir mal beiseite.

PS: Falls Sie die beschriebene Ärztin sind oder sich sonst wie angesprochen fühlen durch diesen Beitrag: Die Chance, dass es sich wirklich um Sie handelt, ist klein, weil ich die Beiträge anonymisiere. Und falls Sie es tatsächlich sind: Das war keine Glanzleistung! Ein bisschen Einfühlungsvermögen und Einsatz für den Patienten ist auch bei einer so vergleichsweise einfachen und unspektakulären Sache nötig.

Im gleichen Sinn: Manchmal schreiben die Ärzte etwas auf, das es nicht mehr gibt. Freundlicherweise rufen wir dann den Arzt an, meist mit einer Empfehlung für ein Ersatzprodukt. Wenn wir Zeit haben und der Arzt ist zum Beispiel nicht da, faxen wir die Info auch manchmal, dann kann er sagen, ob er das so will oder nicht.

Das ist bei den meisten Ärzten kein Problem, sie sind auch ganz froh um den Service, aber einer hat mal groß auf das Fax geschrieben:

NEIN!!! und als Erklärung darunter: *Pharmazeuten sollten keine Medizin praktizieren …*

Was mache ich denn den ganzen Tag? Lieber Arzt, versuche doch bitte im Hinterkopf zu behalten, dass Medizin ein Teamsport ist. Wenn du Apotheker (oder andere Ärzte oder Krankenschwestern oder was immer) als Gegner ansiehst, ist die einzige Person, die dabei verlieren kann, der Patient.

So wie im Fall von Herrn Zwiebelschale. Ich könnte das Medikament natürlich einfach nur abgeben, und dann wäre die Sache für mich erledigt. Aber irgendwie habe ich ein schlechtes Gefühl dabei. Es handelt sich um ein Rezept vom Hausarzt für Ramipril 2.5 mg in der Dosierung eine Tablette morgens.

Das für sich ist so alles in Ordnung. Mein Problem damit ist, dass wir für Herrn Zwiebelschale schon seit langem das Dosett (ein Wochendispenser) eingerichtet haben, unter anderem auch für *Co*-Ramipril. Laut unserem Patientendossier hat man da wegen eines Wechsels in der Dosierung vor ein paar Wochen erst den verschreibenden Krankenhausarzt angerufen, der die Dosis so bestätigt hat.

Herr Zwiebelschale selbst scheint wirklich wenig Ahnung davon zu haben, was er nimmt und wie oft. Jedenfalls sagt er jetzt: «Ich brauche den Rest nicht mehr, nur das hier.»

Hmmm. Kein Co-Ramipril mehr, kein Concor und auch kein Sortis? Wir steigen also von zwei Blutdruckmedikamenten – eines davon ein Kombipräparat – auf ein einziges um, das auch noch viel niedriger dosiert ist? Und auf die Cholesterinsenkung, wahrscheinlich zur Herzinfarktprophylaxe, verzichten wir ganz? Ziemlich unwahrscheinlich.

Ich bin absolut dafür, nur so viele Medikamente wie nötig zu verschreiben. Wenn eine Vereinfachung, zum Beispiel durch ein Kombipräparat, möglich ist: super! Aber hier? Hmmm.

Also telefoniere ich mit dem Hausarzt, der meint: «Herr Zwiebelschale hat mir das so angegeben. Wenn er normalerweise aber etwas anderes bekommt, geben Sie ihm halt das.»

«Ja, aber wir richten normalerweise ein Dosett für ihn ein, mit Co-Ramipril, Concor und Sortis. Verschrieben wurde ihm das vom Krankenhaus, und die Dosierung, die Sie hier auf dem Rezept haben, ist auch nicht korrekt. Normal hat er nicht nur eine morgens, sondern morgens und abends eine Co-Ramipril. und ...»

«Ah, okay, dann machen Sie ihm doch weiter das Dosett mit den Dosierungen wie bisher. Und geben Sie ihm doch einen Zettel mit, wo draufsteht, was er nimmt und in welcher Dosierung. Sagen Sie ihm, *ich* habe gesagt, er soll das so nehmen – zu mir hat er Vertrauen.»

Ja, klar. Das ist wichtig. Noch wichtiger wäre es aber, wenn man alle Info einholt, bevor man ein Rezept ausstellt. Sich nur auf das Wort des Patienten zu verlassen statt auf Testergebnisse und Medikamentenpläne von anderen Ärzten, ist nicht immer ideal.

Aber zurück zum Patienten. Ich überbringe Herrn Zwiebelschale die «frohe» Nachricht.

«Aber ich muss in die Ferien», sagt er, «könnten Sie mir nicht die Packungen ganz mitgeben?»

«Ah ...» Nach meinen Erfahrungen bin ich bei so was immer misstrauisch. «Wie lange gehen Sie denn?»

«Drei Wochen.»

«Gut, dann bringen Sie mir Ihr Dosett, und ich richte Ihnen noch zwei weitere ein, damit es für den ganzen Urlaub reicht. Ihr Arzt hat gesagt, er möchte, dass Sie die Medikamente unbedingt so weiternehmen wie gehabt.»

Und so machen wir es dann. So bin ich zumindest *einigermaßen* sicher, dass er die Medikamente richtig nimmt.

Bei Dauermedikation sind wir dazu angehalten nachzufragen, wie es den Patienten damit geht, ob es irgendwelche Probleme mit der Einnahme oder irgendwelche Nebenwirkungen gibt.

So ist meine letzte Frage an den Kunden, der eben Simvastatin – das er schon länger hat – auf neuem Rezept bezogen hat: «Kommen Sie mit Ihren Medikamenten gut zurecht?»

«Ja, aber wenn ich mein Simvastatin nehme, bekomme ich immer diese Muskelschmerzen.» Uh, oh! Da geht bei mir ein Alarmlicht an.

«Haben Sie das auch dem Arzt gesagt, bei dem Sie eben waren?»

«Nein, nein, ich wollte ihn nicht damit belästigen.»

Liebe Kunden, das sind Dinge, die der Arzt auch wissen muss. Auch bei längerem Gebrauch eines Medikaments können noch Nebenwirkungen auftreten, und der Arzt sollte das erfahren. Das ist nicht Belästigung, dabei geht es um Ihre Therapie!

Simvastatin ist ein Cholesterinsenker, der als seltene Nebenwirkung Rhabdomyolyse und Myopathien verursachen kann. Das bedeutet, der Muskel fängt an sich aufzulösen, was dann eventuell zur Verstopfung der Nieren führt. Äußern tut sich das eben durch Muskelschmerzen. Und das sollte man sofort melden und das Medikament in Absprache mit dem Arzt absetzen. Wir finden dann ein anderes für sie.

Es gibt gute Ärzte und weniger gute Ärzte. Ich weiß, dass es in Deutschland Apothekern verboten ist, Ärzte zu empfehlen. Und offensichtlich umgekehrt auch, es sei denn, der Patient fragt den Arzt danach. In der Schweiz kenne ich kein solches Verbot, und wenn ich gefragt werde, dann gebe ich gelegentlich auch Empfehlungen. Zumindest die Ärzte in der Umgebung kenne ich etwas, von den Rezepten, die sie verordnen, aus Gesprächen mit

Patienten und einige, weil ich schon einmal vorbeigegangen bin, um mich vorzustellen. So weiß ich, welche noch Patienten annehmen, bei welchen ich Vorbezüge machen kann und bei welchen nicht (jedenfalls nicht, ohne vorher anzurufen). Und manchmal bekomme ich auch Einblicke in die Art, wie sie arbeiten. Und das merke ich mir natürlich.

Wenn mir der Patient mit Asthma erzählt, dass sein Lungenarzt ihn seit Jahren nicht mehr abgehört hat und praktisch nur das aktuelle Rezept in die Hand drückt und aus der Praxis schickt, oder der Hautarzt keinen Blick für die Haut rund um das aktuelle Problem übrig hat, dann speichere ich das. Mehrere solche Berichte, die ich oft ungefragt bekomme, geben ein Bild. Und wenn das Bild nicht gut aussieht, dann empfehle ich diesen Arzt bei Nachfragen auch nicht. Ich mache ihn nicht öffentlich schlecht, aber ich schicke sicher niemanden zu ihm.

Ein Musterbeispiel eines solchen Arztes:
Die Kundin ist neu bei uns und holt ihre Medikamente gegen hohen Blutdruck. Sie weiß, wie sie sie einnehmen muss, sie hat sie schon lange. Im Verlauf des Gesprächs kommen wir auf ihre Schlafprobleme.
«Ich schlafe sehr schlecht. Ich muss nachts oft husten, das fängt meist beim Hinlegen schon an.»
«Sie husten beim Abliegen? Immer?»
«Immer.» Ahhhh … Ich riskiere einen unauffälligen Blick auf das Medikament, das ich gerade abgegeben habe, Enalapril. Das ist doch ein ACE-Hemmer? Und die bekannteste Nebenwirkung von denen ist genau das: Husten. Die Frau hustet praktisch, seit sie das Blutdruckmedikament nimmt. Seit vielen Monaten. Dem Arzt hat sie das auch schon gemeldet, aber außer dass er ihr ein Schlafmittel empfohlen hat, das sie nicht nehmen will, hat er noch nichts gemacht.

Na gut, vielleicht weiß er auch nichts von dem Zusammenhang. Ich denke, ich rufe ihn mal an:

«Hallo, Herr Doktor, es geht um Frau Acer. Sie war eben mit einem Rezept hier für ihr Blutdruckmedikament Enalapril. Sie hat ganz offensichtlich Husten von dem Medikament und kann darum nicht schlafen. Könnten Sie ihr deshalb nicht ein anderes verschreiben?»

«Warum denn? Das Mittel funktioniert doch wunderbar.»

«Ja, aber es macht ihr Husten, und sie kann seit langem nicht mehr richtig schlafen …»

Der Arzt wiegelt ab: «Nein, nein, der geht's gut. Es ist bei ihr enorm schwierig, neue Medikamente einzustellen, und wegen dem bisschen Husten …»

Grrrr. Am Schluss habe ich selbst der Kundin ein paar Alternativen aufgeschrieben und der Arzt ließ sich von ihr endlich überzeugen, etwas anderes zu probieren.

Wir mussten noch einmal die Medikation wechseln, diesmal wegen Hautproblemen. Aber inzwischen haben wir etwas, das den Blutdruck ausreichend senkt und ihr keine derartigen Nebenwirkungen macht.

Ach ja, leidiges Thema Generika. Wie schon erwähnt, dürfen wir Apotheker in der Schweiz eigenständig Generika austauschen. Das bedeutet: Der Arzt schreibt ein Medikament auf (Original oder Generikum), und ich darf in Absprache mit dem Patienten ein geeignetes Generikum aussuchen und abgeben. Damit der Arzt aber weiß, dass das von ihm aufgeschriebene Medikament ersetzt wurde, muss ich ihm diese Substitution anschließend melden. In der Praxis passieren diese Meldungen gesammelt einmal pro Woche durch unsere Abrechnungsstelle.

Ein solcher Brief sieht dann so aus:

Substitution von Generika vom xx. x. xx bis xx. x. xx

Sehr geehrter Herr Doktor,

gemäß Artikel 52a des KVG informieren wir Sie hiermit über die Substitution von Generika, die infolge Ihrer Verschreibungen durchgeführt wurden. Sie finden nachstehend eine Liste der betreffenden Patienten sowie genauere Angaben zur Substitution. Sofern Sie Fragen haben, bitten wir Sie mit der betreffenden Apotheke Kontakt aufzunehmen.

Name des Patienten / Geburtsdatum / Apotheke / Datum der Substitution / Original / Generikum

Es gibt verschiedene Gründe dafür, ein Medikament durch ein anderes auszutauschen. Der Preis ist einer davon. Generika sind günstiger, aber auch bei den Generika selber gibt es Preisunterschiede. Ich habe nicht alle Generika von einem Medikament an Lager, das ist unmöglich. Ich habe auch nicht mehr alle Originalmedikamente an Lager. Die Auswahl, die ich habe, ergibt sich aus Nachfrage, Verfügbarkeit, Preis (Einkauf und Verkauf) und «weicheren Aspekten» wie Einnehmbarkeit etc.

Der Arzt schrieb damals ein Antibiotikum auf: *Supracyclin 100 mg 10 Tabletten.*

Das ist schon ein Generikum. Erfreulich, denn immer noch schreiben eine Menge Ärzte das Original auf. Abgegeben habe ich Doxycyclin X 100 mg 10 Tabletten. Denn das ist das, was ich da hatte. Die Wirkung ist die gleiche, und es ist ein Euro günstiger als das aufgeschriebene und drei Euro günstiger als das Original. Darauf schickt mir der Arzt ein Fax: *Lieber Herr Pharmama, lohnt sich dieser Aufwand für 1 Euro? MfG*

Mal abgesehen, dass ich es amüsant finde, dass er mich automatisch für einen Mann hält: Sollte ich ihm zurückschreiben? *Was* sollte ich ihm schreiben? «Es wäre aufwändiger gewesen, das andere Medikament zu bestellen»? «Wenn Sie keine Nachricht wollen wegen einer Substitution, könnten Sie auch einfach den Wirkstoff aufschreiben statt eines Markennamens»? Oder wäre das frech? Ich habe es dann gelassen. Wahrscheinlich hatte er nur einen schlechten Tag und genug von dem ganzen Bürokram – zu dem die Ärzte genau wie wir gezwungen sind.

Es gibt Medikamente, die sollte man nicht zusammen nehmen. Nie. Ein typisches Beispiel dafür ist Viagra und Nitroglycerin, das man nimmt, wenn man einen Angina-Pectoris-Anfall hat. Herzprobleme und Viagra sind schon nicht gut und die Kombination von Nitroglyzerin und Sildenafil noch viel schlechter. Tatsächlich könnten sie bei Viagra gleich auf die Packung schreiben: *Wechselwirkung mit Nitroglycerin: kann zu plötzlichem Tod führen.*

Was jetzt, wenn der Arzt beides für den Patienten aufschreibt? Was, wenn man sowohl Arzt als auch Patient auf die Wechselwirkung aufmerksam gemacht hat und davon abgeraten hat, das zusammen zu nehmen? Und sie beide nicht auf die Warnung hören? Und wenn der Patient dann stirbt? Wer ist schuld?

Ich habe beschlossen, dass ich es nicht bin, und mich geweigert, das Medikament abzugeben. Ehrlich, es ist nicht so, als ob ich das nicht verkaufen will. Aber mein Gewissen ist in dem Fall einfach größer.

Irgendeine Kollegin hat mir mal gesagt: «Der Unterschied zwischen einem Arzt und einem Apotheker ist, dass der Arzt die Totenscheine *selber* ausstellen kann.»

Misskommunikation oder:
Was passieren kann, wenn man nicht
zusammenarbeitet

Eine Frau mittleren Alters kommt in die Apotheke mit einem Rezept, auf dem steht:

Angela Sinusitis
Pulmicort Respules 0.5 mg
Dr. Nose

Als Apothekerin bin ich dafür verantwortlich, zu überprüfen, dass das Medikament stimmt und die Anwendung korrekt ist. Verschiedene Apotheker praktizieren auch unterschiedlich, und manche sind da nachlässiger als andere. Ich gehöre eher zu der sehr korrekten Sorte, und ich versuche mir in allem, was ich mache, Mühe zu geben. Manchmal bedeutet das, bei Unsicherheiten lieber nachzufragen, als etwas einfach abzugeben.

Mit diesem Rezept sind ein paar Sachen nicht korrekt. Erst mal vom Rechtlichen her: Das Ausstellungsdatum fehlt, der Stempel fehlt (gut, es geht auch ohne, eine Unterschrift ist drauf), der Patient ist nicht wirklich gut identifizierbar, zum Beispiel fehlt das Geburtsdatum. Das alles ist kein unüberwindbares Problem. Ich sehe das öfter von eher faulen Ärzten, deren Zeit offenbar zu wertvoll ist, um ein Rezept komplett auszustellen. Der nächste Patient wartet, ich verstehe schon. Aber weil er es eben nicht richtig aufgeschrieben hat, wie die Patientin das anwendet, muss ich sie selber fragen:

«Für was hat der Arzt Ihnen das aufgeschrieben?»
«Ich denke, ich habe eine chronische Nebenhöhleninfektion. Nasonex hat nicht funktioniert, also will er, dass ich das hier probiere.»

«Hat er Ihnen auch gesagt, wie Sie es anwenden?»

«Nein, er hat mir nicht wirklich etwas gesagt. Es ist auch für die Nase, denke ich.»

«Müssen Sie es inhalieren? Haben Sie ein Inhalationsgerät zu Hause?»

Im Normalfall wird das Mittel nämlich inhaliert und zur Behandlung von Asthma verwendet.

«Nein, habe ich nicht. Er hat auch nichts davon gesagt, nur dass es für die Nase sei.»

«Für die Nase? Wie genau hat er gesagt, sollen Sie es anwenden?»

«Ich bin nicht sicher …»

Ich denke nach. Wenn sie es nicht inhaliert und es nicht gegen Asthma ist, ist das ein «Off-Label-Use», also eine Anwendung, die nicht in der Packungsbeilage beschrieben ist. Das muss ich abklären. Eigentlich müsste der Arzt die Patientin auch darauf aufmerksam machen, denn es kann zum Beispiel sein, dass die Krankenkasse das dann nicht mehr übernimmt. Und dann muss sie natürlich genau wissen, wie sie das anwenden soll.

«Weil das etwas ist, das Sie noch nicht hatten und die Anwendung nicht ganz klar ist, will ich das erst mit dem Arzt abklären.»

«Okay, ich komme dann später wieder. Ich muss noch ein paar Dinge besorgen.»

Ich telefoniere mit der Praxis. Die Arzthelferin teilt mir reichlich unfreundlich mit, dass der Arzt sehr beschäftigt ist. Wenn ich etwas von ihm bräuchte, solle ich ihm mein Problem faxen, sie lege das Fax dann auf seinen Tisch. Nun gut. Dann machen wir das. Ist ja nicht so, als ob ich hier anderes zu tun hätte …

Nach ein paar Minuten ruft sie zurück. Erfreulich schnell.

«Dr. Nose sagt, Sie sollen das Rezept einfach ausführen, und die Patientin soll selber in der Praxis anrufen, um zu erfahren, wie Sie es anwenden soll.»

«Ich kann das Rezept so nicht ausführen. Ich brauche noch ein paar Angaben vor der Abgabe. Offensichtlich handelt es sich um einen Off-Label-Use und …»

«Sie wollen es nicht ausführen?»

«Sobald ich die Anwendungsanweisung vom Arzt habe, schon.»

«Dann sagen Sie der Patientin, sie soll in die Praxis kommen.»

Und hängt auf.

Ich rufe die Patientin an und erkläre ihr die Situation. Sie ist etwas verärgert, was ich gut verstehen kann. Kurz darauf klingelt unser Telefon. Donna hält mir den Hörer hin: «Es ist die Praxis von Dr. Nose!» Entzückend.

Die Arzthelferin erklärt in einem geschäftlich-nüchternen Ton: «Moment, ich verbinde Sie mit Dr. Nose.»

«Danke.»

«Ich rufe an wegen der Patientin Sinusitis.»

«Ja, ich hatte gehofft, Sie könnten mir sagen, wie sie es anwenden muss. Sie selber weiß es nicht genau, und ich möchte es nicht abgeben, ohne dass das geklärt ist.»

«Ich habe das der Patientin bereits mehrmals erklärt!», poltert er verärgert. «Sie sagte mir auch vorhin, dass Sie das Rezept nicht ausführen möchten, obwohl sie Ihnen gesagt hat, wie sie es anwenden muss!»

«Ich habe kein Problem damit, ein Rezept auszuführen und anzuschreiben ‹Nach Anweisung des Arztes anwenden.› Aber da die Patientin mir nicht sagen konnte, wie diese Anweisung lautete – und Ihre Arzthelferin auch nicht –, fühle ich mich dabei einfach nicht wohl. Besonders weil das Rezept nicht gerade der Norm entspricht und es sich um eine Off-Label-Anwendung handelt.» Nur damit das mal gesagt ist.

«Wenn sie eine einfache Instruktion wie, dass man die eine Hälfte der Ampulle in ein Nasenloch und die andere Hälfte ins andere

Nasenloch geben soll, nicht behalten kann, wenn ich ihr das sage, dann sollte sie besser ein Familienmitglied mit zum Arzttermin nehmen!»

«Wenn die Anweisung so einfach ist, warum konnten Sie das dann nicht gleich aufs Rezept schreiben, dann hätten wir dieses ganze Theater hier auch nicht?» Kurze Pause.

«Sagen Sie der Patientin, sie soll zu mir kommen.»

Ich hänge auf und rufe die Patientin an:

«Ich hatte gerade ein interessantes Telefonat mit Ihrem Arzt. Er sagte, er möchte Sie sehen, um Ihnen die Anwendung noch mal zu erklären, und dass Sie jemanden mitnehmen sollen, der mit zuhört.»

«Was? Das ist ja beleidigend! Wenn Dr. Nose nicht reden würde wie ein Schnellzug, würde ich auch verstehen, was er sagt!»

«Okay, aber weshalb haben Sie der Arzthelferin gesagt, ich würde mich weigern das Rezept auszuführen, obwohl Sie mir selber nicht sagen konnten, wie man das Mittel anwendet, als ich Sie gefragt habe?»

«Vergessen Sie, was ich gesagt habe. Jetzt, da Sie es erwähnen: Ich glaube, er hat etwas gesagt von einer halben Ampulle pro Nasenloch.»

«Ich werde das Rezept also mit dieser Dosierungsanweisung ausführen. Wenn Sie noch weitere Probleme haben mit der Praxis, dann bitte ich Sie, das mit denen selber auszumachen. Ich rufe den Arzt jetzt nicht mehr an.»

«Okay, dann komme ich das abholen.»

Bitte.

Der Hausbetreuungsdienst

Ich glaube, ich erwähnte bereits, dass man im Gesundheitssystem auf Teamarbeit angewiesen ist. Es sind ja auch verschiedenste «Player» daran beteiligt. Da hätten wir zuallererst einmal den Patienten. Dann den Arzt, der die Diagnose stellt. Dann die Apotheke, die die Medikamente bereitstellt, eventuell liefert, erklärt etc. Und manchmal auch den Hauspflegedienst. In der Schweiz ist das meist die Spitex. Manchmal kommt es zwischen den Parteien zu Spannungen.

An Weihnachten hatte ich welche mit der Spitex.

Die Spitex bestellt bei uns die Medikamente und Hilfsmittel, die der Patient braucht. Wir besorgen, falls noch nötig, das Rezept beim Arzt und liefern die Medikamente aus. Die Auslieferung geschieht entweder direkt an den Patienten oder gelegentlich auf Wunsch auch an die Spitex, die die Sachen dann zum Patienten mitnimmt.

Die Bestellung per Fax für Herrn Bammel, einem unserer Stammkunden, kam an einem späten Freitagnachmittag, genauer: dem 16. Dezember. Am Montag, den 19. Dezember, brachten wir die Sachen, darunter zwei große Packungen Inkontinenzeinlagen, wie auf dem Fax angegeben an die Spitex. Am Mittwoch ruft die Spitex an, wo die Medikamente bleiben. Da wir über alles Buch führen, sage ich mit Bestimmtheit: «Sie wurden am Montag ausgeliefert. Sie sollten bei Ihnen sein.»

«Ah, okay, dann muss ich wohl noch mal nachschauen.»

Am Donnerstag, den 22. Dezember, ruft Herr Bammel bei uns an Die Pharma-Assistentin erklärt ihm, dass die Spitex die Sachen hat und sie bringt. Am darauffolgenden Tag ruft Herr Bammel noch mal bei uns an:

«Wo bleiben meine Sachen? Ich brauche sie dringend, ich habe fast nichts mehr!»

«Die Spitex hat sie», versichere ich, «sie wurden am Montag an die Spitex ausgeliefert.»

«Die Spitex sagt, ihr habt sie.»

«Nein, tut mir leid. Wollen Sie, dass ich noch einmal bei der Spitex anrufe?»

«Nein, das mache ich selber.»

Ein paar Stunden später klingelt das Telefon, die Spitex:

«Wo bleiben die Sachen, die wir für Herrn Bammel bestellt haben?»

«Sie meinen *die*, die Sie letzte Woche bestellt haben und *die*, die wir Ihnen am Montag vorbeigebracht haben?»

«Wir haben nichts bekommen.»

«Moment.» Ich hole die Unterlagen. «Eine Frau Bader hat den Empfang bestätigt. Die arbeitet doch bei Ihnen?»

«Jaaa … die ist sogar jetzt hier. Warten Sie mal, ich frage sie.» Es folgt eine lange Pause. «Sind Sie noch dran? Wir haben die Sachen gefunden. Sie standen in einer Ecke.» Ich bin sicher, sie waren schwer zu finden. Es waren ja nur zwei große Säcke mit wirklich voluminösem Inkontinenzmaterial.

«Dann ist das jetzt okay, und Sie bringen die Medikamente? Herr Bammel braucht sie dringend», hake ich nach.

«Ja, machen wir.»

«Heute noch? Morgen ist Weihnachten.»

«Ja, sicher.»

Samstag, 24. Dezember. Weihnachten. Die Apotheke ist entsprechend gefüllt, wie immer vor Feiertagen. Das Telefon klingelt, ein verärgerter Herr Bammel in der Leitung:

«Wo bleiben meine Medikamente?»

Ich bin kurz vorm Explodieren: «Was soll das heißen? Die Spitex hat mir gestern versprochen, sie noch zu bringen!»

«Sie sind nicht gekommen. Jetzt haben sie geschlossen bis Dienstag. Meine Medikamente reichen nicht bis dann!»

Na toll. Ich habe dann notfallmäßig die Medikamente und das Inkontinenzmaterial zusammengesucht und einen unserer Mitarbeiter losgeschickt. Am 24. Dezember.

Die Spitex, die konnte ich in dem Moment … Grrrrr!

Frau Ennui. Vielleicht erinnert ihr euch noch an diese Kundin? Sie ist auf jeden Fall eine Stammkundin. Ob sie auch eine «gute» Kundin ist, darüber ließe sich diskutieren. Jedenfalls bekommt sie seit Kurzem Unterstützung von der Hauspflegehilfe.

Frau Ennui bestellt also morgens per Telefon ihre Erkältungsmedikamente. Während ich noch am Zusammensuchen bin, ruft sie noch mal an:

«Die Spitex kommt es abholen, aber lassen Sie sie nicht so lange warten wie letztes Mal!»

«Was war denn letztes Mal?», hake ich nach.

«Da hat es zehn Minuten gedauert, bis sie es gehabt hat!» Ich bin etwas verwundert, denn ich selber habe es ihr das letzte Mal gegeben.

«Vielleicht hatten wir den Laden gerade voll? Da dauert es halt einen Moment …»

«Nein, sie hat gesagt, sie mussten es hinten holen.»

«Schon möglich, denn da sind unsere Bestellungen. Aber im Normalfall dauert das nicht zehn Minuten …»

«Wissen Sie», sagt sie vorwurfsvoll, «das geht von meiner Zeit mit der Spitex ab, wenn das so lange dauert!»

Äh. Ja. Ich bitte mal um Entschuldigung (kann nicht schaden), aber irgendwie interessiert mich das jetzt doch. Jedenfalls frage ich die Frau von der Spitex, als sie kommt, was genau das letzte Mal denn so lange gedauert hat.

«Hat sie wirklich deswegen noch mal angerufen?»

«Ja.»

Die Frau von der Spitex verdreht die Augen und sagt: «Wissen Sie, die will, dass ich fliege. Ich soll für sie in die Apotheke, dann Einkaufen, Post, Wäsche abgeben und abholen, aber wenn ich nicht nach zehn Minuten wieder zurück bin, wird sie stinkig.»

«Dann war also kein Problem bei uns?»

«Nein, und *ich* habe das auch nicht gesagt ...»

In dem Moment läutet das Telefon. Sabine steht gerade neben uns und nimmt ab:

«Ist die Spitex jetzt bei Ihnen?», krächzt Frau Ennui.

«Ja, die Frau von der Spitex ist gerade hier», sagt Sabine und schaut zu uns herüber, was uns natürlich aufmerksam werden lässt.

«... Muss sie noch etwas mitnehmen?»

«Nein. Ich wollte es nur wissen.» Und legt auf.

Die Frau von der Spitex und ich sehen uns an und diesmal verdrehen wir beide die Augen.

Nein, die haben's auch nicht einfach.

Herr Notorius reicht mir sein Rezept mit den Worten: «Sie brauchen es nicht anzuschreiben, ich bin Krankenpfleger, und ich kenne mich mit Medikamenten aus!»

In der Tat. Ich habe ihn sogar schon ein paarmal gesehen, er arbeitet für die Spitex und macht auch Besorgungen für ein paar unserer Kunden. Auf dem Rezept vom Augenarzt steht nur ein Medikament, und zwar Protagent, das sind befeuchtende Augentropfen.

Ich gebe das Rezept im Computer ein und dem Kunden anschließend die Tropfen.

«Protagent?», stutzt Herr Notorius. «Aber sind die nicht zum Befeuchten der Augen?»

«Ja, das sind sogenannte künstliche Tränen.»

«Aber ich habe eine Augenreizung wegen einer Allergie! Weshalb schreibt mir der Arzt dann Protagent auf?»

«Das weiß ich auch nicht genau. Vielleicht ist er der Meinung, dass es in Ihrem Fall reicht, wenn Sie die Augen regelmäßig mit ein paar Tropfen davon spülen?»

«Das verstehe ich nicht. Ich habe ihm deutlich gesagt, dass es eine Allergie ist. Wieso schreibt er mir dann nichts gegen die Allergie auf?»

«Ich könnte anrufen und ihn fragen, ob ich etwas anderes abgeben darf.»

«Ich habe ihm wirklich das Richtige gesagt ...»

«Oder ich könnte Ihnen ein paar rezeptfreie Sachen gegen Allergien anbieten. Livostin oder Emadine kennen Sie sicher auch?»

«Nein, geben Sie mir das Protagent. Ich gehe gleich selbst noch einmal zum Arzt!»

Ja, ich denke, das ist die beste Idee, auch wenn er dann wieder warten muss ...

Warum fragt man nicht den Arzt, was er auf das Rezept schreibt? Ich meine, wenn man sich angeblich schon mit Medikamenten auskennt? Auf das Rezept hat er offenbar auch nicht geschaut – oder es nicht lesen können. Und warum bin *ich* dann schuld, wenn dann nicht draufsteht, was er gern gehabt hätte?

Notfälle sind offenbar etwas sehr Subjektives. Jedenfalls muss ich feststellen, dass die Vorstellungen davon, was ein Notfall ist und was nicht, sich sehr unterscheiden, wenn man mich fragt oder den Kunden.

Es ist abends, kurz vor Ladenschluss. Donna nimmt das Telefon ab. Ich stehe, da nicht viel läuft, daneben und höre, was Donna sagt. Von der anderen Seite bekomme ich nur mit, dass es offenbar eine Frau ist und dass im Hintergrund ein Kind brüllt.

Donna sagt: «Ja, das ist schon tragisch, dass der Sohn den Flaschentrinkaufsatz kaputt gebissen hat und sie jetzt keinen mehr haben.»

…

«Nein, ich kann *jetzt* niemanden vorbeischicken einen bringen. Morgen wieder.»

…

«Warum? Es ist kurz vor Ladenschluss, wir sind nur noch zu zweit, und Sie wohnen am anderen Ende der Stadt.»

…

«Da gibt es aber auch Apotheken und Drogerien und andere Geschäfte, oder?»

…

«Nein, sorry. Auch wenn Ihr Kind jetzt schon im Pyjama ist und Sie nicht aus dem Haus können und keinen haben, den Sie schicken könnten. Das muss leider warten bis morgen, außer vielleicht Sie schicken ein Taxi vorbei das abholen?»

…

«Ah, ein Taxi ist Ihnen zu teuer für einen 3-Euro-Flaschenaufsatz. Nun …»

…

«Was? Verdursten? Nein, das glaube ich eher nicht. Haben Sie es schon mit einer Tasse versucht?»

…

«Doch, ich bin selbst auch Mutter, und ich verstehe, dass das unangenehm ist. Daran lässt sich im Moment aber nichts ändern. Tut mir leid. Gute Nacht!»

…

Ja, unschön für sie. Anstrengend auch. Aber kein Notfall.

Das ist schon eher einer:
Es ist kurz nach Mittag, und ein gut angezogener Mann im mittleren Alter kommt in die Apotheke. Er hat eine leicht rötliche Gesichtsfarbe – ein beginnender Sonnenbrand vielleicht? Er kommt mit einer Seelenruhe zu mir und fragt:
«Haben Sie etwas gegen Allergien?»
«Sicher. Ist es für Sie selbst?»
«Ja. Ich bin hochallergisch gegen Selleriesalz … und ich weiß, ich sollte nicht auswärts essen, aber ich habe gefragt, ob welches drin ist, also dachte ich, es wäre okay …»
«Sie haben also im Restaurant gegessen, und jetzt fangen die Beschwerden an?»
Irgendwie sieht er mit jedem Moment röter aus.
«Ja. Mir wird so heiß, und alles fängt an zu beißen.»
«Bekommen Sie dann normalerweise auch Atemprobleme?»
«Ja.»
«Moment!!» Ich reiße das Allergienotfallset aus der Schublade und gebe ihm zwei Tabletten Cetirizin und zwei Tabletten Prednison 50 mg mit einem Glas Wasser. «Das kennen Sie vielleicht? Das ist ein Notfallset bei starken Allergien. Nehmen Sie jetzt alle vier Tabletten!» Er schluckt sie. «Und jetzt gehen Sie auf direktem Weg in die Notaufnahme, ja? Soll ich Ihnen jemanden mitschicken oder ein Taxi holen?»

«Nein, ich habe meine Frau angerufen, sie wartet draußen. Das letzte Mal war es nicht so schlimm. Ich weiß, ich sollte nicht auswärts essen, aber es sah so gut aus …»

Ja, man glaubt gar nicht, *wo* überall Sellerie drin sein kann. Ich hoffe, er hat seine Lektion gelernt. Ansonsten wäre ihm zu empfehlen, außer dem Notfallset Tabletten gleich noch einen Adrenalinpen mit sich herumzutragen. Immer.

Ganz toll ist es auch, wenn man am Wochenende und zu Hause von der Apotheke angerufen wird, die Notdienst hat:

«Frau Pharmama? Sie arbeiten doch in der Apotheke …?»

«Ja, wieso?», frage ich beunruhigt zurück. «Wurde eingebrochen?»

«Nein, aber ich habe hier eine ziemlich aufgelöste Patientin von Ihnen.»

«Oh. Wer ist es, und was ist das Problem?»

«Es ist Frau Pudelkern.»

«Ich glaube, ich weiß, um was es geht – sie braucht ihre Medikamente?»

«Ja. Sie steht hier und sagt, sie braucht ganz dringend ihre Medikamente.»

«Uhuh. Wir bestücken einmal pro Woche ein Dosett für sie. Sie sollte es jeweils spätestens am Samstag holen. Freitag war sie noch bei uns, aber da wollte sie es noch nicht mitnehmen (wenn ich mich recht erinnere, hat sie ‹Heute nicht› zu mir gesagt), und am Samstag ist sie nicht gekommen. Ich habe noch versucht sie anzurufen, habe sie aber nicht erreicht.»

«Es tut mir leid, dass ich Sie deswegen am Wochenende stören muss, aber leider weiß sie selber nicht genau, was sie nimmt. Ihr Arzt ist heute natürlich auch nicht erreichbar. Tabletten hat sie keine mehr …»

O ja. Das sind ja nur etwa sechs verschiedene, die ich nicht wirklich noch zusammenbekomme. War es jetzt Euthyrox 125 oder

150? Und das Marcoumar: Ist das jetzt heute eine Tablette oder eine halbe?

«Ich glaube, es ist besser, wenn ich nicht versuche, die Medikamente und die genaue Dosierung zusammenzuraten. Sagen Sie bitte Frau Pudelkern, dass sie in etwa einer halben Stunde zur Apotheke kommen soll. Ich gebe ihr dann ihr Dosett.»

Frau Pudelkern kam dann, mit einer Schachtel Pralinen als Dankeschön.

«Oh, merci vielmals. Aber warum sind Sie am Samstag nicht mehr gekommen?»

«Oh, ich war da. Warum haben Sie denn früher zugemacht am Samstag?»

«Das haben wir gar nicht, wir haben normal offen bis 18 Uhr.»

«Aber ich war um 10 nach 5 Uhr da – da war alles zu.»

«Ich bin sicher, wir haben normal geschlossen. War denn sonst noch jemand da?»

«Nein, ich habe nur das Personal von dem Einkaufsladen nebenan herauskommen sehen.» Die zum gleichen Zeitpunkt wie wir schließen. Entweder geht ihre Uhr falsch, oder sie hat sich vertan. Von der Zeitumstellung sind wir jedenfalls weit entfernt. Auf die kann ich das nicht schieben.

Das Telefon wird noch mal mein Untergang sein. So praktisch es ist, es hat auch Nachteile, wenn man immer für alle erreichbar ist. Am liebsten gebe ich Ratschläge und Info den Leuten direkt, von Angesicht zu Angesicht. Über das Telefon ist das viel schwieriger, ich muss den Kunden sehen. Apropos sehen …

Eines schönen Tages bekomme ich morgens einen Anruf von der Frau eines unserer Kunden, die etwas beunruhigt ist:

«Mein Mann kann nach seiner Lucentis-Injektion nicht mehr sehen! Was soll ich jetzt nur machen?»

Aaaah! Alles, was ich von dem Mittel gerade im Kopf habe, ist, dass es eigentlich als Krebsmittel entwickelt wurde, schweineteuer, gegen Makuladegeneration (eine Augenkrankheit) verwendet wird und direkt ins Auge gespritzt wird, was nur ein qualifizierter Augenarzt machen darf. Das ist jetzt *wirklich nicht* mein Fachgebiet, aber ein paar Fragen können wir ja stellen, bevor wir den Patienten ins Krankenhaus schicken. Während ich die Fachinfo überfliege – da steht vielleicht noch etwas drin? –, frage ich:

«Ist das Auge rot?»

«Kann ich nicht sagen, er hat die Augen geschlossen.»

«Okay, was passiert, wenn er die Augen aufmacht?»

Ich höre, wie die Frau mit ihrem Mann spricht: «Lieber, könntest du die Augen mal aufmachen? … «Kannst du was sehen?» Sie kommt wieder an den Hörer. «Ja, er kann sehen.»

«Und? Ist das Auge sonst rot oder geschwollen?»

«Nein. Er sagt auch, das sei jetzt okay, er kann wieder sehen. Entschuldigen Sie bitte die Störung. Auf Wiedersehen!»

Hmmm … sieht so aus, als hätte er nur Angst gehabt, die Augen aufzumachen. Übrigens steht in der Packungsbeilage eine ganze Litanei bei den möglichen Nebenwirkungen, gerade was die Augen angeht. Aber das Problem hat man bei der Makuladegeneration ja sowieso. Zum Glück war das nichts.

Ein weiterer Anruf von Frau Ennui, der Kundin, die öfter mal wegen allem Möglichen (und Unmöglichen) und manchmal mehrmals am Tag anruft:

«Ich glaube, ich habe einen Herzinfarkt!»

Und ich glaube, sie will hier nur etwas Aufmerksamkeit. Nun, kann sie haben.

«Da kann *ich* nicht viel tun, aber ich rufe einen Krankenwagen für Sie! Bleiben Sie dran!»

«Waaas?! Haben Sie eine Ahnung, wie die einen im Krankenhaus behandeln? Da will ich nicht hin.»

Nach einer längeren, ergebnislosen Diskussion über ihre Beschwerden hängt sie dann einfach auf. War wohl doch kein Herzinfarkt.

Gelegentlich müssen wir aber in der Apotheke wirklich den Notarzt rufen. Nicht immer geht es dabei um Lebensbedrohliches.

Einmal ist die ältere Frau Kuhweid im Einkaufszentrum nebenan gestürzt. Sie ist zwar bei Bewusstsein und klar im Kopf, aber sie hat Verletzungen, die sich unbedingt ein Arzt ansehen muss, eine Platzwunde am Kopf und Abschürfungen am Arm. Wir verarzten sie provisorisch in der Apotheke.

«Die Wunden muss sich unbedingt ein Arzt anschauen», sage ich zu ihr. «Die am Kopf muss wahrscheinlich auch genäht werden. Am besten gehen Sie ins Krankenhaus.»

«Und wie komme ich dahin?»

«Haben Sie jemanden, der Sie begleiten kann?»

«Nein.»

«Dann entweder mit dem Notarzt oder dem Taxi. Das Taxi kommt Sie günstiger, und mit Ihren Verletzungen geht das noch so.»

«Ich muss aber noch rasch nach Hause, meine Einkäufe ablegen!»

«Dann machen Sie das. Ich rufe das Taxi.»

Donna geht mit ihr auf die Straße, um zu warten. Dabei trägt sie die Einkaufstaschen der Frau.

«Oh, ich muss noch meine Brille vom Optiker abholen, könnten Sie …»

Donna kann. Mit dem Abholzettel rennt Donna los und holt die Brille. Kaum ist sie zurück, ist das Taxi da. Sie hilft beim Einladen und instruiert den Fahrer, dass er die Frau nach Hause und dann gleich ins Krankenhaus bringen soll.

Frau Kuhweid protestiert: «Aber *mein Einkaufswagen!*»

«Kein Problem, ich bringe ihn zurück!», sagt Donna.

«Da ist aber noch mein Euro drin! Könnten Sie …?»

Donna kann und rennt noch mal mit dem Einkaufswagen los und kommt mit dem Euro zurück. Und für die ganze Aktion bekommt sie nicht mal ein Dankeschön zu hören.

«Ich hätte gerne das hier», sagt ein Kunde zu mir.

Er gibt mir ein leeres Rhinocort.

«Oh, das ist rezeptpflichtig. Wenn Sie genau das wollen, müssen Sie zum Arzt.»

«Aber ich habe keinen Termin beim Arzt.»

«Dann müssen Sie einen machen. Vielleicht haben Sie ja auch noch ein offenes Rezept in», ich schaue auf das Etikett auf der Packung, «der Pinguin Apotheke.» Ich sehe das Datum. «Aber ich glaube nicht. Die Packung ist vom letzten Jahr. Und außerdem: Das war auf eine Frau ausgestellt?»

«Ja, meine Frau hat es ursprünglich genommen. Sie können es mir nicht geben?»

«Nein. Ich brauche dafür ein Rezept. Ich könnte Ihnen aber das hier geben, das Beconase-Spray, das bekommen Sie ohne Rezept, und das ist dasselbe, nur niedriger dosiert.»

«Aber das hier können Sie mir nicht geben.» Er wedelt mit der Packung.

«Nein.»

«Es ist für meine Frau.» Und offenbar auch für ihn?

«Ja, das habe ich gesehen.»

«Dann muss sie zum Arzt dafür?»

«Ja!»

In der Schweiz haben wir ja wie erwähnt die Erlaubnis, rezept-pflichtige Medikamente auch ohne Rezept abzugeben. Es muss sich dabei aber um begründete Ausnahmefälle handeln. Ein paar

Voraussetzungen sollten erfüllt sein, die hier nicht wirklich gegeben sind: Es ist kein Notfall, es gibt einen rezeptfreien Ersatz, es ist nicht einmal für die Person, die in die Apotheke kam, die Person hat es noch nie in unserer Apotheke gehabt und war auch kein Kunde von uns etc. Wir machen das nicht leichtsinnig und nicht «einfach so».

Aber es gibt Fälle, da bin ich um die Ausnahmeregelung doch sehr froh. Auch vom medizinischen Standpunkt aus gesehen. Zum Beispiel hier:

Es kommt – nein, es stürmt – in die Apotheke eine halbe Familie: eine Mutter mit zwei Kindern, die ältere Tochter, so um die sechs Jahre alt mit hochrotem Gesicht und mühsam atmend, die anderen mit besorgten und im Fall der Mutter leicht gehetzten Mienen. Die Tochter setzt sich auf einen Besucherstuhl und stützt ihren Kopf auf den Armen ab, angestrengt atmend.

Die Mutter, flehend: «Wäre es vielleicht möglich, dass meine Tochter ein Ventolin-Spray bekommen könnte? Wir haben unseres zu Hause vergessen und …»

So weit lasse ich sie noch kommen, dann habe ich das (rezeptpflichtige) Asthmaspray schon in der Hand und reiche es der Tochter: «Du weißt, wie du es anwenden musst, ja?»

Dankbar nickt sie und hat es schon offen und inhaliert.

Das Bürokratische kann ich jetzt noch erledigen, aber so ein akuter Asthmaanfall ist ein Notfall, und da reklamiert hierzulande niemand. Ziemlich beeindruckend übrigens, bis jetzt habe ich das noch nie so akut mitbekommen, aber das Geräusch beim Ausatmen ist schon typisch bei einem Asthmaanfall.

Mit einem Auge auf die Tochter, die sich schon sichtlich erholt, gehe ich den Rest mit der Mutter durch: Name, Adresse, Eingabe ins System, Notfallabgabe festhalten etc.

«Was ist denn passiert?», frage ich, als sich alle beruhigt haben.

«Eigentlich ist es meine Schuld!», sagt die Mutter, «sehen Sie, sie ist allergisch gegen Gräser, und wir waren gerade in der Tierhandlung, wo wir für unser Meerschweinchen eine große Packung Heu gekauft haben …»

Oh, oh. Ich glaube, das machen sie nie mehr.

Frau Froussard hat ein neues Schmerzmittel verschrieben bekommen: Tramadol-Tropfen. Die Schmerztherapie bei ihr ist etwas schwierig. Sie hat diverse Allergien, von zahlreichen anderen Dingen bekommt sie wahlweise Magenschmerzen, Schwindel oder Hautausschlag.

Jetzt hat sie also zusätzlich Tramadol, was im Moment zu funktionieren scheint. Sie hat die Packung am Donnerstag bekommen und soll drei Mal täglich je 15 Tropfen nehmen. *Tatsächlich* nimmt sie aber im Moment dreimal täglich je fünf Tropfen, weil sie langsam anfangen will. Sie ist ja *sooo* empfindlich. Gut, solange es ausreicht für ihre Schmerzstillung.

Am Freitag ruft Frau Froussard an, um zu sagen, dass das funktioniert. Schön. Sie steigere jetzt langsam – auf drei Mal sieben Tropfen. Am Samstag ruft Frau Froussard an, weil sie eine zweite Packung will.

«Was? Was ist passiert? Sie müssten noch mehr als genug haben.»

«Ja, das hat die Assistentin von Dr. Pain auch gesagt. Sie sagt, der Arzt ist im Wochenende und er kann im Moment keine zweite Packung aufschreiben. Darum rufe ich an – kann ich davon einen Vorbezug haben?»

«Aber warum wollen Sie jetzt schon eine zweite Packung? Sie haben gerade eben mit der ersten angefangen.»

«Ja, und es funktioniert auch. Aber jetzt kommt das Wochenende und … damit es sicher reicht bis Montag.»

«Sie nehmen jetzt wie viel? Zehn Tropfen dreimal täglich?»

«Sieben Tropfen, morgen vielleicht acht.»

«Und das Fläschchen hat zehn Milliliter. In einem Milliliter sind etwa 20 Tropfen drin. Das reicht aber dicke.»

«Aber was, wenn mir das Fläschchen umfällt? Es ist so klein!»

«Ist Ihnen schon einmal so ein Fläschchen umgefallen? Das hat so einen Tropfverschluss, da läuft nicht viel raus, bis Sie dazu kommen, es wieder aufzunehmen.»

«Aber was, wenn es mir herunterfällt und kaputtgeht? Ich habe Katzen, da passiert es leicht …»

«Alle Eventualitäten kann und muss man nicht abdecken, das alles ist schon reichlich unwahrscheinlich.»

«Aber was, wenn …»

«*Wenn* das wirklich vorkommen sollte, dann haben Sie noch die anderen Mittel, die Sie schon gegen Schmerzen nehmen. Und sonst: Heute sind wir noch bis abends um sechs Uhr da – bis dann können Sie anrufen. Ansonsten gibt es den medizinischen Notdienst und die Apotheke, die Notfalldienst hat, das ist morgen die Ameisen Apotheke – an die können Sie sich auch wenden.»

Natürlich ist nichts passiert. Aber am Montagnachmittag kam prompt das Fax vom Arzt für das zweite Fläschchen. Es könnte ja sein, dass …

Nach Ladenschluss läutet es an der Notdiensttür. Wir haben zwar heute keinen Notdienst, aber Sabine und ich sind noch da, gerade fertig mit Laden abschließen, alles sicher machen und uns umziehen.

Ich öffne das Fenster in der Türe. Vor dem Fenster ist ein junger Mann, der nervös von einem Bein auf das andere springt. Als das Fenster aufgeht, springt er fast die Türe an.

«Das ist ein Notfall! Ich brauche *unbedingt* (Achtung, jetzt kommt's) ein Glas Rüeblibrei!» Das ist Karottenbrei, für meine deutschen Leser. Ich schaue ihn an: Will der mich veräppeln? Was für ein Notfall ist das denn?

«Entschuldigen Sie, aber wir haben schon geschlossen. Die Computer sind runtergefahren.»

«Aber das ist *wichtig*! Mein Meersäuli hat Durchfall, und der Tierarzt hat gesagt, ich soll es mit Rüeblibrei probieren. Das haben Sie doch?»

Ja, haben wir – als Gemüsebrei für Babys. Meine weiche Seite bekommt überhand, und ich hole es.

«In Ordnung. Er kostet vier Euro. Aber wenn Sie es nicht passend haben: Ich kann Ihnen nicht herausgeben, die Kassen sind verschlossen.»

Er drückt mir fünf Euro in die Hand, die ich zusammen mit einem Zettel zur Erklärung für die Frühschicht auf die Theke lege. Eigentlich hat er Glück gehabt. Nicht nur, dass wir noch im Laden waren und hatten, was er wollte: Wenn er seinen Brei bei uns im Apotheken-Notfalldienst geholt hätte, wäre es einiges teurer geworden.

Und denkt nur nicht, dass es keine Leute gibt, die das machen.

Wenn wir Nachtdienst haben, bedeutet das bei uns, dass ein Apotheker in der Apotheke schlafen muss. Wobei schlafen da etwas übertrieben ist. Die ersten paar Nachtdienste habe ich fast überhaupt nicht geschlafen, weil ich zu nervös war, was da wohl alles kommt. Immerhin heißt es Notfalldienst. Da erwarte ich Notfälle. Inzwischen geht das mit dem Schlafen besser, vor allem, weil eine gewisse Ernüchterung eingetreten ist, was diese «Notfälle» betrifft. Man hat häufiger Leute, die kommen wegen Windeln oder Säuglingsmilch. Donna hatte dazu den besten Kommentar: «Das kann ich kaum glauben, für sich schauen sie ja auch, dass sie genug zu essen zu Hause haben, aber für das Kind nicht?»

Notfalldienste lassen einen immer wieder merken, dass das Konzept vom Vorausplanen in unserer heutigen Gesellschaft komplett verloren gegangen zu sein scheint. Und weshalb auch nicht? Man bekommt ja immer alles gleich. Irgendein Laden hat sicher bis 22 Uhr, am Wochenende und in der Nacht offen. Das gilt auch für Apotheken und Medikamente.

Klar kann es passieren, dass man Kopfschmerzen bekommt und zu Hause nicht eine einzige Tablette mehr hat. Oder dass man genau am Wochenende merkt, dass das Kind die Läuse hat. Und Unfälle passieren auch immer. Aber bei Sachen, die man regelmäßig nimmt, da denke ich, man hätte das schon lange vorher merken sollen, dass das ausgeht – ja, liebe Frauen mit der Pille, ich rede auch über euch!

Also sehen wir wenige *richtige* Notfälle. Und es ist unglaublich anstrengend, wenn man immer wieder unterbrochen wird und dann voll da sein muss für die Probleme, die auftreten.

Etwa so sieht ein Notfalldienst bei uns aus:
Es ist etwa zwei Uhr morgens. Bis halb elf hatte ich ein paar wenige Kunden, den letzten Nachzügler (für ein Grippemittel) nach Mitternacht. Ich bin gerade kurz eingeschlafen, als das Telefon klingelt. Das erste Mal heute Nacht, und ich brauche einen Moment, um zu begreifen, was das ist. Ich nehme den Hörer ab und murmle ein «Pharmamas Apotheke, Pharmama hier» hinein.

Eine Frau ist dran. Jung, so wie es sich anhört: «Haben Sie heute Nachtdienst?»

Eine Frage, die ich angesichts der Tatsache, dass ich den Hörer um die Uhrzeit überhaupt abgenommen habe, etwas rhetorisch finde, aber vielleicht denkt sie auch, ich sei der Anrufbeantworter. Ich antworte trotzdem mit «Ja».

«Meinem Freund geht es sehr schlecht. Er hat schon dreimal erbrochen. Jetzt würgt er nur noch. Haben Sie etwas dagegen?»

«Natürlich. Ist er vielleicht gerade selber zu sprechen? Ich muss ihn ein paar Sachen fragen, wenn das geht.»

Es geht. Ich kläre ab, was die mögliche Ursache sein könnte (es hört sich nach dem Norovirus an, er arbeitet in einem Altersheim, wo das umgeht), was er schon versucht hat (nichts) und ob er andere Medikamente nimmt (nein). Am Schluss empfehle ich ihm etwas in Zäpfchenform, aber die will er nicht. Er will lieber Tabletten.

«Wie Sie wollen. Ich würde jetzt Zäpfchen nehmen, weil Tabletten oft nicht drin bleiben, wenn man erbrechen muss.»

Die Frau kommt wieder ans Telefon: «Er musste rasch wieder zur Toilette, aber er sagt, er will keine Zäpfchen. Ich komme die Tabletten in ein paar Minuten holen. Wo sind Sie genau?»

Ich erkläre es ihr, bereite die Tabletten vor und warte. Etwa 15 Minuten später läutet es. Ich verkaufe ihr die Tabletten und gebe noch ein paar Tipps mit, zum Beispiel dass es gut wäre, wenn sie ein Händedesinfektionsmittel benutzen würde, damit sie sich möglichst nicht ansteckt. Das will sie im Moment aber nicht.

Sobald sie weg ist, lege ich mich wieder hin. Ich liege noch nicht lange genug, da läutet es wieder an der Türe. Ein Rezept vom Notfalldienst – Antibiotika für ein Kind. Vor dem Notdienst stockt man das Inventar auf, damit man auch die seltener gebrauchten wichtigen Sachen da hat. Wirklich alles hat man trotzdem nie da, und gelegentlich ist auch ein bisschen Kreativität gefragt, um etwas zu finden, das geht und das man hat. Bei dem Rezept habe ich das Problem zwar nicht, nur die Dosierung ist etwas höher angegeben als in der Packungsbeilage für den Fall und das Gewicht vorgesehen, weshalb ich rasch im Krankenhaus nachfrage. Die Antwort hatte ich schon erwartet, sie ist absichtlich zu hoch, denn bei dem Antibiotikum ist es fast unmöglich überzudosieren, und es ist hier besser, sich nach oben als nach unten zu irren, dann wirkt es nämlich nicht mehr.

Bis ich telefoniert, die Eltern instruiert und alles korrekt eingegeben und abgeben habe, ist fast eine halbe Stunde vergangen.
Wie die Zeit rennt, wenn man Spaß hat.

Ich lege mich wieder hin. Ich bin gerade mit etwas Mühe wieder
im Traumland angekommen, da läutet wieder das Telefon. «Pharmamas Apotheke, Pharmama hier.» Es ist die Frau von vorhin:
«Ich bin es noch mal. Sie hatten recht, die Tabletten bleiben nicht
lange genug unten. Können wir nicht doch die Zäpfchen haben?»
«Natürlich, kommen Sie nur vorbei.»

Für die 15 Minuten lege ich mich jetzt auch nicht wieder hin. Spielen wir halt ein bisschen auf dem Smartphone, bis sie kommt. Sie
kommt auch wieder zügig, was mich zu der Bemerkung hinreißt,
dass ihr Freund sicher sehr glücklich ist, dass sie das für ihn macht.
Als sie geht, sehe ich, dass vor der Tür noch jemand steht. Er
scheint zu warten. Darauf, dass die Luft frei ist – so kommt es mir
vor. Nun, jetzt ist sie frei, und er kommt zum Notfallfenster.

«Ich habe da ein großes Problem, bei dem Sie mir helfen müssen!»
Ich schaue ihn erst mal nur fragend an. «Meine Stilnox sind mir
ausgegangen, und ohne kann ich nicht schlafen! Und morgen
muss ich arbeiten, da muss ich fit sein. Könnten Sie mir nicht eine
Packung geben? Ich bringe Ihnen das Rezept übermorgen vorbei,
versprochen!»

Ah ja, habe ich vergessen. Für manche kann es ein Notfall sein,
wenn ihnen ihr Stoff ausgeht. Dummerweise ist aber eine Nacht
nicht schlafen zu können für mich kein Notfall. Außerdem hat seine Story einige Ungereimtheiten. Wenn er jetzt noch eine Tablette
nehmen würde, könnte er in ein paar Stunden kaum arbeiten –
die haben eine gewisse Wirkungsdauer.

«Tut mir leid, aber ich kann Ihnen keine Stilnox geben. Verlangen
Sie doch morgen vom Arzt das Rezept und kommen dann damit.»
«Aber ich kann nicht schlafen ohne! Wenn das Rezept das Problem
ist: Ich bezahle es jetzt auch.»

«Das ändert nichts daran. Sie brauchen ein Rezept.»

«Aber …» Kopfschütteln meinerseits. «Sie sind schuld, wenn …!»

Ich mache die Klappe zu. So was regt mich genug auf, dass ich Mühe habe, wieder einzuschlafen. Misstrauisch beäuge ich das Telefon: Ob wohl das Pärchen mit der Magendarmgrippe jetzt Ruhe hat? Ob sie sich das mit dem Desinfektionsmittel nicht noch anders überlegen?

Als die Ablösung am Morgen kommt, bin ich darum voll groggy – und nächste Nacht geht es dann weiter.

Ich habe geschrieben, dass Grundmedikamente im Normalfall kein Notfall sind. Aber auch da gibt es Ausnahmen …

An einem Freitagnachmittag bekommen wir einen Anruf von einem der Stimme nach älteren Herrn:

«Ist das die Apotheke? Ich muss wissen, ob Sie die folgenden Medikamente an Lager haben: BelocZok 100, Torasemid 10 mg, Diamicron MR und Metformin 850?»

«Ja … ja … ja … und ja.»

«Mein Arzt hat vergessen, rechtzeitig das Rezept für die Medikamente zu schicken, und jetzt kommen die Medikamente erst Mitte nächste Woche.»

«Ach, wieso das denn?»

«Weil ich sie ja immer über den Medikamentenversand beziehe. Ich habe aber gestern die letzten Tabletten genommen, und ich kann doch nicht eine Woche lang ohne sein! Das letzte Mal, als das passiert ist, ist mein Blutdruck in die Höhe geschossen, und ich kann Ihnen sagen, das war sehr unangenehm!»

«Da haben Sie recht. Sind Sie schon einmal bei uns gewesen?»

«Nein, ich glaube nicht.»

«Wie heißen Sie denn?»

«Martin Postwendend.»

«Nein, Herr Postwendend, Sie waren noch nie bei uns. Darum muss ich noch ein paar Informationen von Ihnen haben …»

Nachdem ich also alle seine Daten aufgenommen habe, musste ich noch den Arzt anrufen, damit der uns ein Rezept faxt, dann die Krankenkassendeckung abklären und ihm die Medikamente anschließend am gleichen Tag auch noch bringen lassen. Das alles für jemanden, der bis dato nicht einmal unser Kunde war! Für jemanden, der sich entschlossen hat, die Apotheke vor Ort zu umgehen und sich die Medikamente per Post schicken zu lassen.

Ich muss zugeben, der Medikamentenversand macht mich sauer. Ich finde das sind Rosinenpicker! Die gehen mit den Daten von der Krankenkasse gezielt erst mal die Leute mit den chronischen Krankheiten wie Diabetes und Bluthochdruck an, die ständig Medikamente brauchen. Sie schreiben Briefe, wo man denkt, demnächst wird es verboten, die Medikamente anderswo zu beziehen als beim Versand – oder man muss dann mehr zahlen.

Der Patient hat ein Recht auf freie Wahl des Leistungserbringers! Da können die Krankenkassen noch so böse Briefe schreiben. Aber wehe, wenn die Lieferung mal etwas länger braucht (oder wie hier das Rezept nicht rechtzeitig nachgereicht wurde). Oder wenn man notfallmäßig mal etwas braucht, zum Beispiel Schmerzmittel oder Antibiotika. Und von wegen Beratung: dass es reichen soll, dass man telefonisch «erreichbar» ist, ist ja ein besserer Witz.

Gleiches erlebe ich übrigens hier auch mit selbstdispensierenden Ärzten. Deren Patienten sehe ich eigentlich nur, wenn der Arzt (einmal wieder) in den Ferien ist – oder vielleicht noch, wenn es etwas Exotischeres ist, das ich dann besorgen «darf». Als Lückenbüßer sozusagen, bekommt der Patient doch sonst alle Medikamente vom Arzt. Das ist etwas, das es außer in der Schweiz kaum woanders gibt – mit gutem Grund: *Wer verschreibt, verkauft nicht!* Ärzte, die selber Medikamente verkaufen, verdienen auch mehr daran, wenn sie mehr abgeben. Und das tun sie auch – mehr abgeben, meine ich. Ich sehe das an den noch praktisch vollen Großpackungen, die zurückkommen, weil sich die Patienten beim Arzt nicht trauen «Nein» zu sagen. Ich glaube darum auch nicht daran, dass die Einnahmeregelmäßigkeit bei einem Bezug beim Arzt direkt besser sein soll. Und es fällt zusätzlich noch die zweite Kontrolle der Medikation weg – ist die Dosierung, die Form, das Mittel auch das richtige für diesen Patienten? Das ist das, was wir machen, und wer bis hierher gelesen hat, hat sicher gesehen, dass das aus gutem Grund passiert.

Ein Mann mittleren Alters stürmt in die Apotheke.
«Ich brauche ganz dringend Antibiotika! Jetzt gleich!»
«Weshalb denn?»
«Na wegen den Salmonellen? Meiner Lebensmittelvergiftung!»
«Was haben Sie denn? Durchfall? Magenkrämpfe? Ist Ihnen übel? Mussten Sie erbrechen?»
«Nein, nichts davon.»
«Und warum denken Sie dann, dass Sie eine Salmonellenvergiftung haben?»
«Ich war in einem Schnellimbiss, Sie wissen schon, dem neuen da, und da hatten wir Hähnchenschenkel. Und als ich fertig war, hab ich gemerkt, die waren noch ganz roh innendrin, fast blutig.»
«Und wie lange ist das her?»
«Etwa eine halbe Stunde.»
«Na, dann würde ich Ihnen empfehlen, noch etwas zu warten. Es könnte gut sein, dass Sie gar keine Probleme bekommen. Es ist schon richtig, dass man mit Hühnchen und frischen Ei-Produkten aufpassen muss. Aber gleich in Panik auszubrechen, wenn mal etwas nicht ganz durch war, ist verfrüht. Und Antibiotika nimmt man wirklich nur in sehr schweren Fällen.»

«Aber wie würde ich das denn merken, wenn doch etwas ist?»

«Es dauert erst mal ein bisschen. Je nachdem, wie viele Bakterien man aufgenommen hat, zwischen einem und vielleicht fünf Tagen. Dann gäbe es wässrigen Durchfall, eventuell Fieber, Erbrechen und so. Ich denke, das würden Sie dann merken.»

«Und wenn ich das bekomme, dann schicke ich jemanden, um ein Antibiotikum zu holen?»

«Eigentlich behandelt man das sehr selten mit Antibiotika, im Normalfall genügt es, den Wasserverlust auszugleichen, also genug zu trinken. Und dann gibt es Mittel, die man nehmen kann, um den Durchfall zu verkürzen. Aber wie gesagt: Bevor wir nicht sicher wissen, dass Sie etwas aufgeschnappt haben, heißt es Abwarten und Tee trinken!»

«Okay. Aber da esse ich nie wieder etwas!»

Die meisten Kunden, die wir haben, sind Stammkunden, Leute aus der näheren Umgebung, dem Viertel. Dann gibt es natürlich Laufkundschaft, meist «Durchreisende», die können auch von weiter her sein und sind hier, zum Beispiel weil der Arzt hier seine Praxis hat. Der Kunde, der am weitesten weg wohnt, ist ein ehemaliger Stammkunde, der seine frühe Pension auf den Philippinen genießt. Nur gelegentlich kommt er vorbei, um Verwandte zu besuchen – und seine Jahresportion an Medikamenten mitzunehmen.

Bis er dorthin gezogen ist, lag der Rekord jedoch bei einer anderen Stammkundin:

Frau Globetrotter kommt in die Apotheke. Sie gehört zwar schon zur etwas älteren Generation, ist aber dabei, mit ihrem Mann eine längere Reise vorzubereiten.

«Sie machen doch auch Reiseberatungen, oder?»

«Ja, das machen wir. Wohin geht es denn?»

Dazu muss ich sagen: Reiseberatungen gehören zu meinen abso-
luten Lieblingssachen in der Apotheke. Ich reise selber sehr gerne
und bin schon ziemlich weit herumgekommen. Darum kenne ich
nicht nur die trockenere Materie aus den Reise-Gesundheits-Sei-
ten, sondern auch noch ein paar Details, die viele vielleicht nicht
so präsent haben. Außerdem sind das die Gelegenheiten, wo man
sich mit den Leuten etwas ausführlicher auch über Dinge jenseits
der Apotheke unterhalten kann. Eigentlich denke ich manchmal,
wenn es so etwas gäbe wie eine spezialisierte Reise-Apotheke mit
Tipps zum Ferienbuchen, das wäre mein Traumjob.

Aber zurück zu Frau Globetrotter:

«Nach Thailand», sagt sie. «Im Norden an der Grenze zu Burma
machen wir eine mehrtägige Wanderung durch den Urwald und
anschließend Badeferien in Phuket.»

«Oh, das wird sicher ganz toll! Thailand kenne ich sogar ein bisschen. Wann fliegen Sie?»

«In zwei Monaten. Ich will sicher sein, dass ich auch gut vorbereitet bin.»

«Das ist gut. Ich bräuchte von Ihnen noch ein paar Angaben, damit ich Ihnen Ihre Informationen zusammenstellen kann. Die
genauen Reisedaten und den Impfausweis.»

«Den Impfausweis?»

«Ja, so eine Reise ist der beste Zeitpunkt zu schauen, ob noch alle
Impfungen up to date sind.»

«Dann muss ich vorher noch zum Arzt?»

«Ja, er wird außer dem Impfen ja auch noch ein Rezept ausstellen
müssen für das Malariamittel und eventuell ein Antibiotikum als
Reserve – wenn Sie wirklich so weit abseits der Zivilisation unterwegs sind, empfiehlt sich das.»

Frau Globetrotter gibt mir ihre Daten, ich bekomme das Impf-
büchlein und mache mich an die Arbeit. Sie braucht Malariame-

dikamente als Notfallmedikation, ein paar Standardimpfungen brauchen Auffrischungen, Tetanus zum Beispiel, außerdem empfehle ich noch die Hepatitis-A-Impfung. Wenn man reist und Exotisches isst (auch Meeresfrüchte), ist das sinnvoll. Antibiotika als Reservemedikation empfehle ich für Reisende in eher abgelegene Gebiete, wenn die Apotheke oder ein Krankenhaus nicht innerhalb von einem Tag oder so erreichbar ist.

An Reiseapotheke sonst braucht sie nicht extrem viel mitzunehmen, so das Übliche halt: Sachen zur Wundversorgung, Schmerz- und Fiebermittel, Sonnenschutz, Mückenrepellent, ein Antihistamin bei eventuellem Sonnenbrand oder Stichen, vielleicht noch etwas gegen Durchfall. Der Rest ist optional, abgesehen von den Medikamenten, die sie sonst immer nimmt. Bei ihr ist das ein Blutdruckmittel, etwas gegen hohes Cholesterin und ein Schilddrüsenmedikament.

Sie hatte mich auch gefragt, ob sie ihre üblichen Medikamente problemlos mitnehmen kann. Das kann ich in dem Fall sogar positiv beantworten. Immerhin sind darunter keinerlei starke Schmerzmittel, Beruhigungsmittel oder andere Medikamente, die auf die Psyche wirken. Je nach Land kann es bei denen Probleme geben, manchmal sogar bei den hormonhaltigen Sachen. Bei Ländern mit islamischem Hintergrund würde ich da als Patient bei der Botschaft selber anfragen und vom Arzt eine Bescheinigung mitnehmen, dass das zur persönlichen Behandlung ist. Die Ausrede «Es ist für meine Ziege» funktioniert nämlich nur in Filmen mit Tom Hanks.

Die Info kommt bei uns als mehrseitiger Ausdruck, den ich immer gerne rasch mit dem Kunden durchgehe, schon alleine, um sie nicht noch mehr zu verunsichern. Die Info über alle *möglichen* Gesundheitsprobleme soll sie ja wirklich nicht vom Reisen abhalten, oder?

«Da steht Hepatitis B», stellt Frau Globetrotter fest «Sollte ich das auch machen?»

«Na ja, das wird übers Blut übertragen, das ist mehr für Leute mit Gesundheitsberufen gedacht. Wenn Sie nicht vorhaben, einen hübschen Thailänder aufzugabeln oder sich ein Tattoo stechen zu lassen ... Es gibt Leute, die dafür nach Thailand gehen ...»

Sie lacht: «Um Himmels willen, nein!»

«Gut, aber falls Sie das trotzdem wollen, es gibt eine Kombinationsimpfung dafür zusammen mit dem A.»

«Nein, ich glaube, das reicht so. Wenn ich das richtig sehe, muss ich auch so noch drei Mal zum Arzt, mich stechen lassen.»

«Keine Sorge, eine Impfung mehr oder weniger macht nichts aus. Unser Immunsystem ist es gewohnt, mit mehreren Problemen gleichzeitig fertigzuwerden.»

Ich hätte besser nichts gesagt. Ein paar Wochen später habe ich Frau Globetrotter wieder in der Apotheke. Bis zu ihren Ferien sind es jetzt noch zwei Wochen. Sie hat die letzte Impfung hinter sich. Und sie ist voll erkältet.

Sie schimpft mit verstopfter Nase: «Das war bestimmt diese Grippeimpfung! Der Arzt meinte, wenn wir schon mal hier sind, könnten wir das auch gerade machen.»

Oje. Das gibt's. Ob es aber wirklich an der Grippeimpfung liegt, ist nicht sicher. Es gibt Leute, die nach der Impfung mit abgeschwächten Symptomen von der geimpften Krankheit reagieren. Manchmal ist es selbst nach der Grippeimpfung auch wirklich eine Grippe, weil es Stämme gibt, die man mit der Impfung nicht erwischt. Was mir Frau Globetrotter hier präsentiert, sieht für mich aber eher nicht nach Grippe aus, sondern nach einer Erkältung. Es hat nicht sehr rasant angefangen, und sie ist noch ziemlich fit. Eine wirkliche Grippe legt einen einfach flach. Ich gebe ihr an Mitteln und Info, was ich kann.

Drei Tage später kommt sie wieder, und was ich so sehe und höre gefällt mir gar nicht. «Frau Globetrotter, ich schicke Sie zum Arzt. Sie sollten einigermaßen gesund sein, wenn Sie in die Ferien fliegen ...»

«Ich weiß! Aber mein Arzt ist auch krank, die Arzthelferin sagt, er sei auch erkältet, und ich brauche doch ein neues Rezept für meine Dauer-Medikamente!»

Ich schicke sie in die Notaufnahme. Sie kommt zurück mit einem Rezept für ein Antibiotikum.

«Es ist wie verhext! Der Arzt meint, es könnte eine Lungenentzündung sein. Als wollte jemand nicht, dass wir fliegen.

«Dann würde ich vorschlagen, Sie konzentrieren sich jetzt ganz darauf, gesund zu werden, damit Sie gut in die Ferien kommen und gesund wieder zurück. Wegen Ihren anderen Medikamenten brauchen Sie sich keine Gedanken machen. Ich kann sie noch auf das alte Dauerrezept nehmen, damit Sie genug haben, bis Sie zurückkommen.»

«Na, wenigstens ein Lichtblick!»

«Und ich bin sicher, das Klima in Thailand wird Ihnen auch guttun. Das ist dermaßen wunderbar warm dort, dazu die hohe Luftfeuchtigkeit, Sonne, Meer ...»

Es zeigt Wirkung. Ich sehe in ihren Augen, dass sie wieder ein Ziel in Sicht hat.

Gut zwei Wochen später bekomme ich einen Anruf. Donna gibt ihn mir mit den Worten: «Es ist Frau Globetrotter.»

Mir sinkt das Herz. Konnte sie nicht fliegen? Ist sie jetzt in Thailand und krank?

«Frau Globetrotter? Wo sind Sie?»

«Oh, wir sind gut angekommen in Thailand und inzwischen in Phuket.» Mir stehen sofort die Strandpromenade und die Läden und feinen Restaurants von Patong vor Augen.

«Sie rufen sicher nicht an, weil Sie von mir einen Restaurant-Tipp wollen, oder?»

«Nein, eher einen Apotheken-Tipp. Ich weiß ja, Sie haben gesagt, ich solle meine Medikamente ins Handgepäck nehmen, aber …» Mir schwant Übles. «Nach dem Trekking sind wir über Bangkok hierhergeflogen, und irgendwo unterwegs haben sie meinen Koffer verloren. Sie meinen zwar, ich bekomme ihn in den nächsten Tagen wieder, aber jetzt habe ich keine Medikamente mehr. Ich stehe gerade in einer Apotheke und versuche denen zu sagen, was ich brauche. Könnten Sie mir helfen?»

«Ich kann es versuchen, wenn die Apothekerin Englisch redet. Geben Sie sie mir doch mal, bitte.»

Ich verabrede mit ihr, dass sie Frau Globetrotter ihre Medikamente gibt. Ich schicke ihr dafür ein Fax mit einer Rezeptkopie und schreibe die Wirkstoffnamen und Dosierungen noch dazu. Sie gibt mir wieder Frau Globetrotter:

«Ich schicke ein Fax an die Apotheke. Sie werden die Medikamente aber bezahlen müssen. Wahrscheinlich sind sie aber wesentlich günstiger als hier. Zwei Tipps noch: Achten Sie auf das Verfallsdatum. Da habe ich selber schon schlechte Erfahrungen gemacht. Und behalten Sie im Hinterkopf, dass viele der Medikamente gefälscht sein können. Wechseln Sie zu Ihren gewohnten Medikamenten, sobald Sie Ihren Koffer wiederhaben.»

15 Minuten Nachforschungen – ich habe sogar herausgefunden, wie die Mittel in Thailand heißen –, und das Fax geht durch.

Einmal Medikamenteninfo um die halbe Welt geschickt. Erstaunlich, wie klein die Welt doch wird dank unserer modernen Kommunikationsmittel …

Apropos Kommunikationsmittel. Handys sind doch was Feines, da ist man immer und überall erreichbar.

Wir richten, wie erwähnt, für Patienten, die mehrere Medikamente täglich nehmen müssen und Mühe haben, die Übersicht zu behalten, Wochendispenser oder Dosetts ein. Das sind nicht zwingend nur ältere Leute, da haben wir auch ein paar jüngere wie Herrn Schläfer. Im Normalfall kommt er regelmäßig, um es abzuholen, und wir müssen nicht hinterhertelefonieren. Sehr zuverlässig. Immer freundlich. Auch darum gehört er für mich zur angenehmen Sorte Kunden.

Umso erstaunter bin ich, als ich am Dienstag merken muss, dass er das Dosett nicht wie gewohnt am Montag abgeholt hat. Also versuche ich ihn zu erreichen. Wir haben seine Handynummer. Er nimmt auch tatsächlich ab.

«Guten Tag, Herr Schläfer, hier ist Pharmama von der Apotheke. Ich wollte Sie nur daran erinnern, dass Sie bei uns das Dosett für diese Woche noch nicht abgeholt haben.»

«Ah, ja, das werde ich in den nächsten Tagen auch nicht können, ich bin im Krankenhaus und werde noch ein paar Tage hier sein.»

Au, Fettnapf. Aber ich konnte es ja nicht wissen.

«Oh, das tut mir aber leid zu hören, was ist denn passiert?»

«Ich wurde zusammengeschlagen …»

Am nächsten Tag steht er vor mir in der Apotheke. Allzu fit sieht er noch nicht aus.

«Äh, guten Tag, Herr Schläfer, ich dachte, Sie wären noch ein paar Tage im Krankenhaus?»

«Ja, ich wurde früher … Ach was! Ich bin abgehauen. Ich wollte eigentlich nur danke sagen für den Anruf … und dass ich meine Medikamente ab sofort nicht mehr nehme. Und dann habe ich da noch ein Hühnchen zu rupfen mit dem, der mich zusammengeschlagen hat! Dem werde ich's jetzt zeigen!»

Sagt's und marschiert auch schon wieder aus der Apotheke. Wir bleiben verdutzt zurück und auch ein bisschen hilflos. Was mache ich in so einer Situation? Im Prinzip hat er mir gerade erzählt, dass er eine Straftat begehen will. Aber was ist mit dem Patientengeheimnis? Gut, ein Bruch der Schweigepflicht durch die Verständigung der Polizei kommt in Betracht, aber nur, um zukünftige und schwere Straftaten zu verhindern. Fällt so was schon da drunter?

Erst mal versuche ich noch etwas anderes. Sein Handy. Besetzt. Mist. Noch mal. Er nimmt tatsächlich ab!

«Hallo, Herr Schläfer, hier ist Pharmama aus der Apotheke. Nein, hängen Sie jetzt nicht auf, ich wollte Sie fragen, warum Sie denn Ihre Medikamente nicht mehr nehmen wollen.» Erst mal versuchen abzulenken und ihn am Telefon zu behalten.

«Ich glaube nicht, dass sie mir guttun. Ich will es einmal ohne versuchen.» Das ist gar keine gute Idee bei seinen Medikamenten. Da ist er schneller wieder im Krankenhaus, als er denkt. Ob er will oder nicht …

«Ich verstehe, dass Sie nicht gerne Medikamente nehmen, wer tut das schon? Aber sie wurden bei Ihnen aufgeschrieben, weil Sie ein Problem haben. Haben Sie, seit Sie sie nehmen, das Problem denn wieder gehabt?»

«Nein.»

«Dann können wir, glaube ich, davon ausgehen, dass sie so wirken, wie sie sollen, oder?»

«Ja, schon …»

«Und haben Sie denn wegen der Tabletten ernste Beschwerden bekommen?»

«Mmmm … nein, eher nicht. Darum war ich ja auch nicht im Krankenhaus.»

«Ja, was genau ist denn passiert?»

«Ich wurde von einem *&%»&%+ aus der Nachbarschaft auf der Straße zusammengeschlagen! Können Sie sich das vorstellen?! Und nur, weil ich ihm gesagt habe, er soll die Finger von meiner Freundin lassen.»

«Das ist ja ungeheuerlich! Haben Sie ihn denn angezeigt?»

«Ja, das habe ich! Aber ich glaube nicht, dass die Polizei da etwas macht! Ich muss das selber in die Hand nehmen!»

«Ich halte das für keine gute Idee. Gewalt ist keine Lösung! Da machen Sie sich genauso strafbar wie er, und das ist sicher auch nicht gut, wenn das später vor Gericht kommt.» Ja, ich weiß, kein überragendes Argument, aber mehr ist mir nicht eingefallen. «Außerdem, wenn Sie gerade aus dem Krankenhaus kommen, geht es Ihnen sicher noch nicht sehr gut, oder?»

«Ja, ich habe immer noch Kopfschmerzen von dem Schädelbruch …»

«Oh, das hört sich aber gar nicht gut an. Gehen Sie doch bitte wieder ins Krankenhaus zurück und kurieren Sie sich aus, ja? Wissen Sie, ich mache mir Sorgen um Sie, und ich will Sie auch nicht als Kunden verlieren …»

«Ich überlege es mir, okay?»

«Ja, gut.»

Er zeigt sich einsichtig, aber noch nicht wirklich überzeugt. Und ich überlege immer noch, ob das reicht. Kurze Zeit darauf steht er wieder in der Apotheke.

«Haben Sie die Polizei angerufen?»

«Nein, das habe ich nicht. Haben Sie sich überlegt, wieder ins Krankenhaus zurückzugehen?»

«Ja, die haben mich auch schon angerufen. Sie haben mir gesagt, ich habe noch bis heute Abend Zeit, ansonsten nehmen Sie mich nicht mehr zurück. Meine Freundin meint auch, ich soll von dem Typen wegbleiben.»

Er ging dann tatsächlich ohne Zwischenfall mit seinem Widersacher zurück ins Krankenhaus, wo er noch eine knappe Woche blieb. Und er kommt seitdem auch wieder seine Medikamente holen. Ja!

Schrecklich nette Kunden – die ältere Generation

Wir alle werden älter. Ein paar von uns – und immer mehr – werden sogar wirklich alt. Für manche ist das jedoch ganz und gar nicht lustig. Sie empfinden es als Belastung, dass Körper und Geist nicht mehr so können wie früher. Wie mir einmal eine ältere Dame erklärt hat: «Älter zu werden ist Mist.» Dramatische Pause. «Aber es ist immer noch besser als die Alternative.»

«Und die wäre?»

«*Nicht* alt zu werden.»

Es ist Samstagnachmittag. Eine ältere Frau ruft an.

«Ich habe vom Arzt ein Medikament aufgeschrieben bekommen. Ich habe aber keine Ahnung, für was das ist. Sie sind doch Apothekerin. Könnten Sie mir das sagen?» Natürlich kann ich das. Allerdings muss ich gestehen, dass ich mich dabei häufig frage: Warum haben sie das nicht beim Arzt gefragt? Nun denn.

«Wie heißt denn das Medikament?»

«Aricept.» Ich erkläre ihr, für was es ist.

«Ich begreife nicht, warum mein Arzt mir das verschreibt. Ich habe dieses Problem gar nicht!»

«Manchmal werden Medikamente auch für Beschwerden eingesetzt, die mit dem ursprünglichen Verwendungszweck scheinbar nichts zu tun haben, so wie man Mittel gegen Epilepsie auch bei Migräne braucht. Ich wüsste aber nicht, wofür Aricept sonst noch gebraucht wird.»

«Dann muss ich am Montag wohl den Arzt anrufen und das besprechen.»

«Das ist eine gute Idee.»

Keine fünf Minuten später ruft Frau Sieb wieder an: «Für was, haben Sie gesagt, ist das Aricept noch mal?» Ich erkläre es ihr noch einmal.

Fünf Minuten später: «Entschuldigen Sie, für was, haben Sie gesagt, braucht man das?»

Jetzt wundere ich mich jedenfalls nicht mehr, warum der Arzt ihr das verschrieben hat. Aricept ist ein Mittel gegen Alzheimer. Es soll den schleichenden Gedächtnisverlust verlangsamen. So etwas finde ich echt tragisch.

Auf der anderen Seite gibt es immer mehr ältere Leutchen, die auch im hohen Alter noch fit sind. Da haben wir zum Beispiel Frau Aulder, die geht noch immer für die ganze Nachbarschaft Einkäufe und Besorgungen machen. «Denen muss man helfen!», sagt sie. Ihr Alter? 95. Die Leute, für die sie Besorgungen macht? Um die 70.

Genau *die* Frau Aulder hat mir auch einmal erklärt, dass der Spruch «Wer rastet, der rostet» vor allem auf das Alter zutrifft: «Man muss machen, sonst verliert man die Fähigkeit zu machen!» Darum will sie auf gar keinen Fall, dass wir ihr das bestellte Produkt vorbeibringen. Das holt sie lieber selber.

Oder die Frau, die mir bewies, dass «Mit 66 Jahren, da fängt das Leben an» nicht nur ein Schlagertitel ist. Das ältere Mütterchen, das noch nie mit einem Rezept bei uns war, kommt in die Apotheke. Sie gibt mir ihr Rezept und ihre Krankenkassenkarte.

Dann sagt sie: «Aber der Name auf der Karte stimmt nicht mehr.»

«Ah ja?»

«Ja», sagt sie mit stolzem Unterton, «es heißt jetzt Frau Winter. Ich habe nämlich vorgestern geheiratet!»

«Oh, da gratuliere ich aber!» Kurzer Blick auf ihre Karte: Jahrgang 1934!

Da sage mir noch mal einer, es ist zu spät für irgendetwas.

Das Aussehen bleibt für manche Leute immer sehr wichtig. Es ist endlich Sommeranfang, und die ältere, vitale Frau will von mir wissen:

«Was kann ich denn gegen die Altersflecken auf meinen Händen und im Gesicht machen? Die stören mich optisch doch sehr, und ich will sie loshaben! Gibt es da etwas, oder bringt das alles nichts?»

«Altersflecken sind verwandt mit Sommersprossen und Muttermalen und entstehen als Reaktion auf die Sonne. Es gibt ein paar Bleichcremes, mit denen man probieren kann, sie aufzuhellen, aber das braucht Zeit.»

Das ist so eine Sache, da will ich den Kunden keine unrealistischen Hoffnungen machen.

«Und wie viel kostet die?» Ich sage ihr den Preis. «Ah, okay. Im Moment will ich nicht so viel ausgeben. Wissen Sie, ich gehe noch in die Ferien.»

«Das ist schön, aber wenn Sie die Flecken loswerden wollen, rate ich Ihnen dann dringend, eine Creme mit hohem Sonnenschutzfaktor zu benutzen und sich der Sonne nicht auszusetzen. Die Flecken, die Sie haben, werden sonst noch viel ausgeprägter.»

«Ja, gut …» Hat sie mir wirklich zugehört?

«Haben Sie denn eine Sonnencreme mit einem Faktor von mindestens 30?»

«Ja, ich denke schon. Danke vielmals für die Beratung.»

Sie geht, ohne etwas anderes mitzunehmen als meine guten Ratschläge.

Es vergehen ein paar Wochen, da kommt sie wieder in den Laden. Mich trifft fast der Schlag, als ich sie sehe. Sie sieht aus wie ein Stück gegerbtes Leder! Braun, faltig und noch mehr und noch deutlichere Altersflecken.

Freudestrahlend sagt sie: «Ah, da sind Sie ja! Ich war drei Wochen in den Ferien. Das war wunderbar! Ich habe den ganzen Tag am Strand in der Sonne gelegen und gar nichts gemacht!»

Genau so sieht sie aus.

«Okay …»

«So. Und was können wir jetzt gegen die Altersflecken unternehmen?»

«Das tut mir leid, aber mit unseren Mitteln jetzt gar nichts mehr. Ich sagte doch, Sie sollen aus der Sonne bleiben!»

Arrgh. Zuhören, Leute!

Während also manche gut für sich sorgen (oder zumindest denken, sie tun das), gibt es da auch andere Fälle.

Es ist Nachmittag gegen 16 Uhr. In die Drogerieabteilung kommt eine ältere, sehr, sehr schlanke Frau (um nicht zu sagen: ausgemergelt) mit langen, sehr dünnen Armen und Beinen, einem hageren Gesicht, strohigen, mittellangen Haaren und tiefen senkrechten Falten im Gesicht. Sie sieht ein bisschen aus wie ein dürrer Baum. Mit dabei hat sie ihren kleinen Hund, eine süße Straßenmischung.

Sabine geht zu ihr. Nach ein paar Minuten höre ich ein Krachen und Sabines Ruf: «Hilfe! Sie ist einfach umgekippt!»

Die ältere Kundin ist plötzlich umgefallen – um beim Vergleich zu bleiben: wie ein gefällter Baum. Sabine konnte gerade noch verhindern, dass sie mit dem Kopf auf den Boden schlug. Sie bleibt bewusstlos liegen. Ich eile hin. Sie atmet, flach, aber regelmäßig. Ich bringe sie in die stabile Seitenlage und lasse den Notarzt rufen. Die Kundin kommt derweil rasch wieder zu sich. Allerdings ist sie sehr verwirrt und schwach, weshalb ich sie lieber erst Mal am Boden liegen lasse.

«Nein, bleiben Sie einen Moment liegen! Wissen Sie, was passiert ist?»

«Ich glaube, mir ist wieder schwarz vor den Augen geworden.»

Wieder?

«Passiert das öfter?»

«Na ja, ich hatte ein paar Umfälle, aber das wird gleich wieder.»

Ich muss versuchen herauszufinden, an was das liegt …

«Wann haben Sie das letzte Mal etwas gegessen?»

«Ach, ich esse nie etwas vor fünf Uhr.»

Das darf doch nicht wahr sein.

«Das könnte eine mögliche Ursache für Ihr Problem sein: Unterzuckerung.» Ich hole ihr ein paar Traubenzucker. «Sie sollten wirklich versuchen, regelmäßig etwas zu essen …»

«Nein, nein. Ich bin das so gewohnt, ich brauche das nicht.»

«Na ja, offenbar braucht das aber Ihr Körper, sonst würden Sie nicht umfallen.»

Mir kommt noch eine Idee. Ich nehme ihren Arm und kneife leicht die Haut. Die bleibt auch prompt stehen. Hautfalten, die stehen bleiben, deuten auf eine starke Dehydrierung hin, weshalb ich ihr auch noch ein Glas Wasser bringe.

Frau Dürr wehrt ab: «Nein, nein! Das brauche ich alles nicht.»

«Doch, das brauchen Sie. Schauen Sie mal hier – das ist ein deutliches Zeichen, dass Sie viel zu wenig trinken. Hier. Schluckweise, ja?»

Die Sanitäter kommen, und ich erkläre, was ich bisher gefunden habe. Sie ist immer noch ziemlich verwirrt und hat niemanden, der sich um sie kümmern kann, weshalb die Sanitäter sie schließlich mitnehmen.

Was uns mit einem Problem zurücklässt: ihrem Hund. Den nehmen sie nämlich nicht mit ins Krankenhaus. Von uns kann auch keiner für ihn sorgen. Am Schluss fragen wir bei der Polizei an. Die haben dann eine Lösung. Der Hund kommt zur Polizei in den Hundezwinger, bis sie wieder aus dem Krankenhaus zurückkommt.

Was Frau Dürr hier unbeabsichtigt demonstriert, ist ein größeres allgemeines Problem: Viele ältere Menschen haben keine Bezugspersonen mehr und sind ziemlich isoliert. Dann essen sie nicht mehr regelmäßig und trinken zu wenig, was ihre Gesundheitsprobleme noch verstärkt und im Fall von zu wenig Flüssigkeit direkten Einfluss auf den Geisteszustand hat. Viele der Probleme älterer Leute ließen sich mit genug Flüssigkeitszufuhr zumindest mildern.

Aber auch wenn man pfleglicher mit sich umgeht, der Körper verändert sich mit dem Alter und es treten vorher undenkbare Probleme auf. Zum Glück gibt es für eine Menge davon Lösungen.

Die herzige, kleinere ältere Kundin sagt ganz schüchtern zu mir: «Wissen Sie, ich hätte nie gedacht, dass ich das mal sagen müsste, aber ich bin nicht mehr ganz dicht …» Und während ich noch am Überlegen bin, wie sie das jetzt meint, sagt sie: «und jetzt ist es etwas gereizt. Hätten Sie etwas dagegen?» Ah, sie meint Inkontinenz.

Pharmama: «Aber natürlich!»

Ich bringe sie zu unserem Regal mit den Inkontinenzprodukten, werde aber wegen eines komplizierteren Falls weggerufen. Donna übernimmt das. Nach einer Weile bin ich da ganz froh darüber, denn über eine halbe Stunde später sind sie immer noch am Diskutieren. Ich sehe noch, wie die Pharma-Assistentin ihr Muster von zwei Sorten mitgibt: Einlagen und Höschen.

Wir sehen sie am nächsten Tag wieder. Donna geht zu ihr: «Wie ist es denn gegangen mit den Mustern?»

«Ich habe immer noch nicht wirklich trockene Unterhosen.»

«Welche haben Sie denn ausprobiert? Die Einlagen oder die Pants?»

«Beide.»

«Und war eine vielleicht etwas besser?»

«Nein. Ich habe beide gleichzeitig an, bin aber immer noch nass.»

«Wie – gleichzeitig??»

«Na, ich habe die Pants an, darin die Einlagen und dann die Unterhose.» Das muss man sich mal bildlich vorstellen.

«Zuinnerst die Unterhose?»

«Ja.» Na, kein Wunder, dass sie immer noch das Gefühl hat, es sei nass.

«Sie sollten die Einlagen in Ihre Unterhosen machen, nicht außen dran. Und die Pants, die nimmt man statt der Unterhosen.»

«Oh. Dann muss ich das noch einmal probieren. Hätten Sie vielleicht noch ein Muster? Nur die Einlagen würde auch reichen …»

Wir geben ihr die Muster, und sie geht wieder, gefolgt von unseren Blicken.

«Eigentlich ist das erstaunlich …», meint Donna.

«Ja, dass sie mit den Einlagen plus Pants darüber überhaupt noch normal laufen kann.»

«Ja», meint Donna bewundernd, «und man sieht von außen rein gar nichts!»

Auch die Augen lassen nach …

Eine ältere Frau beklagt sich bei uns: «In meiner Medikamentendose mit den Tabletten, die ich erst vor ein paar Tagen gekauft habe, ist nur noch Pulver drin!»

Hm, ich persönlich mag ja Blister lieber, die sind hygienischer und sicherer in der Aufbewahrung. Theoretisch könnte es schon sein, dass Tabletten, die lose in einer Dose sind, zerbrechen. Aber zwischen «zerbrochen» und «pulverisiert» gibt es doch noch einen Unterschied. Jedenfalls will ich mir das mal ansehen.

«Könnten Sie mir die Dose vorbeibringen, damit ich mir das anschauen kann? Wenn sie kaputt sind, ersetze ich Ihnen das natürlich.»

Sie kommt zurück, wir machen die Dose auf. Kein Pulver. Nicht mal Brösel. Die Frau hatte Augenprobleme, und was sie gesehen hat, war die Watte, die in der Dose oben drin ist, damit die Pillen nicht so hin und her fallen.

Ich glaube, sie braucht keine Tabletten, vor allem keine neuen. Wichtiger wäre erst mal eine Brille …

Und wenn wir gerade bei den Brillen sind. Da war der geschäftsmäßig aussehende ältere Herr in der Drogerieabteilung: «Ich hätte gerne eine Lesebrille mit +1 links und +2.5 rechts», sagt er zu Sabine.

«Leider haben wir nur Lesebrillen mit der gleichen Korrektur in beiden Gläsern, für das, was Sie wollen, müssen Sie zum Optiker.»

«Dafür habe ich keine Zeit! Geben Sie mir eine mit … äh … welches ist das wichtigere Auge?»

Vielleicht lag es auch nicht nur am Zeitmangel, sondern auch an einer gewissen Sparsamkeit, die gelegentlich im Alter auftritt.

Das Problem, dass man nichts mehr wegwirft, weil man «es vielleicht irgendwann noch brauchen kann», gibt es auch schon vorher. Mit den meisten Medikamenten sollte man das jedoch nicht so handhaben.

Eine ältere Frau am Stock betritt die Apotheke. Noch bevor sie etwas sagt, fallen mir ihre roten, entzündeten und übel verklebten Augen auf. Autsch.

«Ich habe seit vier Tagen rote, geschwollene Augen, und sie tun auch weh.»

«Ja, ich sehe es. Haben Sie denn schon etwas ausprobiert?» Sie zieht eine Plastiktüte mit drei Tropffläschchen heraus. Einmal klassische künstliche Tränen, einmal Visine und eine Flasche, die ich nicht gleich erkenne. Ich schaue im Computer. Es sind Ohrentropfen aus Deutschland. «Diese hier», ich halte die Ohrentropfen hoch, «haben Sie die auch in die Augen getropft?»

«Ja, natürlich. Seit vier Tagen. Es sind ja Tropfen gegen Entzündungen, nicht?»

«Schon, aber es sind *Ohren*tropfen, nicht Augentropfen.» Das alleine wäre schon interessant genug, aber näheres Hinschauen zeigt, dass die Ohrentropfen im Jahr 2000 abgelaufen sind!» Haben Sie die denn früher einmal gebraucht?»

«Jaaa … Ich hatte da mal irgendwann eine Ohrenentzündung.»

«Dann war die Flasche also bereits geöffnet.» Bäääh, schreit mein hygienesüchtiges Ich. Ich will gar nicht wissen, was für mikrobielle Kulturen sie da drin inzwischen gezüchtet hat. Ich werfe das Fläschchen weg, was mir erst mal einen entsetzten Blick von ihr einbringt. «Frau Occhi, Tropfen für in die Augen müssen keimfrei sein, weil Sie sich sonst von den Tropfen selbst eine üble Infektion holen können. Also: Wenn eine Flasche mal offen ist, ist sie im Normalfall nur für einen Monat gut. Und wenn sie ablaufen, dann müssen Sie sie wegwerfen!»

«Ja gut, aber was soll ich jetzt gegen meine Ohr-Infektion machen?» Ja, sie hat Ohr gesagt – ich ignoriere das jetzt aber als Versprecher. Man sieht, dass es die Augen sind.

«Sie haben eine ziemlich üble Augeninfektion. Versuchen Sie jetzt nicht, das selber weiter zu behandeln, sondern gehen Sie gleich zum Augenarzt!»

Der hat dann Antibiotika-Augentropfen verschrieben, und ich habe auf der Flasche noch vermerkt, bis wann sie gut ist: *Augentropfen gegen Infektionen. 3 × täglich 1 Tropfen in die Augen geben, mindestens 5 Tage lang. Flasche nach dem (Tag, Monat, Jahr) wegwerfen!*

Sicher ist sicher.

Die meisten Leute schauen sich hingegen die Verfallsdaten der Medikamente an.

Fräulein Pfötchen zum Beispiel. Ich kenne sie schon, in Erinnerung ist sie mir vor allem deshalb geblieben, weil sie, auch im vorgerückten Alter von 80 Jahren, darauf besteht, dass man sie mit «Fräulein» anredet. Sie erklärt das so:

«Man ist so lange ein Fräulein, bis man heiratet.»

Dementsprechend bin ich – 40 Jahre jünger – für sie also «Frau Pharmama» und sie ist für mich «Fräulein Pfötchen».

Also, das herzige, ältere Fräulein Pfötchen fragt mich fast schon scheu: «Ist die nette Dame von gestern nicht hier heute?» Weil sie mir die Haarlänge anzeigt, weiß ich, dass es sich dabei um Donna handeln muss.

«Nein, sie arbeitet heute nicht, aber vielleicht kann ich Ihnen helfen?»

«Ja, vielleicht. Sehen Sie, ich habe bei ihr gestern das hier gekauft (zieht eine Packung Augentropfen heraus), und zu Hause zeigt mir meine Freundin das hier.» Sie weist auf den Aufdruck, wo Chargennummer und Verfallsdatum draufstehen.

«Oh? Darf ich mal sehen?»

«Ja. Ich glaube hier steht *Feb 12*. Könnte es sein, dass die Packung abgelaufen ist?» Ich schaue es mir an. Da steht wirklich *Feb 12*, allerdings steht davor: *MFD*.

«Sehen Sie das *MFD*? Das heißt *ManuFacturingDate*. Das ist das Herstellungsdatum. Schauen Sie, darüber steht *EXP Okt 15*: Das ist das Verfallsdatum. Die Packung ist noch zwei Jahre lang gut.»

«Oh, da bin ich aber erleichtert. Vor allem, dass ich nicht hier hineingestürmt bin und sie angeschrien habe …»

«Ja, da bin ich auch froh!»

Wir lachen uns an, und sie geht zufrieden wieder.

Wir kontrollieren in der Apotheke die Verfalldaten. Einerseits werden sie beim Wareneingang zusammen mit dem Produkt eingegeben, sodass ich per Computer monatlich eine Auswertung machen kann und das, was demnächst abläuft, herausnehme.

Außerdem gehen wir zumindest zwei Mal im Jahr die Schubladen und Regale durch, wo wir jedes Produkt in die Hand nehmen und prüfen. Und trotzdem rutscht mal was durch die Kontrolle. Man glaubt es kaum, bis man mal wieder fündig wird und denkt: «Wo kommst du denn her? Du bist ja schon vor zwei Monaten abgelaufen!» Aber wie gesagt: das passiert selten. Zumindest bei uns. In den Ferien in Asien musste ich feststellen, dass es sich da anscheinend immer lohnt, vor dem Kauf einen Blick auf die Ablaufdaten zu werfen. In einem Laden war so ziemlich alles, was überhaupt ein Datum hatte, abgelaufen.

Solche Reklamationen, die dann keine sind, habe ich doch gerne. Schön war auch diese:
Frau Pouff: «Ich habe gestern dieses Ventolin-Dosieraerosol von Ihnen bekommen und ich denke, Sie haben mir ein gebrauchtes gegeben. Da kommt nichts raus!»
«Lassen Sie mich das mal anschauen.» Ich nehme den Inhalator aus der Verpackung. Er ist neu und vom Gewicht her noch voll, soweit ich das schätzen kann. Ich schaue ihn rundherum an, schüttle ihn etwas …
Frau Pouff hat offenbar genug Geduld gezeigt: «Sie wissen schon, was Sie da tun, oder? Das ist lächerlich! Der Inhalator ist brandneu!»
Das Verfalldatum ist auch okay. Ich gebe ihn der Patientin zurück.
«Zeigen Sie mir doch mal, wie Sie ihn benutzen.»
Sie schüttelt ihn, hält ihn vor den Mund, atmet aus, atmet ein, drückt – *Pfffft*. Ich verziehe keine Miene, nehme das Spray und entferne den blauen Deckel beim Mundventil. War ihr das peinlich.
«Oh! Oh, eigentlich weiß ich das! Das war wohl ein Hirnfurz von mir. Entschuldigen Sie vielmals die Störung.» Es folgt ein sehr rascher Abgang.

Erst jetzt erlaube ich mir zu lachen. Eigentlich hat sie es aber sonst wirklich perfekt gemacht. Es ist sooo wichtig, dass man Inhalatoren richtig anwendet, sonst wirken sie nicht!

Iiiyiieeeeiiiiyyiiiieek.
Was ist das? Das kreischende Geräusch ist noch weit entfernt, aber kommt näher.
IiiyiieeeeiiIIYYIIIIEEEEK
Und näher!
IIIIYYIIEEEIIIIYYYEEEEK!
Es wird still in der Apotheke, und alle lauschen. Gespannt blicken alle Anwesenden zum Eingang, wo sich plötzlich ein altes Frauchen mit einer Tasche auf Rädern zeigt.
IIIIYYIIEEEIIIIYYYEEEEK!
Das Kreischen wird fast unerträglich laut, bis sie und ihre Tasche vor der Theke zum Stillstand kommen. Sobald der erste Schock abgeklungen ist, gehen alle wieder ihren Beschäftigungen nach. Nach ihrem Einkauf setzt sie ihren Weg fort. Und nimmt das Kreischen wieder mit.
IIIIYYYEEEEIIIEEEEKIEiiiiyyiiiieek …
Ich glaube, das nächste Mal biete ich ihr an, das Problem mit unserem Magic Carfa-Spray (das ist Schmiermittel) unter der Theke zu beheben …

Ohren, Augen und die Muskulatur sind nicht die einzigen Dinge, die sich im Alter verändern …
Ein älterer Kunde kommt vorbei, um sein bestelltes Medikament abzuholen – leider hat er den Abholzettel zu Hause vergessen.
«Wie ist denn Ihr Name?», frage ich ihn deshalb.
Und er kämpft wirklich mit den Worten, nein, den Lauten: «Schmnpff… Schnma… SCHNAI…»
Ich schaue ihn verdutzt an, dann realisiere ich, woran es liegt: Sein

Gebiss hat sich gelöst und droht rauszufallen! Schließlich gibt er den Kampf auf, zieht die Zahnprothese aus dem Mund und sagt, einigermaßen verständlich: «Schneider, Friedrich. Das Ding ist neu, und ich komme damit noch nicht so zurecht!»

So habe ich zu seinem Medikament noch eine Haftcreme dazugelegt …

Manche von den älteren Leutchen haben einen derart trockenen Humor, das staubt schon fast: «Und wie geht es mit dem Blutdruckmedikament? Ist Ihr Blutdruck unter Kontrolle?», frage ich den älteren Herrn.

«Meistens. Aber wenn eine nackte Frau vorbeilaufen würde, wäre er schon auch höher.» Er zwinkert mir zu. Und ich bin sprachlos.

Im Alter kommt man oft mit Veränderungen nicht mehr so gut klar, auch wenn es um Medikamente geht.

Firmen fusionieren, werden übernommen oder Teile des Sortiments an andere Firmen verkauft. Dadurch ändern sich häufig bei den Medikamenten ein paar Dinge.

Manche Produkte gehen außer Handel, das heißt sie werden nicht mehr hergestellt, meist, weil beide Firmen ihr jeweils eigenes Generikum von einem Medikament hatten, und jetzt entscheiden sie sich für eines. Da müssen natürlich die Verpackungen angepasst und vereinheitlicht werden. Das bedeutet auch für uns Apotheker wieder eine Menge Überzeugungsarbeit, denn viele (vor allem ältere) Patienten sind beunruhigt, wenn die Packung nicht mehr genau gleich aussieht wie zuvor. Da kann man noch so viel erklären, warum, manche lassen sich einfach nicht überzeugen.

So einen Fall hatte ich mit dem Kunden, einem älteren, freundlichen Herrn, der bisher auf Dauerrezept Amlo Eco von der Firma

Ecosol hatte. Das Produkt heißt jetzt neu Amlodipin Sandoz eco, und die Packung sieht auch etwas anders aus.

Ich erklärte dem Kunden: «Ihr Medikament ist jetzt wegen dem Firmenzusammenschluss neu verpackt worden und heißt darum auch etwas anders, aber die Tabletten innen, die sind genau dieselben, die Sie immer hatten. Schauen Sie: hier!»

«Okay.»

Und jetzt kommt er wieder und erzählt mir: «Ich habe die ganze Packungsbeilage gelesen …» Auweh, mir schwant Übles. «… und da steht genau dasselbe drin wie bei der alten Packung – außer bei den Nebenwirkungen. Da haben sie ein paar Sachen mehr reingeschrieben! Darum habe ich beschlossen, das Medikament nicht mehr zu nehmen.»

Vorher hat er das Medikament jahrelang genommen, ohne Beschwerden, und seit er die Packungsbeilage gelesen hat, hat er die Nebenwirkungen. Es liegt natürlich an der neuen Tablette …

«Es ist nichts anderes, als Sie bisher gehabt haben. Es ist *dieselbe Tablette*. Nur die Verpackung und die Packungsbeilage haben sie geändert. Sie haben die Tabletten doch bisher immer gut vertragen, oder?»

«Schon, aber bei meiner Tablette stand auch nichts drin von leichtem Schwindelgefühl …»

«Die Tabletten sind zum Senken des Blutdrucks, damit Ihre Gefäße geschont werden. Die sollten Sie nicht einfach absetzen, sonst geht Ihr Blutdruck wieder nach oben!» Er wirft einen misstrauischen Blick auf die Packung Amlodipin.

«Ich hätte lieber wieder meine alten Tabletten.»

«Das verstehe ich gut, leider gibt es aber die alte Verpackung nicht mehr.»

«Die habe ich aber besser vertragen!»

«Wenn Sie Probleme haben mit diesen Tabletten, dann gibt es eigentlich nur noch die Möglichkeit, dass Sie mit dem Arzt Kontakt aufnehmen, um es zu wechseln. Ich kann aber nicht garantieren, dass die dann besser sind …»

Aber eigentlich denke ich, es wäre am besten, diesem Patienten einfach die Packungsbeilage wegzunehmen! Gut, ich darf das nicht – außer der Arzt schreibt auf das Rezept so was wie «sine confectione», dann bekäme der Kunde das Medikament ohne Verpackung und Beipackzettel. Das wäre auch so ziemlich der einzige Fall, wo ich das sinnvoll fände.

Nebenwirkungen

Nebenwirkungen und der Umgang mit ihnen sind eine Sache für sich. Ich meine: Was soll der Patient machen, wenn er die Packungsbeilage, dieses Origami-Werk, auseinandergefaltet hat und all die möglichen Nebenwirkungen, die «sehr häufig» auftreten können, liest?

Wobei der Patient meist nicht weiß, dass das vor allem der juristischen Absicherung der Hersteller dient. Ihm hilft das jedenfalls nichts, wenn da noch Nebenwirkungen aufgeführt sind, die sehr selten, das heißt in weniger als einem von 10 000 Fällen auftreten. Besonders nicht, wenn das dann so etwas ist wie «vorübergehendes Lidrandzucken» oder Ähnliches. Und Magenbeschwerden sowie Kopfschmerzen findet man eigentlich immer auf der Liste. Das war im Studium die letzte Rettung, die konnte man immer sagen, wenn nach möglichen Nebenwirkungen gefragt wurde. Die kommen sogar bei Placebos vor – und bei denen ist ja bekannterweise gar nichts drin.

Also, was macht der Patient? Eigentlich hat er drei Möglichkeiten:
1. Er nimmt das Medikament nicht. Das landet dann im Hausmüll oder wird über die Apotheke entsorgt. Das sind Tonnen an Medikamenten, was erstens eine Geldverschwendung und zwei-

tens eine Umweltbelastung ist. Und nicht zu vergessen: Was nicht genommen wird, kann auch nicht wirken.

2. Er reduziert selbständig (und ohne Arzt oder Apotheker das mitzuteilen) die Dosis. Auch das ist der Gesundheit nicht sehr förderlich, speziell wenn Tabletten, die man nicht zerkleinern darf (Retardtablette), geteilt werden oder opioidhaltige Pflaster zerschnitten werden.

3. Er nimmt das Arzneimittel wirklich ein, wie es ihm gesagt wurde. In der Fachsprache heißt das, er ist «adhärent». Damit läuft er aber Gefahr, tatsächlich eine oder mehrere von den Nebenwirkungen zu erleiden, die er nach Lesen des Beipackzettels zu erwarten hat.

Man könnte das natürlich auch machen wie folgende Kundin.

Sie holt zum wiederholten Male Schmerzpflaster gegen ihre Rückenschmerzen. Schmerzpflaster gibt es grob gesagt in drei Varianten. Die älteste Variante enthält hautreizende und durchblutungsfördernde (und damit wärmende) Wirkstoffe wie Capsaicin und ätherische Öle sowie manchmal Wintergrünöl. Die andere Möglichkeit sind Pflaster mit schmerzstillenden und entzündungshemmenden Wirkstoffen wie in Voltaren und ähnlichen Mitteln. Und ganz neu gibt es noch die Wärmepflaster, die selber Wärme generieren.

Jedenfalls wählt die Kundin die von der hautreizenden Sorte, und Donna erzählt ihr noch ein bisschen etwas darüber. Zum Beispiel, dass man sie, eben weil sie die Haut reizen, nicht ständig draufhaben soll.

«Es ist besser, zwischen den Pflastern einen Tag Pause zu machen, damit die Haut sich wieder erholen kann.»

«Nein, nein!», wehrt die Kundin ab. «Sagen Sie das nicht! Ich will das nicht hören.»

«Äh … okay?»

«Ich kann mir nicht *leisten,* dass das passiert. Die Pflaster helfen mir.»

Und solange wir nichts sagen, bekommt sie auch keine Probleme? Es kommt mir ein bisschen vor, wie die drei Affen: Nichts Böses hören, nichts Böses sagen und nichts Böses sehen. Das ist so ein Dilemma, das wir täglich haben: Wie viele von den möglichen Nebenwirkungen sollen wir erwähnen? Worauf besonders hinweisen? Manche Sachen, wie dass manche Tabletten die Reaktionszeit und damit zum Beispiel die Fahrtüchtigkeit beeinträchtigen, sagt man besser jedes Mal.
Bei den einen Kunden sagt man lieber so wenig wie möglich oder gar nichts, weil die ganz sicher jedes mögliche Problemchen auch bekommen, wenn sie davon wissen. Bei anderen sagt man lieber vorher etwas, bevor sie kommen mit «Ich habe die Packungsbeilage gelesen …» Und dann gibt es all die Fälle dazwischen.

Wir sind angehalten, aufmerksam zu sein und Nebenwirkungen zu melden, besonders, wenn die Medikamente neu sind und sozusagen noch unter Beobachtung stehen. Vielleicht finden wir ja etwas, was noch nicht bemerkt wurde.
Die Nebenwirkung von Frau Moppert ist allerdings eine ganz besondere …

Sie bringt mir den Rest ihrer Packung Stilnox zurück.
«Hier, das können Sie wiederhaben, die nehme ich nicht mehr.»
«Weshalb denn? Haben Sie sie nicht vertragen?»
«So könnte man auch sagen. Ich habe die wirklich nur gelegentlich genommen, und wenn, dann nur eine halbe Tablette, wenn ich nicht schlafen konnte.»
«Ja, das ist auch richtig so … und?»
«Und jetzt habe ich gestern erfahren, dass eine alte Freundin von

mir gestorben ist. Das hat mich sehr aufgewühlt, und darum habe ich gestern Abend vor dem Schlafen eine ganze Tablette genommen.»

«Hmmhmmm.» Das ist immer noch die Normaldosierung.

«Und heute Morgen habe ich ein kaputtes Fenster in der Eingangstüre!»

«Und was hat das …?»

«Ich stehe also vor der Türe und frage mich, was da passiert ist. Ich habe so fest geschlafen, ich habe nichts gehört. Dann kommt meine Nachbarin und fragt, ob es mir gut geht. Und ich sage: Mir schon, aber das sieht aus, als wollte jemand einbrechen. Und dann sagt mir die Nachbarin, dass *ich* das gewesen bin.»

«Häh?» Ja, das hört sich nicht intelligent an … und mindestens so unintelligent habe ich in dem Moment wohl auch dreingeblickt.

«Ja. Sie hat mir gesagt, sie habe in der Nacht gehört, wie bei mir ein ziemlicher Lärm war, Poltern und brechendes Glas. Und da haben sie die Polizei gerufen, weil sie dachten, da bricht jemand ein.»

«Und das haben Sie nicht mitbekommen? Das Schlafmittel ist schon ziemlich stark, aber …»

«Es kommt noch besser. Meine Nachbarin hat mir dann erklärt, dass ich vor meiner Wohnungstüre gestanden habe und versucht habe mit einem Regenschirm die Türe einzuschlagen.» Wow! «Keine Ahnung, wie die Polizei mich wieder in mein Bett gebracht hat oder was ich der Polizei oder der Nachbarin in der Nacht noch gesagt habe. Aber ich will nicht, dass Derartiges wieder passiert. Darum haben Sie hier die Tabletten zurück.»

Das ist zwar ziemlich krass, ist aber eigentlich nicht mal ein untypischer Fall. Was steht noch in der Packungsbeilage?

Schlafwandeln und damit assoziierte Verhaltensweisen wurden von Patienten berichtet, die Zolpidem (Stilnox) eingenommen hatten und nicht vollständig wach waren. Dazu zählten unter anderem Auto fahren im Schlaf, Zubereiten und Verzehren von Mahlzeiten, Telefonieren, Geschlechtsverkehr, ohne dass sich die Betroffenen später daran erinnern konnten (Amnesie).

Auch Flugbegleiter können davon ein Liedchen singen, wenn Leute, die Schlafmittel genommen haben, danach halbnackt im Flugzeug randalieren. Soll gelegentlich vorkommen. Ich verzichte jedenfalls trotz meiner latenten Flugangst lieber auf die Schlafmittel. Sonst versuche ich noch in 10 000 Metern Höhe die Türe aufzumachen. …

Manchmal ist unsere Arbeit ein bisschen wie Detektivarbeit. Wir versuchen anhand von Hinweisen (Symptomen / Beschwerden) und Verhören (Befragen der Kunden) erstens den Übeltäter (das Problem / die Krankheit) und dann das Tatwerkzeug (das geeignete Mittel) herauszufinden.

Wenn man diese Arbeit schon eine Zeit lang macht, entwickelt man auch ein gewisses Gespür dafür. Ich kann zum Beispiel schon alleine vom Anschauen der Arme einer älteren Person sagen, ob sie gewisse Blutverdünner nimmt. Die Flecken, die die machen, sind recht typisch. Rein statistisch betrachtet erwarte ich auch ab einem gewissen Alter (oft kombiniert mit Äußerlichkeiten wie Gewicht), dass sie vielleicht schon Tabletten nehmen müssen. Wenn ich ein Medikament auf Rezept abgebe (und auch sonst), muss ich das wissen, wegen der Wechselwirkungen.

Also frage ich immer nach.

«Nehmen Sie sonst irgendwelche Medikamente?»
«Nein.» Ich schaue ihn an, und irgendwie glaube ich das nicht. Alter, Gesichtsfarbe …
«Also auch nichts Rezeptpflichtiges?»
«Nein.» Hmmmm.
«Nichts, was der Arzt Ihnen gegeben hat?»

«Nein. Außer den kleinen weißen gegen den Bluthochdruck und die fürs Herz, die sie mir im Krankenhaus gegeben haben.» Aha!

Erst letztens habe ich mal wieder gemerkt, wie wichtig es ist, mit den Leuten zu reden und nicht nur einfach Medikamente abzugeben.

Eine Kundin kommt mal wieder in die Apotheke, um Medikamente für ihren Mann zu holen. Der war vor ein paar Wochen im Krankenhaus, wo auch einige seiner bisherigen Medikamente umgestellt wurden. Im Normalfall funktioniert das so, dass man dort ein Rezept mitbekommt und idealerweise noch einen Medikamentenplan, mit dem man dann später zum Hausarzt geht, der ein neues Rezept ausstellt für die Sachen, die man auch weiterhin braucht.

Während ich das Rezept ausfülle (für Beloc Zok, Sortis, Marcoumar, Movicol), frage ich die Frau: «Wie geht es denn Ihrem Mann so? Kommt er gut mit den neuen Medikamenten zurecht?»
«Schon, aber er hat immer noch Durchfall, und dieses Mittel schlägt einfach nicht an.»
«Durchfall?», sage ich, «meinen Sie etwa dieses Mittel?», und zeige das Movicol.
«Ja, genau.»
«Wie lange hat er denn schon Durchfall?»
«Schon seit er im Krankenhaus war, nicht schlimm, aber ständig. Er geht täglich etwa zweimal.»
«Das wundert mich gar nicht», sage ich, «das ist nämlich ein Mittel gegen Verstopfung, nicht gegen Durchfall!»

Ich rate ihr dementsprechend einfach, das Movicol wegzulassen. Ein paar Tage später meldet sie, dass sich die Verdauung ihres Mannes wieder normalisiert habe.

Ich weiß nicht, warum man ihm das aufgeschrieben hat, vielleicht war er dort verstopft. Aber der Hausarzt hätte das merken sollen, als er die Medikamente zur weiteren Abgabe aufgeschrieben hat. Und in der Apotheke hätte man ihm auch deutlich sagen sollen, für was das Mittel denn ist. Ich vermute, man hat ihm bei der Abgabe gesagt «für den Darm» – und das kann man ja in beide Richtungen verstehen …

Da sieht man nur einmal mehr: Kommunikation ist wichtig. Und das ist etwas, was man beim Bezug von Medikamenten via Internet oder Versand nicht bekommt. Nur damit das auch einmal gesagt ist.

Ich glaube, ich muss mich hier mal outen. Ich bin ein Besserwisser. Zumindest, was Medikamente und ihre Anwendung angeht. Gut, das ist mein Job, und bis zu einem gewissen Grad wird das auch von mir verlangt. Aber es gibt Leute, die mögen es gar nicht, wenn man sie verbessert. Auch dann nicht, wenn man es wirklich besser weiß.

Das ist eine etwas ältere Begebenheit, die etwa 15 Jahre zurückliegt.

Die Situation: Ich, frisch vom Studium, endlich Apothekerin, angefüllt mit Wissen, das nur darauf wartet, seine Anwendung zu finden. Es ist einer meiner ersten Tage in der Apotheke. Eine Kundin steht am Regal mit den Vitaminen. Ich gehe hin (das brauchte am Anfang immer etwas Überwindung) und frage mutig:

«Kann ich Ihnen helfen?»

«Ich bin nicht sicher. Ich hätte gerne Vitamin C, aber ich möchte eines ohne dieses Ascorbinsäure-Zeug drin.»

Au weh. Ascorbinsäure ist einfach nur die chemische Bezeichnung von Vitamin C.

Das wurde schwierig. Das glaubte sie trotz meiner Bemühungen dann erst der älteren und erfahrener aussehenden Pharma-Assistentin.

Heute bin ich da etwas lockerer. Ich versuche mein Wissen immer noch zu vermitteln (das ist wahrscheinlich eine Berufskrankheit), aber nicht mehr so verbissen.

Am Telefon habe ich eine ältere Frau:
«Bitte legen Sie mir doch die Medikamente von meinem Rezept auf die Seite. Ich komme sie später holen.»
«Gern, welche denn?»
«Ich hätte gerne die Ramipril fünf Zentimeter und die Torasem zehn Zentimeter.»
«Sie meinen die fünf Milligramm und zehn Milligramm …»
Frau Ruppig: «Nein, nein! Das heißt *Zentimeter*!»
Nein, tut es nicht. Zentimeter ist eine Längenangabe. Tabletten dosiert man nicht nach Länge. Milligramm ist eine Gewichtsangabe und wird unter anderem zur Unterscheidung verschiedener Dosierungen von Medikamenten gebraucht.
Ich beschließe, dass das ein Fall ist, wo es nichts nutzt, recht haben zu wollen. In manchen Fällen ist es für den eigenen Seelenfrieden dann besser, man hält den Mund und macht einfach weiter.
Die Frau fährt fort:
«Außerdem stimmt etwas nicht mit meiner Gallenblase. Ich muss viel zu häufig auf die Toilette!» Die Gallenblase ist tatsächlich ein Teil des Verdauungssystems. Sie sammelt und gibt die von der Leber produzierte Galle ab, die wir zur Fettverdauung brauchen. Sie hat allerdings nichts damit zu tun, dass man häufiger pinkeln muss. Dafür ist die Blase zuständig, sie ist Teil des Ausscheidungssystems und sammelt und gibt den Urin ab, der durch die Nieren produziert wird. Das muss ich jetzt doch etwas genauer wissen:
«Sie meinen mit Ihrer Blase stimmt etwas nicht?»
«Nein! Mit meiner *Gallenblase*! Ich muss viel zu häufig Wasser lassen!» Hmmm, soll ich jetzt mit ihr deswegen zu streiten anfangen?

«Haben Sie darüber schon mit Ihrem Arzt gesprochen?»

«Ja, aber der hat keine Ahnung! Der fragt mich doch tatsächlich über meinen Magen und meine Verdauung aus, dabei habe ich doch Probleme mit der Gallenblase!»

Nun gut, jetzt darf sie mich auch zu denen zählen, die keine Ahnung haben, denn auch wiederholte Erklärungen zur Anatomie nützten gar nichts. Ich habe ihr dann einen Blasen-Nieren-Tee und Natron verkauft und ihr gesagt, dass sie, falls es nicht besser wird oder anfängt zu schmerzen, zum Arzt gehen soll.

Dabei sollte sie eigentlich froh sein, dass sie keine Gallenblasenentzündung hat. Die ist nämlich viel unangenehmer als eine normale Blasenentzündung.

Manche Leute sind auch einfach nur stur. Erinnert ihr euch noch an Frau Dürr? Solltet ihr eigentlich, denn die ist erst vor ein paar Wochen in der Apotheke umgekippt.

Sie ist aus dem Krankenhaus, wo man sie untersucht und wieder aufgebaut hat, zurück. Man hat sie mit Spitex-Hilfe nach Hause entlassen. Sie hat ihren Hund vom Polizeizwinger zurückgeholt und nimmt inzwischen diverse Medikamente. Anscheinend haben sie bei ihr neben der Dehydration auch noch Herzprobleme und hohen Blutdruck festgestellt.

Nun steht sie in der Apotheke mit einer ganzen Liste von Medikamenten, die sie gerne von uns hätte. Die würde ich ihr ja gerne geben, aber ich habe da ein Problem: Sie hat kein Rezept mehr dafür, und ich habe ihr schon beim Ausführen des Krankenhausrezeptes gesagt, sie bräuchte für die Weiterführung der Therapie ein neues Rezept vom Hausarzt.

Damals ging das Gespräch in etwa so: «Hier sind Ihre Medikamente. Dies ist gegen …, das gegen … Sie nehmen sie so und so. Denken Sie bitte daran, dass das Krankenhaus nur kleine Packungen aufgeschrieben hat, Sie die aber weiter nehmen müssen. Bitte machen Sie einen Termin mit dem Hausarzt ab, damit der ein neues Rezept ausstellt.»

Das ist die Standardprozedur und im Normalfall auch kein Problem, hat man doch etwa 30 Tage Zeit, weil die Packungen so lange reichen. Nach 30 Tagen aber stand sie wieder vor mir.

«Ich brauche wieder meine Medikamente.»

«Haben Sie denn mit dem Hausarzt Kontakt aufgenommen?»

«Ja, da habe ich ein bisschen ein Problem. Ich konnte noch keinen Termin machen, aber ich brauche meine Medikamente doch dringend.»

Je nun. Ich darf ja nur «in begründeten Ausnahmefällen» eine Packung auf einem schon abgegebenen Rezept wiederholen. Das mache ich dann auch.

«Ich kann Ihnen jetzt noch einmal eine kleine Packung von den Medikamenten geben. Aber Frau Dürr, das ist eine *Ausnahme* – für die Weiterführung der Therapie *müssen* Sie zum Hausarzt. Ja?»

«Ja, natürlich.»

Und jetzt steht sie *wieder* hier.

«Frau Dürr, jetzt kann ich Ihnen die Medikamente nicht mehr geben. Erst brauche ich ein neues Rezept von Ihrem Arzt!»

«Aber ich konnte noch nicht …»

«Wie heißt denn Ihr Hausarzt? Ich kann ihn ja anrufen und fragen, ob ich einen Vorbezug machen darf. Das geht aber nur, wenn er mir auch bestätigt, dass er ein Rezept ausstellt.»

«Ja gut. Es ist Dr. Ancient.»

Ich gehe telefonieren und muss dabei feststellen, dass Herr Dr. Ancient seine Praxis altershalber abgegeben hat.

«Frau Dürr, der Arzt praktiziert nicht mehr. Haben Sie vielleicht einen anderen Arzt?»

«Oh, natürlich, das habe ich vergessen. Sein Nachfolger ist Doktor Neu.» Wieder gehe ich zum Telefon. Und was sagt der Arzt?

Er sagt: «Zuerst will ich sie sehen. Frau Dürr war seit über zwei Jahren nicht mehr bei mir, und bevor ich sie nicht gesehen habe, verschreibe ich nichts!» Irgendwo verständlich. Also wieder zurück zur Kundin.

«Frau Dürr, Dr. Neu will Sie zuerst sehen, bevor er Ihnen etwas verschreibt. Hier haben Sie seine Telefonnummer. Machen Sie gleich, wenn Sie nach Hause kommen, einen Termin mit ihm ab für das Rezept.»

Frau Dürr ist nicht zufrieden mit der Auskunft, also versucht sie es mit den Klassikern: «Aber ich brauche sie!» und «Sie sind schuld, wenn …»

Es nützt doch alles nichts! Ich habe getan, was ich konnte. Jetzt liegt es an ihr. Auch ich habe meine gesetzlichen Vorgaben und mich daran zu halten.

Ein paar Tage danach bekomme ich ein Fax von der Spitex: *Wir bräuchten folgende Medikamente für Frau Dürr …*

Phantastisch. Und *ich* bräuchte ein Rezept, denn das ist immer noch nicht zu uns gekommen. Also telefoniere ich mit der Spitex und erkläre, warum Frau Dürr, bis ich ein neues Rezept habe, keine Medikamente mehr von mir bekommen kann. Und natürlich, dass der Arzt ihr kein Rezept ausstellt, bis er sie gesehen hat.

«Aber sie hatte einen Arzttermin heute!», sagt die Frau von der Spitex – da tönt es aus dem Hintergrund: «Ja, aber sie hat sich *geweigert* zu gehen!» Eben.

Während Frau Dürr den Kontakt mit dem Arzt eher scheut, gibt es da andere, die nehmen Arzt und Apotheke als praktisch rund um die Uhr erreichbare Kontaktstellen wahr.

So auch unsere altbekannte Kundin, Frau Ennui. Wir haben sie inzwischen von der Nachbarapotheke geerbt, wobei ich nicht weiß, ob ich da dankbar sein soll. Nach heute bin ich eher der Meinung, dass ich auf sie verzichten könnte. Wieso? Hier ein stark gekürzter Bericht über unsere heutige Kommunikation mit ihr.

12.45 Uhr Telefon:

Frau Ennui: «Meine Nase läuft wie ein Wasserfall, aber ich bin gar nicht sehr erkältet, was könnte das sein? Haben Sie da etwas dagegen? Könnten Sie es vorbeibringen?»

«Ja, kann ich, aber erst nach der Mittagspause.»

«Aber ich leide *jetzt*! Die Nase läuft! Ich brauche unbedingt *gleich* etwas.»

«Nein, es geht nicht. Ich lasse es Ihnen mit unserer Auslieferungstour heute Mittag bringen. Zwischen 14 und 15 Uhr, früher geht es nicht.»

«Dann lassen Sie mich halt drei Stunden lang leiden!»

13.30 Uhr Telefon:

«Sie brauchen es doch nicht zu bringen. Ich habe noch etwas zu Hause gefunden.»

«Oh, gut.»

«Aber Sie dürfen mir sagen, wie ich das anwenden soll!»

14.15 Uhr Telefon:

«Die Nase läuft immer noch, ist aber besser. Was würden *Sie* denn empfehlen? Kann man das doch noch vorbeibringen?»

«Brauchen Sie sonst noch etwas? Morgen ist Samstag, und da können wir nichts liefern.»

Nein, sonst braucht sie nichts.

16.00 Uhr
Azubine Minnie bringt ihr das Medikament auf ihrer Auslieferungstour vorbei. Frau Ennui drückt ihr das Geld in die Hand und
schließt die Türe kommentarlos vor ihrer Nase.

16.45 Uhr Telefon:
«Ich habe noch etwas vergessen! Und das Mädchen, das das Medikament gebracht hat, war so schnell weg, dass ich nicht fragen
konnte! Ich habe seit einer Woche so Bauchschmerzen und kann
nicht richtig essen. Haben Sie etwas dagegen? Den Arzt habe ich
auch schon gefragt, aber er wollte mir nichts aufschreiben.
… Nein, das habe ich schon, das wirkt nicht.
… Nein, das habe ich auch schon mal probiert, da wird mir schlecht
davon.
… Nein, ich habe auch nichts sonst zu Hause – könnten Sie mir
nicht irgendetwas bringen? Das ist *ein Notfall*! Ich leide!
Was ‹Nein›? – Wollen Sie mich sterben lassen?»
Inzwischen bin ich schon fast so weit, dass ich ihr sage, ich rufe
den Notarzt, wenn es denn wirklich so furchtbar schlimm ist.

Wieso macht jemand so etwas? Meiner Ansicht nach haben diese
Leute ein Problem. Unter anderem haben sie viel zu viel Zeit, um
sich mit sich selbst zu beschäftigen. Da wird jede Unannehmlich-
keit oder Missempfindung zur richtigen Beschwerde. Dieser Typ
Kunde ist meist weiblich, älter, häufig alleine lebend und geht
kaum aus dem Haus. Erschwerend kommt dazu, dass sie wohl
nicht viele Leute haben, mit denen sie reden können (und nicht
viele Themen), also reden sie ausführlich über ihre Beschwerden
mit Arzt und Apotheker. Also mit mir.
Vielleicht machen diese Kunden das auch bei Freunden und Verwandten, das weiß ich nicht, aber uns beehren sie dann täglich
und oft noch täglich mehrmals mit ihren Anrufen. Dass sie dabei

unbedingt immer mit der Apothekerin reden wollen, verschärft das Ganze noch.

Ganz schlecht ist es, diese Personen zu fragen, ob sie Symptom XY haben (oder noch schlimmer: Nebenwirkung A). Wenn sie es vorher nicht hatten, *jetzt* haben sie's garantiert!

Sex and more, Teil 2 – die Pille danach und andere Verhütungsfragen

Was Sie eigentlich nie über Sex wissen wollten …
von mir jetzt aber trotzdem erzählt bekommen.

Sex nimmt einen erstaunlich großen Raum im menschlichen Leben ein. Unsere Gedanken kreisen um Fragen wie Wann?, Wer mit wem?, Wie?, Warum?, Warum nicht? – vor allem in jugendlichem Alter, aber nicht nur. Und natürlich um alles, was daraus entstehen mag: Beziehungen, Tragödien und … Schwangerschaften. Und genau da kommen wir zur Apotheke.

Sexuell übertragbare Krankheiten sind genauso ein Thema wie Verhütung und Schwangerschaft. Kondome, Pillen und weitere Verhütungsmittel gibt es aus der Apotheke.

Vor nicht allzu langer Zeit hat der Papst versucht Einfluss zu nehmen, indem er die Apotheker dazu aufgerufen hat, «gewissenhafte Bedenken» an den Tag zu legen, wenn es um die Abgabe von Produkten geht, die «unmoralische Ziele haben». Dazu zählt er Produkte zur Abtreibung und Sterbehilfe. Und ganz sicher auch alles, was der Verhütung dient, denn für die katholische Kirche ist Sex ja hauptsächlich dazu da, sich fortzupflanzen. Also keine Kondome, keine Verhütungspille und keine Pille danach mehr von gläubigen Apothekern?

Was bei uns unmöglich scheint, ist in Amerika, das teilweise um einiges fundamentalistischer ist, jedoch (leider) schon gang und gäbe: «Sorry, die Pille bekommen Sie von mir nicht, das geht gegen meine religiöse Überzeugung.»

Ich finde, das geht einfach nicht. Wenn man Beruf und Religion nicht trennen kann, dann sollte man sich einen anderen Job suchen – oder diesen gar nicht erst wählen. Was würden Sie sagen, wenn Sie in der Metzgerei Schinken im Teig verlangen und der Metzger sagt: «Tut mir leid, ich kann Ihnen das nicht geben, das geht gegen meine religiöse Überzeugung», weil er kein Schweinefleisch verkauft. Vorausgesetzt natürlich, es ist keine ausgewiesen koschere Metzgerei.

Dasselbe gilt für Männer, die Kondome kaufen, oder Frauen, die die Pille nehmen oder abtreiben. Soll ich als Apothekerin Ihnen meine Ansichten aufdrücken? Im Endeffekt ist es Ihre Entscheidung, und Sie müssen damit leben. Kinder sind keine leichte Entscheidung, und im Endeffekt profitieren auch die Kinder davon, wenn die Mutter sich entscheidet zu warten, bis die Umstände gut sind.

Das habe ich selber auch so gehalten – und ich bin katholisch erzogen worden und war sogar eine Zeit lang recht aktiv als Ministrant.

Die Pille danach

In der Schweiz bekommt man die Pille danach in der Apotheke. Sogar ohne Rezept. Allerdings nach einem persönlichen Beratungsgespräch mit der Apothekerin, die Diverses abklären muss, vor allem, ob die Einnahme möglich und angezeigt ist. Manchmal gehört dazu auch die Aufklärung über andere Verhütungsmethoden oder sexuell übertragbare Krankheiten. Und gelegentlich erfährt man dabei mehr, als man eigentlich wissen wollte.

Frage: **Für wen ist die Pille danach?**
Die Pille danach darf nur an die anwesende betroffene Frau selbst abgegeben werden. Nicht an die Freundin, Tochter, Mutter und auch nicht an den Freund oder Mann.

Und *das* geht zum Beispiel gar nicht:

Mann mit Pille-danach-Wunsch: «Ja, das ist ein bisschen kompliziert. Wissen Sie, es handelt sich dabei nicht um meine Frau, sondern um meine Freundin. Die ist auch verheiratet, und ihr Mann soll nicht herausbekommen, dass sie ein Verhältnis hat.»

Stopp, Halt! Das brauche ich alles gar nicht zu wissen – und *Ihnen* hilft das auch nichts, ich brauche die Frau, um den Rest abklären zu können.

Frage: **Weshalb brauchen Sie die Pille danach?**

Pille vergessen oder ausgelassen? Nicht verhütet? Das Kondom geplatzt? – Letzteres ist die bei Weitem häufigste Antwort, die wir bekommen. Entweder ist die Qualität nicht gut, was ich mir hierzulande kaum vorstellen kann, oder es wird falsch angewendet – ja, auch da kann man Fehler machen. Aber häufig denke ich, es ist einfach eine Umschreibung für «Oh, hoppla, Verhütung? Ist das was zum Essen?»

So wie bei dem Pärchen, das auch «Kondom geplatzt» als Ursache angab, und dann, bevor sie aus der Apotheke gehen, bekomme ich noch mit, wie sie zu ihm sagt: «Schau mal, die haben auch Kondome! Komm, wir kaufen gleich eine Packung, dann haben wir das nächste Mal wenigstens welche.» Nie ärgern, nur wundern …

Es gibt auch das andere Extrem: die Frau, wo das Kondom beim Sex abgerutscht ist, die aber zusätzlich noch die Pille nimmt und das sehr, sehr regelmäßig und genau. Nein, sie will wohl echt keine Kinder.

Auch diese Frau, um die 30, erzählt mir, dass sie im Normalfall mit der Pille verhütet:

«Ich brauche die Pille danach.»

«Wie verhüten Sie normalerweise?»

«Ich nehme Gynera» (eine Pille).

«Haben Sie eine Dosis ausgelassen?»

«Ja, vier.»

«Und wo in der Packung sind Sie?»

«Am Ende.»

«Wie viele Tabletten sind noch übrig?»

«Keine, ich fange erst in drei Tagen wieder an.»

Es stellt sich also heraus, dass die Kundin gar nicht vergessen hat, die Pille zu nehmen, sondern sich in der siebentägigen Einnahmepause befindet. Ich erkläre ihr, wie die Pille funktioniert und dass sie die Pille danach nicht braucht, weil sie auch in der Einnahmepause geschützt ist. Die Kundin nimmt die Pille schon seit Jahren, aber das hat sie nicht gewusst.

Frage: **Wann hat der ungeschützte Geschlechtsverkehr stattgefunden?**

Das fragen wir, weil man die Pille danach möglichst bald nach dem Geschlechtsverkehr nehmen soll, da die Wirksamkeit der Pille danach rasch abnimmt. Von über 95 Prozent in den ersten 24 Stunden, auf 85 Prozent danach, und nach 48 Stunden beträgt sie nur noch 58 Prozent. Nach 72 Stunden braucht man sie nicht mehr zu nehmen.

Sehr schnell war da diejenige, die 15 Minuten nach dem Akt schon in der Apotheke stand …

Etwas überrascht war ich, als eine zielstrebige Frau (Typ Karrierefrau) auf die Frage, wann der ungeschützte Geschlechtsverkehr denn stattgefunden hat, mit: «Noch nicht» antwortete.

«Noch nicht?!? Erklären Sie das bitte.»

«Mein Freund kommt heute Abend von seiner Geschäftsreise zurück, und da will ich mit ihm schlafen. Ich nehme aber im Moment nicht die Pille und will nicht schwanger werden.»

«Aha. Sie wissen, dass es auch Kondome gibt?»

«Ja, aber mein Freund sagt, dass Kondome ihn stören und er dann nicht so viel spürt.»

«Ich kann Ihnen die Pille danach nicht geben. Sie ist keine Methode zur Empfängnisverhütung, sondern eine Notfallmaßnahme!»

In die gleiche Kategorie fällt auch die junge Frau, die meinte: «Ich gehe später aus und ich dachte, ich hole die Pille danach vorsichtshalber jetzt schon einmal, damit ich morgen ausschlafen kann. Das ist am nächsten Tag immer so umständlich! Und da ich heute schon mal hier bin …»

Frage: **Nehmen Sie andere Medikamente ein?**
Ich habe mir angewöhnt, da hinzuzufügen, «auch selbst gekaufte oder pflanzliche?», da anscheinend viele Leute nicht zu realisieren scheinen, dass man heute relativ potente Sachen auch ohne Rezept erhält und dass pflanzlich nicht zwingend «ungefährlich» oder neben- und wechselwirkungsfrei bedeutet. Klassisches Beispiel: Johanniskraut, das enorm viele und relevante Wechselwirkungen macht. Trotzdem bekommt man das inzwischen im Discounter.

Manchmal kommt bei der Beratung auch die Freundin mit für die seelische Unterstützung. Wobei ich ja nicht hier bin, um die Frau fertigzumachen. Ich verurteile keine Frau, weil sie die Pille danach braucht. «Shit happens», wie man sagt.
Es kann zwar schon sein, dass ich etwas sage, wenn die Pille danach zum x-ten Mal geholt wird. Immerhin ist das kein Verhütungsmittel, hat auch ein paar Nebenwirkungen mehr, und dann gibt's eben noch die Geschlechtskrankheiten … Nun gut.
Die junge Frau kommt mit ihrer Freundin zur Beratung für die Pille danach. Ich verstehe hier auch nach kürzester Zeit, wieso. Offenbar ist sie geistig etwas zurückgeblieben oder sogar ernst-

haft behindert. Sie kann mir tatsächlich nicht mal die Frage nach ihrer Adresse beantworten ohne Hilfe der Freundin.

«Wie verhüten Sie normalerweise?»

Die Freundin antwortet für sie: «Sie nimmt die Pille, aber sie hat sie nicht regelmäßig genommen. Und ihr Hausarzt, der sie ihr verschrieben hat, ist im Moment in den Ferien.»

«Und jetzt hatten Sie ungeschützten Geschlechtsverkehr?»

Fragender Blick der Frau an die Freundin, die nur sagt: «Sex.»

Die Frau nickt: «Ich wollte ja eigentlich gar nicht, aber dann ist es doch irgendwie passiert. Das ist jetzt schon das zweite Mal.»

Für mich hört sich das ein bisschen so an, als ob da jemand die Einfachheit der Frau ziemlich ausgenutzt hat. Das grenzt schon fast an Vergewaltigung, aber Nachfragen in die Richtung blockt sie ab.

«Hat er denn ein Kondom benutzt?»

«Nein.»

Während ich die Fragen mit ihnen durchgehe, überlege ich, ob ich ihr die Pille danach wirklich guten Gewissens abgeben kann – immerhin scheitert es (fast) am allerersten Punkt: «Versteht mich die Kundin?»

«Nehmen Sie andere Medikamente ein, auch selbstgekaufte oder pflanzliche?»

Die Freundin hat eine Liste dabei, darauf auch: Carbamazepin. Vollbremsung. Sie nimmt also Antiepileptika. In diesem Fall muss ich sie sowieso zur Frauenärztin schicken, denn diese Medikamente können die Wirkung der Pille danach herabsetzen. Ich mache ihr also einen Sofort-Termin bei einer Frauenärztin, wohin ihre Freundin sie dann bringt.

Aber seitdem bin ich trotzdem am Überlegen: Sollten wir in so einem Fall die Pille danach abgeben? Ich meine, wenn jetzt sonst nichts dagegen spricht, wie die Wechselwirkung oben. Versteht sie mich genug, um zu wissen, was sie zu machen hat, wenn die

Periode sich verschiebt? Dass das als Verhütung nicht ausreicht für den restlichen Zyklus? Schwanger will sie offenbar ja nicht werden, vor allem wohl auch nicht in dem speziellen Fall. Und *ich* will auch nicht, dass sie schwanger wird.

Eine Frau hat ein Recht darüber zu entscheiden, was mit ihrem Körper passiert. Dazu gehören auch Schwangerschaften.

Auch der Partner ist manchmal mit dabei bei einer Beratung. Ich frage dann normalerweise erst mal, ob die Frau damit einverstanden ist, da ich ja doch ein paar delikatere Fragen stellen muss. Das junge Pärchen, das vor mir stand, sah etwas unsicher aus, was er mit machohaftem Auftritt (samt weißer Hose und rosa Shirt) überspielte, während sie aussah, als wäre sie lieber woanders.

«Bevor wir anfangen …», sagt der Mann.

«Ja, ich weiß nicht, ob ich die Pille danach wirklich brauche.»

«Ach ja? Und wieso?»

Der Mann fragt geradeheraus: «Kann man denn schwanger werden, wenn man in seine Hand kommt und danach die Frau an der Scheide berührt?»

«Es ist möglich, aber eher unwahrscheinlich …»

«Komm, lass uns gehen», drängt sie ihren Freund, «ich glaube nicht, dass wir das brauchen.» Aber der Mann will es genau wissen.

«Was, wenn man *drei Stunden* vorher in seine Hand gekommen ist und *dann* seine Freundin befummelt?»

«Sie … haben Ihre Hände also danach drei Stunden lang nicht gewaschen?!?» Ugh. Wo ist das Desinfektionsmittel?

Die wichtigste «take home message» aus einer weiteren Beratung für die Pille danach:

«Ja, man kann auch schwanger werden, wenn man keinen Orgasmus hatte während des ungeschützten Geschlechtsverkehrs – das gilt für Männer *und* Frauen.»

Vielleicht musste der Mann *genau das* mitbekommen?

Sie war da etwas dezenter als eine andere Frau, die ungeschützten Sex hatte und (in Anwesenheit ihres Typs) meinte: «Und dabei hat es sich noch nicht einmal gelohnt!» Aber prinzipiell haben die dasselbe Problem.

Frage: **Wann war Ihre letzte Periode?**

Das ist unerlässlich, um auszuschließen, dass sie eventuell schon schwanger ist. Wenn sie schon mehrere Wochen überfällig ist, ist eher der Frauenarzt angezeigt als die Pille danach. Aber ich kann Ihnen trotzdem noch etwas geben: Wie wäre es mit einem Schwangerschaftstest?

Frage: **Haben Sie Allergien?**

Die Idee dabei ist natürlich zu schauen, ob sie nicht schon einmal auf hormonhaltige Präparate reagiert hat. Aber es ist immer interessant, was da so für Antworten gegeben werden.

Das reicht von Verdrängen …

«Allergien? Habe ich keine …» Pause «… außer gegen Aspirin, Penicillin und Erdbeeren …»

… bis zu stolzem Aufzählen. Hier die Allergie-Liste einer etwas älteren Frau (die Fehler sind von ihr):

Allergie-Liste

Chlorpromazin (bin fast gestorben)

Paspertin (bin beinahe gestorben)

Penisillin (Ich hätte sterben können!)

Sulfonamide (dasselbe)

Iod (Ich hätte beinahe sterben können)

Frage: **Hatten Sie die Pille danach schon einmal?**

Das ist so eine Frage, die teils sehr interessante Einblicke in das Privatleben bietet. Im Prinzip geht es hier auch darum, abzuschätzen, was man der Patientin an Zusatzinformationen mitgeben muss, damit das nicht zu häufig vorkommt: Infos über andere Verhütungsmittel, die richtige Anwendung von Kondomen, Aufklärung über sexuell übertragbare Krankheiten ...

Bei der Beratung für die Abgabe der Pille danach kommt heraus, dass das blonde, schlanke Mädchen schon vor zwei Tagen eine nehmen musste. Mein «Wieso?» bringt etwas mehr Info als erwartet.

«Ach, wissen Sie, wir haben schon ein Kondom benutzt, aber es ist gerissen. Und das heute war aus derselben Packung und ist *auch* gerissen. Vielleicht ist das einfach eine schlechte Qualität. Denken Sie, ich hätte andere nehmen sollen? Jedenfalls haben wir dann ohne weitergemacht. Aber damit ist jetzt Schluss! Ich habe nämlich herausgefunden, dass er verheiratet ist.»

Oh, toll. Vielleicht sollte sie sich gleich noch anmelden für einen HIV-Test in ein paar Wochen? Das ist nämlich auch so etwas, was ich bei der Abgabe der Pille danach besprechen muss: ob die Frau über sexuell übertragbare Krankheiten aufgeklärt ist. Es reicht ja nicht nur, sich vor Schwangerschaften zu schützen, man muss auch daran denken, dass da eine Menge Käferchen im Umlauf sind, die auf sexuell aktive Menschen als Überträger setzen. Ich rede hier von Chlamydien, Syphillis, HIV, Gonnorrhoe, Hepatitis, Herpes, Trichomonaden und auch Filzläusen. Letztere sind tatsächlich Käfer der sechsbeinigen Variante, der Rest gehört zu unterschiedlichen Erregern wie Viren, Bakterien aber auch Pilzen, Protozoen ... Einige von denen hat man, wenn man sie mal hat, für den Rest des Lebens.

Verhütungsmittel

Es ist Freitagabend, vier Minuten vor Ladenschluss – vier Minuten vor meinen Ferien –, da kommt eine jüngere Frau herein.

«Ich hätte da eine etwas … perverse Frage», meint sie.

«Na dann mal los!», sage ich und lächle aufmunternd, während ich sie etwas auf die Seite nehme. Eigentlich unnötig, es ist sonst niemand mehr da.

«Ich brauche ein Verhütungsmittel, aber keine Kondome. Was gibt es da?»

Also fange ich mal an, aufzuzählen und zu erklären: Pille, Pflaster, Ring, Implantat, Spirale, ferner Diaphragma, Femidom … Für die meisten – die hormonhaltigen – muss sie aber erst mal zum Frauenarzt zur Abklärung.

Die Frau verzieht das Gesicht: «Ugh, dafür habe ich keine Zeit …»

«Na, dann gäbe es da noch die Sprechstunde der Frauenklinik.»

«Und die Pille danach?»

«Ja, die bekommen Sie bei uns … *danach*. Außerdem ist das nicht zur normalen Verhütung gedacht.»

«Ich brauche jetzt gleich etwas, wir fliegen morgen in die Ferien. Wie schnell wirken denn die Sachen?»

«Nun, die hormonhaltigen brauchen etwa sieben Tage …»

«Das dauert alles zu lange!»

«Was spricht denn gegen die Kondome?»

Sie druckst etwas herum: «Mein Freund … Er mag sie nicht.» Ich schaue sie nur an. «Und morgen gehen wir in die Ferien! Hätten Sie nicht irgendwas?»

«Ich kann Ihnen nicht einfach so irgendeine Pille geben. Das braucht beim ersten Mal eine Abklärung mit dem Frauenarzt. Und selbst wenn, bis sie wirkt …»

«Nun, ich hatte schon einmal vor Jahren die Pille, aber dann habe ich deswegen so zugenommen, dass ich sie wieder abgesetzt habe. Die will ich nicht mehr.»

Ich hatte nichts für sie. Ich versuchte ihr noch mal die Kondome schmackhaft zu machen. Das ist wirklich so ziemlich das einzige «Instant-Verhütungsmittel». Inzwischen gibt es auch latexfreie, falls das das Problem gewesen wäre, oder verschiedene Größen, aber sie wollte nicht.

Meine guten Ratschläge habe ich für mich behalten. Zum Beispiel, dass es geschickter gewesen wäre, wenn sie etwas früher einen Gedanken an Verhütung verschwendet hätte. Jetzt ist es etwas spät. Apropos spät: Zeit zum Schließen. Ich hoffe, die sehe ich morgen nicht am Flughafen.

Die Anwendung der meisten Verhütungspillen ist eigentlich ganz einfach. Es funktioniert so, dass man 21 Tage lang täglich eine Pille nimmt, dann sieben Tage Pause macht (oder wirkstofffreie Tabletten nimmt) und dann wieder die Pille nimmt. Sieben Tage Pause = eine ganze Woche.

Das heißt, wenn ich jeweils an einem Montag anfange die Pille zu nehmen, nehme ich sie bis zum Sonntag und mache dann Pause am (mitzählen): Montag (1), Dienstag (2), Mittwoch (3), Donnerstag (4), Freitag (5), Samstag (6) und Sonntag (7). Ich fange also immer wieder *am gleichen Wochentag* an.

Ich denke, das ist wirklich nicht so schwer zu begreifen, aber nachdem ich der Kundin dieses Konzept drei Mal mit unterschiedlichen Formulierungen und noch einmal mit Aufmalen demonstriert habe und das immer noch nicht bei ihr angekommen ist, fange ich an, an mir zu zweifeln.

Darauf gekommen, dass sie sie nicht richtig nimmt, bin ich übrigens, als sie auf meine Frage, ob sie mit der Einnahme zurechtkomme, ihre Agenda zeigte, wo sie feinsäuberlich vermerkt hat, wann sie mit der Pille aufhört und wieder anfängt. Weil das immer an einem *anderen* Wochentag war, bin ich schnell drauf gekommen, dass ihre einwöchige Einnahmepause sechs Tage lang ist.

Gut, das ist von der Wirkung her nicht so tragisch (besser eine zu kurze Pause als eine zu lange), aber es macht es komplizierter als nötig und sie verliert dadurch einen Tag pro Monat, also zwölf Tage im Jahr, und nach zwei Jahren macht das doch schon eine ganze Monatspackung aus.

Es ist immer wieder erstaunlich, was rauskommt, wenn man nachfragt. Auch wenn jemand etwas schon länger hat, heißt das nicht, dass immer alles klar und in Ordnung ist. Für diese Frau wäre eine Pille mit 28-tägiger Einnahme, die sie durchgehend nehmen kann und bei der sie statt einer Einnahmepause wirkstofffreie Tabletten nähme, geeigneter.

«Ich würde gerne die Medikamente meiner Tochter abholen.»

«Okay.» Ich rufe ihr Dossier im Computer auf.

«Bitte geben Sie mir wieder ihre Vitamine.» Ich stutze. Die Tochter ist schon über 18 und hat ein einziges Medikament im Dossier: die Pille.

«Oh … sicher.» Was mich angeht, kann er weiter denken, dass es Vitamine sind. Die Tochter ist alt genug, und es liegt in dem Fall nicht an mir, ihn aufzuklären – das wäre eigentlich sogar ein Bruch des Berufsgeheimnisses.

«Guten Tag, ich hätte gerne wieder die Pille, hier ist das Rezept.»

«Macht 56 Euro.»

«Ui, die wird auch immer teurer.»

«Das mag sein, allerdings kann ich Ihnen sagen: Es ist immer noch günstiger als ein Kind.»

Kondome

Ich glaube nicht, dass es heute noch ein Problem ist, Kondome zu kaufen. Mal abgesehen davon, dass es sie fast überall gibt, gehört das (oder sollte zumindest bei den Vernünftigen) zu den Selbstverständlichkeiten. Natürlich bedeutet auch heute ein Kondom-Kauf noch «He! Ich habe Sex!», aber da wir damit heute viel lockerer umgehen, ist das nicht mehr das «Imageproblem», das es einmal war.

Wobei das noch gar nicht so lange her ist. Als ich angefangen habe, in der Apotheke zu arbeiten, musste ich ein paarmal nachfragen, weil ich (akustisch) nicht verstanden habe, dass das, was der Kunde mir da entgegengezischt hat, «Sseylor!», also Ceylor (eine Schweizer Kondommarke), war.

Heute ist es manchmal fast umgekehrt.

Es ist Samstagabend, Mädchen und Junge kommen in die Apotheke. Er ist mehr als nur angedüdelt. Tatsächlich schwankt er schon leicht. Ihr scheint das etwas peinlich. Weil wir etwas beschäftigt sind, rennt nicht gleich jemand sie bedienen. Was ihn dazu anstachelt, quer durch den Laden zu rufen:

«He! Wo habt ihr hier die Kondome?»

Worauf sie noch peinlicher berührt dreinschaut und tatsächlich putterrot wird.

Ich schreie zurück und zeige: «Dort drüben!»

Was er kann, kann ich auch. Nun gut, denke ich, immerhin *benutzen* sie Kondome.

Kondome sind sicher und so ziemlich das einzige Verhütungsmittel, das auch vor sexuell übertragbaren Krankheiten schützt. Vorausgesetzt, man wendet sie richtig an.

Die Dinger sind heute sehr dünn, was wesentlich angenehmer ist als die steifen, getrockneten Därme, die früher verwendet wurden. Es macht sie aber auch empfindlicher. Darum gehören Kondome, auch wenn es praktisch ist, nicht ins Portemonnaie. Und man sollte auch nicht mit den Fingernägeln darangehen. Ebenfalls sollte man Ölhaltiges meiden, denn Latex zersetzt sich bei Kontakt mit Öl oder Fett. Das bedeutet: keine Lotionen, keine Vaseline und keine Massage-Öle! Speziell Letzteres scheint ein Problem zu sein, da sie noch gerne als Gleitmittel benutzt werden. Gleitmittel müssen also auf Wasserbasis sein.

Folgende Fragen durfte ich im Zusammenhang mit Kondomen schon beantworten:

«Kann man das Gleitmittel mit Alkohol entfernen? Ich bin darauf allergisch.» – Wahrscheinlich schon, aber ich würde empfehlen, welche zu kaufen, die schon ohne Gleitmittel sind.

«Kann man Kondome auch in der Badewanne verwenden?» – Ja, aber es könnte leichter abrutschen.

«Kann man Kondome auch ins Flugzeug mitnehmen oder platzen sie dann wegen dem Druckunterschied?» – Ja, man kann, und nein, sie platzen nicht.

Ein junger Mann: hält eine Kondompackung in die Höhe und ruft: «Die kann man wiederverwenden, richtig?» – Ummm, nein, falsch!

«Haben Sie einen Ort, wo ich die anprobieren kann?» – Nein!

Ein Nicht-Muttersprachler fragt: «Kondome?»
Ich zeige ihm, wo wir sie haben.
«Welche gut?»

Ich zeige ihm die ganz normalen (Latex, mit Reservoir und Gleit-mittel) und frage ihn: «Welche Größe?» Womit ich natürlich mein-te: die Dreier- oder die Sechser-Packung.

«16 oder 17 Zentimeter.»

«O nein, ich meinte, wie viele.»

Er schenkt mir ein Lächeln: «Die ganze Nacht lang!»

Also bekommt er von mir die große Packung.

Kondome gibt es heute in den verschiedensten Varianten. Ich habe wenig Probleme damit, die Unterschiede zu erklären zwischen: mit Gleitcreme oder gepudert, klassisch oder ohne Latex, genoppt, gerippt oder mit Geschmack, solche die leicht betäubend wirken, damit man länger kann, und natürlich die XL-Packungen.

Manchmal denke ich, es wäre für das Ego gewisser Männer gut, wenn es die Packungen nur in Large, Extra-Large oder XXL gäbe …

Klar, es gibt Unterschiede in der Größe des «besten Stücks» des Mannes, aber wer einmal gesehen hat, auf welche Größe man Kondome ausdehnen kann, zweifelt gelegentlich, ob es wirklich XXL braucht.

Ein Teenager kommt mit der Freundin in die Apotheke und fragt bei Donna nach Kondomen.

«Wenn Sie keine extragroßen Kondome haben, dann kann ich sie nicht brauchen.»

Für Donna hört sich das in dem Moment so an, als ob er entweder kein Kondom benutzen will oder aufschneidet. Damals hatten wir tatsächlich Muster von Kondomen hier. Sie nimmt also das Muster eines normal großen Kondoms aus der Packung, stellt ihr Bein (ohne Schuh) auf die Theke und zieht es über Fuß und Unterschenkel. Wie sie mir nachher erklärt hat, war das ein Trick, den sie von einer Kollegin hatte. Die benutzte Kondome, um ihren Gips trockenzuhalten, wenn es draußen sehr nass war.

«Wenn ich meinen Fuß und Knöchel da hineinbekomme, dann bin ich sicher, Sie schaffen das mit Ihrem Penis auch.» Ein entsetzter Blick von ihm, daneben kichert seine Freundin. Hat wohl nicht so geklappt mit dem Beeindruckenwollen? «Aber ich verkaufe Ihnen natürlich auch gerne die extragroßen Kondome. Drei oder sechs Stück?»

Das war nicht gerade sehr nett von ihr – und im Normalfall nehmen wir die Probleme der Kunden auch ernst. «Sein Verhalten ging mir einfach gegen den Strich», hat sie sich danach bei mir entschuldigt.

Dies war ein Telefonanruf, bei dem ich nachher gesagt habe: «Wenn das ein Test war, dann hab ich ihn vermasselt.»

Ein Mann mit deutschem Akzent ruft an. Er nennt seinen Namen nicht (finde ich immer unhöflich), sondern fragt direkt:

«Hallo, Sie sind doch eine Apotheke?»

«Ja.»

«Ich kenne mich in den Schweizer Apotheken nicht so aus – führen Sie auch Kondome?»

«Ja, haben wir auch.»

«Oh, gut. Was für Marken haben Sie denn?»

«Also wir haben Durex und Ceylor.»

«Und gibt es da auch unterschiedliche Sorten …?»

Ich habe langsam genug und vermute außerdem, dass ich dem seltsamen Kerl als Nächstes wohl noch die Unterschiede der Kondome erklären muss.

«Ja, da gibt es unterschiedliche Sorten. Warum gehen Sie nicht einfach in die nächste Apotheke, da wird man Ihnen sicher zeigen, was es gibt. Einen schönen Tag noch.»

Zu meiner Entschuldigung kann ich nur sagen: Ich hatte schon

Anrufe in der Apotheke von irgendwelchen Perverslingen, die sich unter dem Deckmantel einer medizinischen Frage aufgeilen wollten. Seitdem bin ich da etwas gebrannt und einiges kürzer angebunden, wenn ich so was vermute.

Trotzdem war ich danach unsicher, ob ich ihn nicht etwa zu Unrecht verdächtigt hatte. Jetzt bin ich das nicht mehr. Denn ein paar Monate später kommt Minnie zu mir und sagt, sie habe da gerade einen hochdeutsch sprechenden Mann am Telefon, der wissen will, ob und was wir für Kondome haben und so weiter. Er hat ihr die genau gleiche Geschichte erzählt wie mir! Minnie hat ihn in die Warteschleife gesetzt, um mich zu fragen, wie sie damit umgehen soll.

Eigentlich wollte ich ans Telefon gehen und ihn fragen: «Sagen Sie mal, kenne ich Sie nicht? Das habe ich doch schon einmal gehört. *Wie* war noch mal Ihr Name?»

Aber er hatte inzwischen aufgehängt …

Na ja, vielleicht nächstes Mal.

Nuvaring

Eine jüngere Kundin kommt ziemlich oft mit einem Wiederholungsrezept für Nuvaring, einen Vaginalring. Öfter jedenfalls, als das nach der Packungsbeilage der Fall sein sollte. Im Normalfall braucht man einen pro Monat. Donna fällt das natürlich auf. Deshalb fasst sie sich ein Herz und fragt nach.

«Mir fällt auf, dass Sie den Nuvaring ziemlich häufig holen.»

«Ja?»

«Haben Sie ein Problem bei der Anwendung?» Es könnte ja sein, dass er bei ihr nicht drinbleibt oder so …

«Nein, alles okay.»

«Wie wenden Sie ihn denn an?»

«Na, vor dem Sex zieht mein Freund ihn sich über.»

«Er tut was?!?»

Und jedes Mal einen neuen – das geht ins Geld. Ein Glück, dass sie bis jetzt nicht schwanger geworden ist. Ich habe keine Ahnung, wie so etwas passieren kann. Ich meine, es gibt den Frauenarzt, der das mit der Frau besprechen sollte, die Packungsbeilage – in die ich bei etwas Neuem und so Wichtigem auf jeden Fall einen Blick werfen würde – und die Apotheke.

Der Nuvaring ist ein hormonhaltiger Ring aus flexiblem Silikon, der in die Vagina eingeführt wird und dort drei Wochen drinbleibt. Dann folgt (analog zur Pille) eine Woche Pause, dann der nächste Ring. Obwohl man den nicht spürt und er auch beim Geschlechtsverkehr nicht stört, kann es sein (selten), dass er mal am Penis «landet». Dahin gehören tut er allerdings nicht.

Ein anderes junges Mädchen kommt auch mit einem Rezept für Nuvaring zu uns. Ich hole ihn aus dem Kühlschrank und gebe das Rezept im Computer ein. Dabei fällt mir auf, dass sie einen Ring am Handgelenk trägt, der verdächtig aussieht wie ein Nuvaring.

«Sie haben da einen Ring am Handgelenk … Ist das …?»

«Ja, mein alter Nuvaring. Ich fand ihn zu süß, um ihn einfach wegzuwerfen!»

Aha.

Es gibt noch weitere Verhütungsmethoden, die wir in der Apotheke aber seltener zu sehen bekommen, die Spirale, Implantate, Depotspritzen und Diaphragmas, wobei wir bei denen das Problem haben, dass es kaum noch Spermizide dazu gibt, höchstens noch spermienhemmende Mittel.

Schrecklich nette Kunden – Spezialfälle

Es gibt so Momente, da will man den nächsten Kunden einfach nicht übernehmen. Man sieht, wer in die Apotheke kommt, denkt «O nein» und schaut sich verzweifelt um, ob eventuell nicht doch jemand anders frei und willig ist, die Person zu nehmen. Und dann, weil es unvermeidbar ist, strafft man die Schultern, setzt ein Lächeln auf und stellt sich dem Kunden.

Es ist die Kundin (oder der Kunde), der man schon zum x-ten Mal dasselbe gesagt hat: «Das Nasenspray darf nur eine Woche am Stück angewendet werden.» – «Sie meinen das Benocten.» (das ist ein freiverkäufliches Schlafmittel, und die Kundin tut immer so, als wüsste sie den Namen nicht und hat doch das Geld schon abgezählt bereit). – «Ist es für einen trockenen oder einen verschleimten Husten?» (und die Antwort «Reizhusten, ich nehme es nur für die Nacht» kennt man auch schon.)

Oder der Kunde, der alle paar Monate den Blutzucker messen kommt. Das ist ja an sich nicht schlecht. Nur wird sein Blutzucker graduell immer höher, und ich habe ihn schon ein paarmal darauf hingewiesen, dass das jetzt schon über dem Grenzbereich ist und er zum Arzt gehen soll wegen einer Diabetes-Abklärung und Medikamenten. Das Einzige, was er sagt, ist: «Die Werte sind doch gar nicht so schlecht, oder?» Doch. Sind sie. Offenbar muss ich jetzt wirklich mit den Schauergeschichten anfangen, was alles passieren kann und wird?

Oder es ist die säuerliche Kundin, der man einfach nichts recht machen kann. Man empfiehlt ihr etwas – und sie nimmt etwas anderes, was die Nachbarin ihr empfohlen hat. Man erklärt ihr ausführlichst ein Produkt – und am Schluss kauft sie es doch nicht, oder zumindest nicht bei uns. Das Einzige, was sie mit einem verbissenen Lächeln annimmt, sind die Müsterchen. Und nach denen fragt sie nicht nur, die *verlangt* sie.

Das sind die Kunden, wo ich etwas resigniert habe. Aber nach dieser Kundin, da kommt jemand Neues, den ich wirklich beraten und dem ich wirklich helfen kann. Und darum stehe ich wieder hier – und lächle. Dieses Mal gerne.

Es gibt Leute, die müssen einfach immer mitreden. Überall. Selbst wenn sie, wie man hier so sagt «Kai Ahnig vo' dr Botanik» haben. Leider gibt es die auch in der Apotheke.

Donna ist gerade daran, einen Kunden zu beraten, der offenbar Rückenschmerzen hat. Ich bin daneben am Rezeptekontrollieren und höre mit halbem Ohr zu. Vor mir wartet Stammkundin Frau Zwetsche, die unbedingt eine Kosmetikberatung von meiner Kollegin will und deshalb lieber wartet, statt sich von mir bedienen zu lassen. Ja, wenn sie denn warten würde. Stattdessen steht sie direkt daneben und hört offensichtlich mit. Jedenfalls muss sie, als meine Kollegin dem Herrn kurzfristig Ibuprofen und Schmerzpflaster empfiehlt, auch mitreden:

«Nehmen Sie doch Arthrotec, das hat mir sehr geholfen, als ich Schmerzen hatte.»

Sowohl Kunde als auch Kollegin sehen sie etwas entsetzt an, wagen aber nichts zu sagen. «Das ist das Beste, da ist ein Schmerzmittel drin und etwas für den Magen. Und das Schmerzmittel ist nicht so aggressiv, nicht so wie Voltaren oder so.»

Arrrgh. Das Schmerzmittel in Arthrotec ist Diclofenac, das *ist* Voltaren! Jetzt muss ich doch etwas sagen, bevor sie noch weitermacht.

Entschuldigen Sie, aber das kann er sowieso nicht einfach so nehmen, das ist rezeptpflichtig.»

Frau Zwetsche antwortet mit einer Selbstverständlichkeit: «Aber dann können Sie doch einen Vorbezug machen!» Für jemanden, der das noch nie hatte, einfach nur, weil sie das empfiehlt?

Jetzt meldet sich der Kunde doch noch zu Wort: «Besten Dank, aber ich glaube, ich bleibe bei dem, was die Fachkraft mir geraten hat!» Aufmunterndes Lächeln in Donnas Richtung. Jetzt ist Frau Zwetsche muffig, geht aber wenigstens auf Abstand und redet nicht weiter drein, bis die beiden fertig sind.

Normalerweise versuchen wir Beratungen unter vier Augen durchzuführen – und in dem Fall wäre auch mehr als genug Platz gewesen, woanders zu stehen und zu warten. Aber bei der Kundin ist das schwierig, die hat irgendwie keinerlei Gefühl für Privatsphäre. Die würde selbst dann noch in den Nacken der anderen Kunden atmen, wenn wir Einzelkabinen hätten.

Frau Bierflasche ist bei uns dafür bekannt, dass sie viel Alkohol trinkt. Morgens sieht man sie gelegentlich mit einem Handwagen alte Bierflaschen ins Einkaufzentrum und neue Bierflaschen nach Hause karren. Auch heute ist sie offenbar schon wieder halb betrunken, als sie morgens in die Apotheke kommt.

Frau Bierflasche (mit schludriger Sprache und etwas unsicher auf den Beinen):

«Schreiben Sie mir bitte etwas auf gegen Bluthochdruck. Wissen Sie, mein Blutdruck ist zu hoch, der Arzt hat mir auch etwas verschrieben gehabt, Aspirin cardio, aber 100 mg sind mir zu viel, mir wird bei 50 schon komisch, und dann kann ich fast nicht mehr aufstehen.» Auweia. Ich versuche zu erklären.

«Es gibt sehr viele verschiedene, auch unterschiedlich wirksame Medikamente gegen hohen Blutdruck. Die sind aber *alle rezeptpflichtig*, und der Arzt muss abklären, welches Sie jetzt brauchen. Außerdem ist Aspirin cardio ein Blutverdünner und *nicht* gegen zu hohen Blutdruck. Nehmen Sie nicht auch gelegentlich ein

Aspirin gegen Ihre Kopfschmerzen?» Mir ist so, als ob ich sie das schon einmal kaufen gesehen habe.

«Ja, das geht auch problemlos. Es ist das ‹cardio› in den Tabletten, das ich nicht vertrage!»

«Aber das ist bei beiden genau derselbe Wirkstoff! Und wenn Sie ein normales Aspirin nehmen, ist das fünfmal höher dosiert als das Aspirin cardio! Ich bin sicher, Sie brauchen das Aspirin cardio auch, aber wie gesagt, es ist *nicht* für den Blutdruck.» Genauso gut könnte ich mit einer Wand reden – oder einer Bierflasche.

«Ja, ja. Aber ich brauche jetzt etwas gegen den Blutdruck. Sie schreiben mir etwas auf, ja?»

«Egal, was ich aufschreibe – Sie müssen sich das oder etwas anderes vom Arzt verschreiben lassen.»

«Sie können das nicht?»

«Ich bin kein Arzt.»

«Aber Sie kennen Medikamente gegen Bluthochdruck. Schreiben Sie mir einfach eines auf.»

Also schreibe ich auf einen Zettel: «z. B. Beloc zoc.»

Damit zieht sie glücklich ab.

2. Akt:

Eine Stunde später steht Frau Bierflasche wieder in der Apotheke: «Könnten Sie es mir nicht gleich mitgeben, ich bringe dann das Rezept.»

«Nein, gehen Sie zuerst zum Arzt, der wird Ihnen etwas verschreiben, was für Sie richtig ist.»

«Aber Sie haben mir schon etwas aufgeschrieben, Sie haben das sicher und können es mir geben.»

«Wenn der Arzt Ihnen sagt, dass das das richtige ist, und ein Rezept ausstellt. Dann.»

«Aber …»

«Erst DANN.»

3. Akt:

Einige Tage später, es ist Samstag. Frau Bierflasche ist wieder hier. Auch heute wieder angetrunken.

«Jetzt habe ich den Zettel verloren, schreiben Sie mir bitte noch mal etwas auf gegen Bluthochdruck. Wissen Sie, mein Blutdruck ist zu hoch und das Aspirin cardio, das mir der Arzt verschrieben hat, vertrage ich nicht ...»

Ich bringe dieselbe Erklärung wie oben. Es nützt nichts, ich muss noch mal was aufschreiben. Erst dann zieht sie wieder ab.

4. Akt:

Etwa zwei Stunden später ist sie wieder da:

«Ich habe mit dem Arzt telefoniert, er hat gesagt, Sie können mir Atenolol geben.» Seufz. Und warum faxt der Arzt das Rezept nicht gleich? Da fehlt mir nämlich einiges an Info. Und eigentlich könnte sie auch einfach in einer anderen Apotheke gewesen sein mit dem gleichen Anliegen und die haben auch «etwas» aufgeschrieben. Mal sehen.

«Was für eine Dosierung?»

Frau Bierflasche mit ratlosem Blick: «Das weiß ich nicht, aber nicht zu viel, wissen Sie beim letzten Medikament waren mir 100 mg zu viel, mir wird es bei 50 schon komisch, und ich kann fast nicht mehr aufstehen.»

«Ja, aber das war Aspirin cardio und das ... ach, lassen wir das. Jedenfalls, das hier ist ein ganz anderes Medikament. Und ich rufe jetzt mal den Arzt an und frage, welche Dosierung es sein soll.» Das bringt mir wieder einen entsetzten Blick von ihr ein.

«Aber nicht, dass er ärgerlich wird, wissen Sie, er ist etwas grantig bei mir am Telefon!» Das wundert mich nicht, denn der Arzt hat frei und wir müssen ihn privat anrufen. Schließlich geht das Atenolol 25 mg dann in Ordnung, er schickt uns ein Rezept.

5. Akt und Finale:
Frau Bierflasche ist hochzufrieden, da sie endlich «ihre» Tabletten hat. Zum Abschied fragt sie dann noch: «Soll ich jetzt noch eine Tablette nehmen? Wissen Sie, ich habe heute schon etwas Alkohol gehabt ...»

Abspann: Sie hat zwei der Tabletten genommen, dann befunden, es wirkt nicht, und den Rest der Packung weggeworfen. Seufz.

Während es bei ihr in puncto Kommunikation hapert, weil da ein paar Hirnzellen zu viel im Alkohol ertrunken sind, gibt es andere Kunden, wo eher die Sprache eine Barriere darstellt.
Herr Özdemir, ein älterer türkischstämmiger Kunde, Typ Familienpatriarch, hat sich in einer Konkurrenzapotheke (einer Kette noch dazu! Grrrr!) ein gratis Blutzucker-Messgerät geben lassen. Was die Kollegen dort allerdings versäumt haben, ist, ihn ausreichend zu instruieren – dafür kommt er jetzt zu uns. Na danke.
Wenigstens ist er sich der Tatsache bewusst, dass eine Beratung eine Dienstleistung ist, und versichert mir gleich zu Beginn unseres Gespräches überschwänglich, dafür in Zukunft die Teststreifen bei uns zu kaufen. Ich finde das zwar nett, aber bis das passiert, bleibe ich skeptisch.
Das Gerät, das er auf der Theke auspackt, kenne ich noch nicht. Ich lese mich rasch quer durch die Packungsbeilage, das lernt man mit den Jahren, dann erkläre ich es ihm. Leider kann ich kein Türkisch, und sein Deutsch ist rudimentär, aber mit Händen und Füßen bringe ich ihm schließlich die nötige Information rüber.
Eigentlich ist es ein nettes Gerät, es funktioniert mit einem durchlaufenden Teststreifen, braucht auch wenig Blut zur Messung, man kann sogar die Sprache umstellen auf Türkisch. Als wir bei dem Punkt sind, unterbricht er mich aufgeregt: «Ja! Mache Sie das, bitte!»

«Natürlich, aber danach kann ich Ihnen nicht mehr helfen, denn *ich* kann kein Türkisch.»

«Is kein Problem, mache Sie das!»

Also wird die Sprache umgestellt, der Kunde ist zufrieden, der Kunde geht …

… und kommt eine Stunde später wieder zurück.

«Das Gerät nicht richtig messe!» Nach kurzer Diskussion stellen wir fest, dass das Problem darin liegt, dass es in einer anderen Einheit misst, als er es gewohnt ist. «Kann man umstellen?»

Nur: Die Packungsbeilage hat er zu Hause gelassen und das Gerät zeigt jetzt alles auf Türkisch an. Ich fange an, am Gerät herumzudrücken.

«Hmmm, was heißt ‹Sprache› auf Türkisch?»

«Türkçe.»

«Nein, nicht was Türkisch heißt, sondern: ‹Sprache›!»

«Türkçe!!

Wir wiederholen das Spielchen ein paarmal, kommen aber nicht weiter. Ich sage ihm, dass ich da erst bei der Firma anfragen muss, wegen des Umstellens, er soll später wiederkommen. Dank Onlinewörterbuch finde ich dann heraus, dass Sprache auf Türkisch «dil» heißt und finde das nach einigem hektischen Herumdrücken sogar auf dem Gerät, sodass ich es wieder zurücksetzen kann. Nur die Einheit lässt sich nicht umstellen. Ich rufe also bei der Firma an. Die erklären mir, dass es von dem Gerät zwei Varianten gibt, und sie wollen uns ein anderes schicken. Gratis. Jau!

Gelacht habe ich dagegen, als mir mein Mann am Abend erzählt hat, wie viel Mühe er hatte mit der DVD, die er schauen wollte. Er hat nämlich bei der Spracheinstellung am Anfang versehentlich auf «Türkisch» gedrückt und hat (so wie ich ihn kenne laut fluchend) geschlagene fünf Minuten gebraucht, bis er wieder zurückstellen konnte.

«Du hättest nur nach ‹di› suchen müssen und das anklicken.»

«Wieso weißt du das?»

«Habe ich heute gelernt.»

Manchmal ist die Sprachbarriere auch fast unüberwindlich. Ein jüngerer, blasser Mann mit dunklen Haaren und Bartschatten kommt herein und lehnt sich leicht hüstelnd an ein Regal. Also gehe ich ihn fragen, ob er etwas braucht.

Er schaut mich an, murmelt etwas Unverständliches und greift sich an den Hals.

«Haben Sie Halsschmerzen?» Verständnisloser Blick. «Oder Husten?» Immer noch keine Reaktion. Er zeigt auf seinen Hals und hustet wieder.

«Do you speak English? Parlez-vous français? Parla italiano?» – Letzteres kann ich zwar nicht, aber wir haben jemanden hier, der das kann.

«Albana» oder so etwas Ähnliches sagt er. Nun, zumindest das hat er verstanden. Aber weiterhelfen tut mir das nicht. Also versuche ich es mit Pantomime. Inzwischen haben wir zwei Kunden, die warten und zuschauen. Ich greife mir an den Hals und verziehe das Gesicht: «Halsschmerzen?» Der Mann schaut mich nur verständnislos an. Ich huste mir in die Hand – «Husten?» Immer noch keine wirkliche Reaktion, nur von den anderen Kunden, die meine Pantomime wohl lustig finden und zuschauen, wie ich mich abmühe. Noch ein Versuch. Ich ziehe ihn vor das Regal mit den Erkältungsmitteln. «Brauchen Sie das?» Ich zeige auf die Halsschmerztabletten – vielleicht erkennt er ja eine Marke? «Oder das?» Ich zeige auf den Hustensirup. Er schaut mich nur an und zuckt mit den Schultern. Was soll ich machen?

Also gebe ich es auf, zucke mit den Schultern, schüttle den Kopf und sage: «Ich kann Ihnen nicht helfen.!

Er dreht sich um und geht sehr langsam wieder raus. Und ich wende mich dem nächsten Kunden zu, der mich versteht und ich ihn und den ich wirklich beraten kann. Aber glaubt ihr mir, dass ich das frustrierend finde?

Gelegentlich haben die Leute auch einen persönlichen Übersetzer dabei. Aber das ist auch nicht immer ideal.

Ein junges Pärchen betritt die Apotheke, er kommt offensichtlich aus Nordafrika und kann kein Deutsch, sondern nur etwas Englisch und Französisch, sodass sie für ihn übersetzt. Er steht sehr schüchtern daneben.

Sein Problem ist, dass er eine Entzündung am Nagelrand hat, das, was wir einen Umlauf oder Panaritium nennen. Es ist rot, entzündet, schmerzt, und offenbar klopft es schon, meist ein schlechtes Zeichen. Ein Umlauf ist sehr unangenehm, außerdem sind die Bakterien, die ihn verursachen, oft recht hartnäckig. Das erkläre ich ihnen:

«Man muss versuchen, die Bakterien und den Eiter, in den sie sich einkapseln, herauszubekommen. Das macht man im Normalfall mittels einer Zugsalbe. Eine dicke, schwarze Salbe, die man auf der Entzündung lässt und die dem Eiter den Weg nach draußen öffnet und die Stelle desinfiziert. Die Salbe kostet etwa zehn Euro.»

«Das ist zu viel», sagt die Frau. Offensichtlich muss sie bezahlen. «Was gibt es sonst noch?»

«Okay, da wäre noch die Möglichkeit, den Finger in warmer, verdünnter Wilder-Malve-Lösung mit Kamillenextrakt zu baden. Aber das ist aufwendiger: Sie müssen es mehrmals täglich für je zehn Minuten machen, das hat etwa denselben Effekt wie die Zugsalbe.»

«Wie teuer ist die Lösung?»

«Etwa 6 Euro 50.»

«Hmpf, gibt es da noch etwas Günstigeres?» Ich überlege kurz – sind wir halt kreativ.

«Sie können die Lösung zum Fingerbaden auch selbst mit Malventee herstellen, das ist dann aber nicht mehr desinfizierend.»

«Wie viel?»

«Der Preis für eine Packung Malventee ist 3 Euro.»

«Okay, kann ich auch nur einen Teebeutel haben?»

Waaas … Will die mich verarschen?

«Ummmm … Nein.»

Die Frau wirft mir einen wütenden Blick zu, dann fasst sie ihren Freund am Arm und stürmt mit ihm im Schlepptau aus der Apotheke. Sie lässt mich staunend zurück. So viel – oder so wenig – ist ihr Freund ihr also wert!

Und das, nachdem ich ihr am Anfang noch erklärt habe, dass er Gefahr läuft, eine ernsthafte Infektion zu bekommen, wenn sie nichts macht. Im schlimmsten Fall eine Blutvergiftung. Jedenfalls wird er Antibiotika brauchen, und eventuell muss ein Arzt sogar den Finger aufschneiden, um an den Infektionsherd heranzukommen. Das wird dann sicher teurer. Aber dann zahlt eventuell ja die Versicherung das. Irgendwie bin ich immer noch ganz baff, wenn ich daran zurückdenke. Geiz ist geil? Ich denke nicht.

Ich finde es toll, wenn Kunden zurückkommen und sagen, dass sie gerne in die Apotheke kommen, weil Pharmama da ist oder Donna und Sabine immer so freundlich sind. Das ist gut fürs Selbstbewusstsein, und es ist gut für die Apotheke.

Aber da gibt es auch die Schattenseite. Die Kunden, die wirklich *nur* noch zu einem wollen, kann man noch tolerieren, wenn sie auch warten können. Etwas nervig sind die, die *zwingend* nach mir, der Apothekerin, verlangen und dann nur nach dem Preis der aktuellen Aktions-Vitamintablette fragen oder wie man den Lippenstift am besten aus dem Kleid bekommt. Die erste Frage kann jede von uns beantworten und die zweite ist was für Sabine, unsere Drogistin. Und ja, das ist dieselbe, von der Sie vorher nicht bedient werden wollten.

Und manchmal geht diese spezielle Kundenbindung wirklich zu weit. Da ist der ältere Verehrer, der Minnie Blumen bringt und ihre Adresse haben will. Da ist die Kundin, die so lange mit einem über ihre Hunde reden will, dass die Mittagspause, die man eigentlich hätte, vorbei ist, wenn sie endlich geht.

Da ist es schwierig, den professionellen Abstand zu wahren und den Leuten möglichst schonend beizubringen, dass man halt am Arbeiten ist und noch andere Dinge zu tun hat. Da muss man dann etwas deutlicher werden.

Donna hatte vor Jahren eine Zeit lang dieses Problem mit einem Drogenabhängigen. Immer musste sie ihn bedienen, und irgendwann hat er herausgefunden, dass wir in der Apotheke kleinere Verletzungen behandeln. Jetzt kam er öfter mal mit kleinen Wunden, um sich von ihr verarzten zu lassen. Das war besonders gruselig, weil er sich die Wunden offensichtlich selbst zufügte.

Als er wieder einmal kam, mit einer Reihe winziger Schnittwunden auf dem eh schon von alten Nadeleinstichen vernarbten Arm, schnappte sich Donna statt des damals normalerweise verwendeten Wasserstoffperoxids die Flasche mit Alkohol 70 %, bevor sie sich mit ihm in den Beratungsraum zurückzog. Ich bemerkte die «Verwechslung» und warf ihr noch einen fragenden Blick zu, den sie nur mit entschlossener Miene und leichtem Kopfschütteln beantwortete.

Ich sollte das vielleicht erläutern. Wasserstoffperoxid ist ein sanftes Desinfektionsmittel, Alkohol 70 % ist auch sehr gut zum Desinfizieren, brennt aber ziemlich, vor allem auf offenen Wunden.

Man hat ihn bis vorne im Laden schreien gehört. Er hat die Apotheke auch ziemlich rasch wieder verlassen. Ab da war nichts mehr mit gemütlichem Plauderstündchen an der Theke …

Ich denke, die meisten, die in einer Apotheke oder Drogerie arbeiten, kennen den Typ Kunden: Er hat keinen medizinischen Hintergrund, glaubt aber, dass, wenn er lange und fest genug die Packung anstarrt, ihm die Information über das Medikament zufliegt.

Wie die Frau mittleren Alters, die etwas gegen Husten und Schnupfen verlangt.

«Ist der Husten trocken oder verschleimt?», frage ich sie.

«Verschleimt, aber der Arzt hat mir schon etwas gegen den Husten gegeben. Früher habe ich mal Rhinotussal genommen, aber das gibt es ja nicht mehr. Haben Sie etwas, das dasselbe enthält, aber von einer anderen Firma?» Ich denke: Okay, definitiv jemand, der sich nicht auskennt, also nett sein.

«Also, man hat Rhinotussal zurückgezogen, weil …»

«Ich weiß, ICH WEISS!»

«Okay. Es wurde zurückgezogen, und alle Medikamente, die dasselbe enthielten, wurden auch zurückgezogen.»

«Haben Sie nichts Ähnliches?»

«Doch, Sie könnten zum Beispiel Rhinopront nehmen.»

Ich gebe ihr die Packung, und die Kundin starrt für etwa vier Minuten wortlos darauf. Vier Minuten können wirklich lange sein. In der Zeit kann man: die Decke anschauen, den Boden anschauen, bei der Beratung der Pharma-Assistentin mithören, zwei Rezepte doppel-kontrollieren, auf die Uhr schauen, die Frau anschauen, die immer noch das Medikament anstarrt, das man ihr gegeben hat … Vertraut sie der Apothekerin nicht? Endlich macht sie Anzeichen, aus ihrer Trance aufzuwachen.

«Ich habe das noch nie genommen. Vielleicht ist es besser, das nicht zu nehmen.» Und geht. Hmpf.

Der Lagerbestand einer mittleren Apotheke umfasst mehrere Tausend unterschiedliche Packungen und Produkte. Bei uns sind es etwas über 19 000 Packungen. Packungen mit nicht nur unterschiedlichen Inhaltsstoffen, sondern auch in unterschiedlicher Dosierung und unterschiedlichen Größen und manchmal auch in unterschiedlichen Geschmacksrichtungen.

Obwohl ich 19 000 schon eine unglaubliche Zahl finde und obwohl wir uns bemühen, die aktuellen und gebrauchten Sachen an Lager zu haben, gibt es doch immer wieder etwas, das halt gerade nicht da ist. Zum Leidwesen der Kunden – und zu meinem.

Der korrekt bis etwas penibel angezogene ältere Herr im Dreireiher hält mir sein Rezept hin. Aber als ich es nehmen will, hält er es fest und sagt:

«Ich löse es nur ein, wenn Sie alles hier haben.»

«Okay?» Der Mann hält das Rezept fest, als wäre es ein Geldschein.

«Sonst nehme ich gar nichts!» Er schaut mich intensiv an und wartet. Ich ziehe etwas an dem Stück Papier, stoße aber immer noch auf Widerstand …

«Wenn Sie mir das Rezept nicht geben, kann ich nicht nachschauen, ob wir alles haben.»

«Oh.» Und lässt das Rezept endlich los.

Bei ihm hatte ich Glück, und es handelte sich auch um eher gebräuchliche Medikamente. Schwieriger ist es bei selteneren Sachen – oder wenn der Arzt noch am Experimentieren ist.

Eine Kundin in meinem Alter beklagt sich lautstark, dass ihr Medikament nicht vorrätig ist: «Immer, wenn ich mal etwas von Ihnen haben muss, müssen Sie es bestellen! Das ist ein ganz schlechter Kundenservice, den Sie hier haben!»

Immer. Ja klar. Ich versuche ihr zu erklären, dass sie halt etwas aufgeschrieben bekommen hat, das man nicht sehr häufig braucht. Und für einmal jährlich oder weniger kann ich das nicht an Lager nehmen, auch weil ich bei ihrem Medikament schon die Erfahrung gemacht habe, dass der Verfall doch recht kurz ist.

Ich biete ihr aber an, es für den Nachmittag zu bestellen und vorbeizubringen – oder zu schauen, ob eine andere Apotheke es hat –, wobei ich ihr gleich sage, dass die Chance dafür recht klein ist.

Sie will es nicht hören, reißt mir praktisch das Rezept aus der Hand und stürmt hinaus. Das war kurz vor 12.30 Uhr, unserer letzten Möglichkeit, für den Nachmittag zu bestellen. Ansonsten ist es erst am nächsten Tag da.

Alle haben ähnliche Bestelltermine und Auslieferungszeiten, deshalb bin ich leicht amüsiert, als wir eine Stunde später einen Telefonanruf von einer anderen Apotheke im Viertel bekommen mit der Anfrage für genau dieses Medikament, weil sie es auch nicht haben – und inzwischen ist es zu spät, es für den Nachmittag zu bestellen.

Eine Frau etwa Mitte zwanzig kommt in die Apotheke auf der Suche nach einem speziellen Produkt. Donna geht sie bedienen.

«Ich kam gerade hier vorbei, und da mir meine Freundin ein Produkt empfohlen hat, dachte ich, ich komme rein und schaue mal, ob Sie das haben.»

«Wissen Sie, wie das Produkt heißt?»

«Ich bin nicht sicher, ich denke, es fängt mit einem ‹M› an.»

«Okay, und wissen Sie, für was es gebraucht wird?»

«Oh, äh, nicht wirklich. Aber ich bin *ziemlich sicher*, dass es mit ‹M› anfängt.»

«Haben Sie denn eine Ahnung, wie die Packung aussieht?»

Donna ist eine gute Pharma-Assistentin – und damit meine ich nicht nur das Wissen, das sie hat, sondern auch ihren Einsatz. Auch hier versucht sie wirklich alles, um der Frau zu helfen.

«Nein, meine Freundin hat es mir nie gezeigt. Sie hat es mir nur empfohlen.»

«Sie suchen also nach einem Produkt, das mit ‹M› beginnt, Sie haben keine Ahnung, für was es gebraucht wird, und auch nicht, wie die Packung aussieht?»

Bestimmt sagt die Frau: «Genau!»

Donna, nun leicht amüsiert, sagt: «Es tut mir leid, aber wir haben viele Produkte hier, die mit ‹M› anfangen. Die werden für eine Vielzahl Beschwerden gebraucht und haben alle unterschiedliche Packungen. Sie werden Ihre Freundin nach ein wenig mehr Info fragen müssen oder noch besser: Lassen Sie sich doch von ihr die alte Packung geben, dann kann ich Ihnen hier auch helfen.»

Die Frau nimmt einen letzten Anlauf, damit sie nicht noch mal zurückkommen muss: «Sind Sie sicher?»

«*Ganz* sicher.»

Nun, die «mysteriöse Packung mit M» haben wir zwar nicht gefunden, aber ansonsten sind wir ganz gut darin, auch mit sehr wenig Info das richtige zu finden …

«Ich möchte bitte wieder die Rheumasalbe, die ich das letzte Mal hatte. Den Namen habe ich leider vergessen, aber die Packung war grün, und der Name fing mit einem A an.» Hmmm, keine Ahnung, was das jetzt sein könnte. Das sagt mir so gar nichts. Also zeige ich ihr mal alle Rheumasalben, die irgendwie grün sind – meist erinnern sich die Leute besser an das Aussehen als an den Namen.

«Nein, nein …». Alles nichts,

Dann gehe ich alle durch, die mit einem A anfangen: «…»

«Nein, nein …»

Und dann alle anderen: Ich ziehe alle Schubladen und Register, aber *nichts*.

Dann sagt sie: «Es hatte Kamille drin.»

«Euceta?», sage ich zweifelnd.

«Ja, *genau*!»

Ist doch logisch, oder? Eucet**A**! Mal abgesehen davon, dass es *nicht* gegen Rheuma ist und *nicht* mit einem A anfängt ... Aber zumindest ist die Packung zur Hälfte grün.

Manchmal ist man auch auf der ganz falschen Fährte:
Ältere Kundin: «Ein Stärkungsmittel, bitte.»
«Was für eines wollen Sie?», fragt Sabine. «Haben Sie etwas schon gehabt, das Sie gut fanden?»
«Na, das in der Schachtel!» Okay, das hilft auch nicht weiter. Schließlich holt die Kundin einen Zettel heraus, auf dem steht: *Remy*. Das ist ein Stärkepulver für Wäsche.

«Ich hätte gerne Silikongel», sagt die blonde, gutgebaute junge Frau zu mir.
«Für was brauchen Sie es denn? Als Narbenpflege?»
Denn dass sie das Rohmaterial kaufen will zum Selberspritzen ist eher unwahrscheinlich. Aber man kann ja nie wissen.
«Zum Entfeuchten!»
«Ah, Sie meinen Silica-Gel!»
Das ist ein Trocknungsmittel, das man zum Beispiel in feuchte Kellerräume stellen kann und das dann die Feuchtigkeit aus der Luft zieht.

«Guten Tag, ich hätte gerne Globuli. Wissen Sie, die sind homöopathisch!»
Donna antwortet trocken: «Das ist etwa so, als würden Sie mir sagen: ‹Ich hätte gerne Tabletten, das sind Medikamente.› Sie müssen mir schon sagen, *wofür* Sie sie wollen.»

Und manchmal habe ich auch überhaupt keine Ahnung, um was es jetzt genau geht. Eine ältere Frau beugt sich über die Theke: «Hallo, Liebes, ich hab nur rasch eine Frage. Ich bin in letzter Zeit so niedergeschlagen, aber vor meinem Haus sind Bauarbeiter gerade dabei die Straße aufzureißen, und wenn sie am Arbeiten sind, wackelt das ganze Haus und mein Herz rast so. Aber mein Blutdruck ist eher niedrig, also wollte ich fragen: Sind Bananen eigentlich blähend?»

Hilfe?

Frau Bierflasche war auch wieder hier. Heute war sie ausnahmsweise nicht betrunken – oder vielleicht sollte ich sagen, nicht so, dass ich etwas gemerkt hätte. Leider wirkt sie nicht nüchterner als beim letzten Mal.

«Könnten Sie für mich in der Psychiatrischen Klinik anrufen und ihnen sagen, dass die dritten Tabletten, die sie mir da mitgegeben haben, nicht wirken? Die ersten zwei sind okay, aber die dritten, die nützen gar nichts!»

«Und für was waren die Tabletten?»

«Keine Ahnung? Sagen Sie es ihnen einfach!»

«Wie hießen die Medikamente denn?»

«Das weiß ich nicht mehr.»

«Und wie haben sie ausgesehen?»

«Hab ich vergessen.»

«Dann sollten Sie das denen in der Klinik das nächste Mal, wenn Sie dort sind, am besten selbst sagen.»

Da rufe ich jetzt lieber nicht an. Die in der Psychiatrie kämen sonst noch auf die Idee, mich einzubestellen, wenn ich sage: «Ich rufe an für Frau Bierflasche, ich soll Ihnen ausrichten, dass von den drei Arten Tabletten, die Sie ihr gegeben haben, die eine gar nichts nützt … Nein, welche oder wofür sie ist, weiß ich auch nicht, aber Sie halten das fest, ja?»

Herr Geisterscheid kommt mit einem Rezept für ein Antiallergikum. Er ist ein Stammkunde mit diversen anderen Medikamenten. Ich sehe, dass er es vorher schon mal bekommen hat und frage ihn nach der Wirkung.

«Oh, das geht gut damit. Wenn ich es nehme, habe ich keine Probleme mit dem Nickel oder was auch immer in meiner Uhr drin ist, aber wenn nicht, bekomme ich einen Ausschlag.»

Moment … «*Die* Uhr, die Sie jetzt gerade anhaben?»

«Ja, wieso?»

«Weil es besser ist, den Auslöser zu vermeiden, wenn Sie auf etwas allergisch reagieren. Nehmen Sie die Uhr doch einfach ab, dann müssen Sie auch nicht immer Tabletten schlucken.» Ich meine, das ist ja nur logisch, oder?

«Ich bin aber nicht nur auf das allergisch.»

«Okay, aber nehmen Sie die Uhr trotzdem ab, es ist wirklich nicht gut, wenn Sie Ihr Immunsystem immer wieder damit reizen.»

«Dann ist es also okay, wenn ich etwas nicht mehr nehme, wenn es mir nicht guttut?»

«… So … wie … was?», frage ich vorsichtig nach.

«Mein Quetiapin. Ich habe es vor zwei Tagen abgesetzt.»

Dieses Medikament nimmt man bei Schizophrenie, gelegentlich auch bei manischer Depression. Man muss es regelmäßig nehmen, um Symptome wie Wahrnehmungs- und Denkstörungen zu bekämpfen. Schizophrene Patienten haben Mühe, Reales von Irrealem zu unterscheiden.

«Das ist bei *dem* Medikament wirklich keine gute Idee, das auf einmal nicht mehr zu nehmen!», reagiere ich entsetzt. Man muss langsam mit der Dosierung heruntergehen, wenn man damit aufhört!»

«Wieso?»

«Weil sonst die ursprünglichen Probleme wieder auftreten, oft ganz plötzlich und verstärkt.»

«Hmm, aber mir geht es gut!»

«Das ist schön, aber wieso nehmen Sie es denn nicht mehr?»

«Ja, wissen Sie, mein Arzt ist in den Ferien, und da war ich bei der Vertretung, der mir auch das Rezept hier ausgestellt hat. Und ihm musste ich die Medikamente angeben, die ich nehme. Beim Quetiapin hat er mich ganz entsetzt angeschaut – er hat gedacht, ich brauche das sicher nicht.» Gedacht? Ist er ein Gedankenleser?

«Hat er das auch gesagt?»

«Nein, aber der Blick war deutlich.»

«Und haben Sie ihm auch gesagt, dass Sie das nicht mehr nehmen wollen?»

«Nein …»

«Dann würde ich vorschlagen, dass Sie das gleich machen, wenn Sie nach Hause kommen.»

«Ja, gut. Aber etwas anderes noch: Haben Sie noch etwas gegen Husten?»

«Sie haben Husten?»

«Ja.»

«Trocken oder verschleimt?»

«Nein, nicht verschleimt. Trocken. Also brauche ich einen Schleimlöser, damit sich der Husten löst?»

«Nein, wenn es nur trocken ist, können Sie einen Reizstiller nehmen.»

«Ach, ich will nichts zum Einnehmen. Davon habe ich schon genug. Haben Sie etwas zum Einreiben?»

«Ja, zum Beispiel Wick Vaporub.» Ich zeige es ihm.

«Oh, nein. Wick nehme ich nicht mehr. Das letzte Mal, als ich es genommen habe, das war gar nicht gut.» Genommen?

«Wie haben Sie es denn angewendet?»

«Nun, ich habe es eingerieben.»

«Okay …»

«Im Gesicht – um die Augen herum und in die Nase …»

«Aua! Das muss wehgetan haben … das ist zum Einreiben für die Brust, nicht fürs Gesicht. Höchstens könnte man etwas unter die

Nase machen, aber sicher nicht *in* die Nase oder um die Augen –
das ist doch enorm reizend!»

«Ja, ich habe auch ziemlich Herzklopfen bekommen. Das will ich
auf jeden Fall nicht mehr.»

«Gut, wie wäre es mit Pulmex? Aber nur für die Brust und den
Rücken zum Einreiben, nicht ins Gesicht. Versprechen Sie mir
das?»

«Ja klar. Danke vielmals.»

«Und nehmen Sie zu Hause die Uhr ab – und rufen Sie den Arzt an
wegen dem Quetiapin?»

«Ja, mache ich. Danke vielmals für die Beratung.»

Je nun. Jetzt weiß ich wenigstens, warum er das Quetiapin bekommt. Hoffentlich hat er mitbekommen, was ich ihm gesagt
habe – oder wenigstens ein Teil davon. Na ja, ich werde es sehen.
Das Gute an Stammkunden ist, dass sie wiederkommen.

Apropos «wiederkommen». Frau Ennui hat mal wieder angerufen!

«Geben Sie mir die Apothekerin an den Apparat.» Ah ja. Kennen
wir schon, oder?

«Ich habe im Moment einen so ekligen Husten. Ich kann vor lauter
Husten nicht schlafen. Mein Arzt hat mir Fluimucil aufgeschrieben, aber das bringt nicht sehr viel.

«Ist der Husten denn noch verschleimt?»

«Nein, fast nicht mehr. Aber die Seiten machen mir weh vor lauter
Husten.»

«Dann würde ich vorschlagen, dass wir auf einen Hustendämpfer
umsteigen. Ich würde Ihnen sonst diesen Sirup hier empfehlen.»

«Ich komme im Moment nicht selber aus dem Haus, aber ich schicke jemanden vorbei. Legen Sie mir das auf die Seite?»

«Natürlich, machen wir.»

Kurze Zeit später klingelt wieder das Telefon.

«Ich habe es mir inzwischen überlegt. Ich hätte doch lieber Tabletten, wenn das geht.»

«Nun gut, von denen nehmen Sie maximal drei am Tag.»

«Dann nehme ich die.»

«Natürlich tausche ich das aus.»

… Telefon …

«Die Spitex kann heute nicht vorbeikommen, können Sie es mir nach Hause bringen?»

«Natürlich. Wir kommen in etwa einer Stunde.»

… Telefon …

«Und könnten Sie mir noch eine Packung Marlboro mitbringen?»

«Nnnn…nein. Wir liefern Medikamente, nicht Lebensmittel oder gar Zigaretten. Und Rauchen ist sicher auch nicht gerade gut, wenn Sie so husten!»

Eine Frau ist hier, die ich nicht wirklich als Kundin bezeichnen kann. Meine inneren Alarmglocken läuten. Bei ihr vermuten wir schwer, dass sie gelegentlich etwas mitgehen lässt – um nicht zu schreiben: Die klaut wie ein Rabe! Leider ist es nicht einfach, sie zu erwischen. Wir stehen bei ihr inzwischen praktisch direkt daneben, während sie sich umsieht. Trotzdem fehlt danach häufiger etwas. Heute war das «Danebenstehen» mein Job, weil Mittagszeit war.

Jedenfalls sucht sie sich ein, zwei Haarspangen aus. Wenn sie etwas kauft, dann meist nur Kleinigkeiten, die sie dann auch bezahlt.

Beim Weg hinaus bleibe ich in ihrer Nähe, als sie sich noch unseren Halbpreis-Tisch ansieht. Da liegen noch ein paar Reste von Kosmetika, die außer Handel gehen.

Da! Was war das? Hat sie nicht gerade noch etwas in der Hand gehabt und jetzt …

Klacker … fällt ein kleiner Mascara auf den Boden. Sie bückt sich und stellt ihn rasch wieder zurück. Und schon ist sie draußen. Beim Versuch, ihn in die Manteltasche zu stecken, ist er runtergefallen. Diese Frau ist das Klauen so gewohnt, die schaut sich gar nicht mehr um! Ich bin baff.

Aber das können wir uns nicht leisten. Schon ein paarmal fehlte etwas, nachdem sie bei uns war, gesehen haben wir es leider nie direkt, aber das jetzt, jetzt bekommt sie von mir Hausverbot. Ich eile ihr also nach. Und was sagt sie, als ich ihr das mitteile?

«Ich kann nichts dafür, ich bin Kleptomanin!»

Ich kann auch nichts dafür, aber ich muss meine Ware und den Job meiner Mitarbeiter schützen, und darum bekommt sie jetzt (trotzdem) ein Ladenverbot. So was.

Eine Frau um die 40 verlangt die Apothekerin zu sprechen. Mich. Sie fängt an, mir etwas über den Schmerz in ihrem Knie zu erzählen. Ziemlich typisch bis dahin, aber dann beendet sie ihre Geschichte mit: «Warum?»

Ich erkläre ihr, dass wir kaum eine Möglichkeit haben, zu wissen, woher ihre Schmerzen kommen – es sei denn vielleicht, sie geht das Knie scannen.

«Oh, das ist eine gute Idee, könnten Sie das Knie für mich scannen?»

«Umm, nein, das kann ich nicht, dafür müssen Sie zu einem Arzt oder besser noch ins Krankenhaus. Aber ich kann Ihnen vielleicht etwas gegen die Schmerzen geben. Zum Beispiel das Voltarengel hier …»

«Nein, danke, ich mag keine Medikamente und chemischen Sachen. Ich hätte gerne etwas Natürliches.»

Auch die Wallwurz-Salbe kam nicht an – die war nicht natürlich genug. Genauso wenig wie die Calendula-Salbe von Weleda. Und Homöopathie? Zu Mainstream. Na dann nicht. Sie ging dann nach langer, laaanger Zeit, ohne irgendetwas gekauft zu haben.

Und dann kommt sie zurück und beklagt sich über ein Jucken. Am liebsten würde ich ja sagen: «Sie suchen etwas Natürliches, nicht? – Wie wäre es mit Kratzen?»

Alternativmedizin hat seinen Platz im heutigen Gesundheitswesen. Es gibt ja das Argument, dass Homöopathie und manche sogenannte alternative Heilmittel nicht in der Apotheke angeboten werden sollten, weil ihnen das eine Wirksamkeit unterstelle, die sie nicht haben.

Es gibt aber auch ein Argument dafür. Für die meisten dieser Mittel gilt: Nützt es nichts, schadet es nichts. Und der Placebo-Effekt ist auch nicht wegzurationalisieren. Und weil damit eine Menge Geld zu machen ist, werden immer mehr dieser Produkte auch in anderen Läden angeboten.

Aber wenn wir in der Apotheke diese Mittel empfehlen, machen wir das auf der Grundlage: «primum non nocere» – das Wichtigste ist, keinen Schaden zuzufügen. Obwohl der Kunde, der diese Mittel woanders kauft, vielleicht nicht direkt einen Schaden erleidet, besteht doch die Möglichkeit, dass er das Mittel für etwas nimmt, was zum Arzt gehört und besser mit konventionellen Medikamenten behandelt wird.

Wenn der Kunde es also woanders kauft, wird er nicht mehr von medizinisch geschultem Personal betreut, das entscheiden kann, wann ein Problem noch mit einem besseren Placebo behandelt werden kann oder wann «richtige Medikamente» oder gar ein Arztbesuch angesagt sind.

Es gibt so ziemlich alles auf dem Markt – man findet sogar Angebote für homöopathische Malariamittel. So was ist nicht nur ärgerlich – das ist eine Gefährdung der Gesundheit!

Natürlich bringt so ein Angebot an alternativer Medizin – Homöo-pathie, anthroposophische Medizin, Bachblüten, Spagyrik, chine-sische Therapie – auch Kunden in die Apotheke und Drogerie, die manchmal etwas spezieller sind.

Die Frau bringt aus der Reform-Abteilung eine Flasche Mineral-wasser zur Kasse. Als Minnie sie einlesen will, reißt sie ihr die Fla-sche wieder aus der Hand:

«NEIN! Scannen Sie das nicht! Das Laserlicht killt alle guten Schwingungen!» Minnie gibt es von Hand ein, was natürlich deut-lich länger dauert.

Wenigstens hat sie da schon mal üben können für die nächste Kundin. Die hat auch einen Sonderwunsch:

«Könnten Sie den Strichcode auf der Packung abnehmen oder durchstreichen? Der hat negative Auswirkungen auf die Haltbar-keit des Mittels. Wissen Sie, dieses ‹Draufgedruckte› sind Informa-tionen, die die Globulis beeinflussen.»

Ummm, okay. Können die Globuli denn lesen?

Auch ich bleibe nicht verschont. Eine Frau um die 50 spricht mich an: «Entschuldigung. Ich bin auf der Suche nach dem richtigen Antidepressivum für mich. Ich weiß, der Arzt muss das verschrei-ben, aber ich hätte gerne ein paar getestet, ob sie gut für mich sind.»

«Aber davon gibt es keine Muster in der Apotheke. Der Arzt hat vielleicht ein paar Ärztemuster vom Vertreter zum Ausprobieren – auch wenn ich nicht denke, dass Sie da groß eine Wirkung merken werden, die muss man nämlich länger nehmen, bis …»

«Nein, nein. Ich will sie nur in die Hand nehmen, und schauen, ob mein Körper sie gut findet.»

«Ah, so.»

Das ist Kinesiologie, oder? Ich bin nicht ganz so überzeugt, ob das ‹Mein Körper wird schon wissen, was gut für ihn ist› wirklich stimmt, denn meiner verlangt öfters mal nach was Süßem (Schoki) oder Salzigem (Wasabinüsschen), und beides halte ich nicht für sehr gesund. Und Junior würde, wenn er wohl könnte, sich ausschließlich von Ungesundem ernähren.

Die aufdringliche Frau Zwetsche war auch wieder da. Echt, die Frau sollte man von den anderen Kunden separieren.

Folgende Situation: Ich bin an einem Rezept, neben mir ist Donna bei einer Kundin samt Familie. Noch ein Kunde steht etwas zurück und wartet in anständiger Entfernung. Das Erste, was Frau Zwetsche macht, ist an allen vorbeizugehen und mir ihr Rezept vor die Nase zu halten – und damit zu wedeln! Ich nehme es – und lege es demonstrativ neben die Kasse: «Sobald ich hier fertig bin, kümmere ich mich um Sie.»

Donna ist inzwischen mit der Familie fertig und gibt dem Kind unser Körbchen mit dem Traubenzucker, damit es sich eines aussucht. Frau Zwetsche sieht das:

«Darf ich auch?»

Donna hält ihr das Körbchen hin, und sie greift hinein, um eine Handvoll zu nehmen.

«Nur eines, bitte, wie die andern auch.»

Etwas angemufft legt sie die meisten wieder zurück.

Dann wendet sich Donna dem wartenden Kunden zu und nimmt sein Rezept entgegen.

Da fragt Frau Zwetsche: «Ist das etwa Viagra auf dem Rezept, dass Sie es so eilig haben?» Gott sei Dank nimmt es der Kunde mit Humor – wir daneben sterben fast vor Scham.

Auch ich bin inzwischen mit meinem Rezept und dem Kunden fertig und nehme nun Frau Zwetsches Rezept zur Hand. Ich lenke ihre Aufmerksamkeit mit ein paar Fragen auf mich, damit sie nicht auf die Idee kommt, noch weiter andere Kunden zu belästigen. Ich lege ihr Medikament heraus, gebe alles ein, erkläre ihr die Anwendung.

Da unterbricht sie mich: «Haben Sie auch sicher das richtige erwischt?»

«Nun», erkläre ich kurz angebunden, «es ist zumindest dasselbe, was auf dem Rezept steht.»

«Haben Sie ein Glas Wasser?» Natürlich. Während ich das Glas hole, wendet sie sich wieder meiner Kollegin Donna zu, die inzwischen auch fertig ist.

«Sind Sie eigentlich schwanger?»

«Nein!», sagt Donna entsetzt.

«Wie heißen Sie denn? Sie schaut auf das Namensschild. «Oh, Sie haben den gleichen Nachnamen wie mein Freund.»

Ich kenne Donna, und ihr Blick sagt mir, dass sie wohl mehr erstaunt ist, dass Frau Zwetsche einen Freund hat, als dass der den gleichen Nachnamen haben soll. Frau Zwetsche überspielt die kurze Stille gekonnt: «Und wenn wir schon dabei sind: Ich hätte gerne ein paar Muster, Sonnencreme, Shampoo, Zahnpasta … und vielleicht eine Körperlotion?»

Als sie (endlich) draußen ist, geht ein Aufatmen durch die Apotheke.

Kunden wie Frau Zwetsche, Frau Ennui, Frau Dürr und Frau Bierflasche oder Herr Elder und Herr Rupp … gibt es in jeder Apotheke. Sie sind schwierig, ja – aber das gehört dazu. Natürlich sind nicht alle Patienten so. Ansonsten wäre es der Gesundheit sehr abträglich, in einer Apotheke zu arbeiten.

Minnie kommt zu mir und meldet: «Die Kundin möchte mit dir reden. Sie hat eine Beschwerde!»

Oje, denke ich.

«Sind Sie die Apothekerin? Ich habe Magenbeschwerden – seit einigen Tagen …»

Oh, gut! Ich meine: «Tut mir leid das zu hören, was haben Sie denn schon ausprobiert?»

In dem Sinn hoffe ich, hier gibt es keine Beschwerden und mein Buch hat gefallen – und dass ich ein bisschen und auf humorvolle Weise einen Einblick in unsere tägliche Arbeit geben konnte. Die besteht doch aus ein bisschen mehr als nur Schubladenziehen und Schachteln abgeben. Viel mehr sieht man als Kunde in der Apotheke zwar meist nicht … aber vielleicht ist das auch ganz gut so, oder?

Jedenfalls: Wir sind da, wenn man uns braucht. Jederzeit (irgendeiner von uns hat immer Notfalldienst), in jeder Apotheke – fast überall in der Nähe.

Für dich.

Danke

An diejenigen, die an mich und die Idee von diesem Buch geglaubt haben – ihr wisst, wer ihr seid! Speziell an meine Eltern für ihre immerwährende Unterstützung; an Kuschelbär, den meine ausdauernde Anwesenheit am Computer langsam anfing zu beunruhigen; an Junior, der dabei hoffentlich nicht allzu kurz kam; an Thomas, Sandro und «die Junge» und danke auch an dich, liebe Leserin, lieber Leser, für deine Zeit!

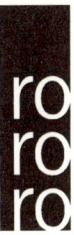

Für alle SMS-Fans

Im Zwielicht der Nacht wird schon mal aus Versehen Schluss gemacht und nach dem Aufwachen erschrocken gerätselt, ob (und wenn ja, mit wem?!) man vielleicht Sex gehabt hat. Unter dem Motto «Welche SMS hättest du gestern Nacht besser nicht verschickt?» werden hier besonders lustige, schräge, peinliche und kryptische SMS versammelt. Ob alkoholgeschwängerte Liebesbekundungen, eindeutig zweideutige Nachrichten oder philosophische Exkurse in 160 Zeichen – Unterhaltung ist garantiert.

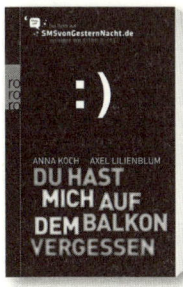

rororo 62694

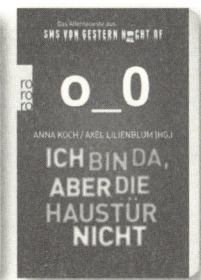

rororo 63051

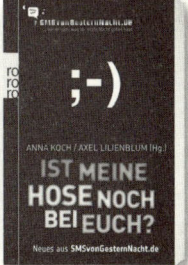

rororo 62809

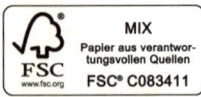